本书由深圳市“医疗卫生三名工程”资助（项目编号SZSM201612009）

特殊情况下
强直性脊柱炎的治疗

主 编◎王庆文　戴 冽　李 博

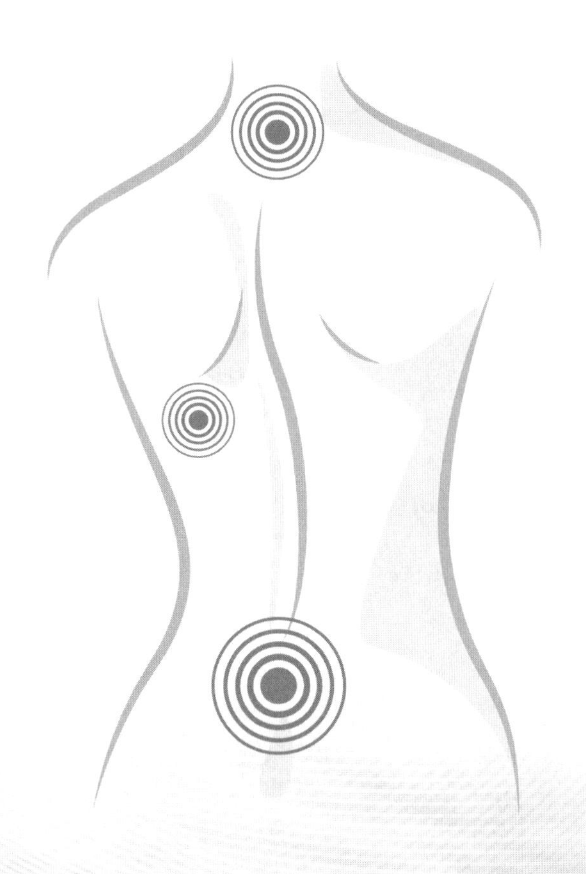

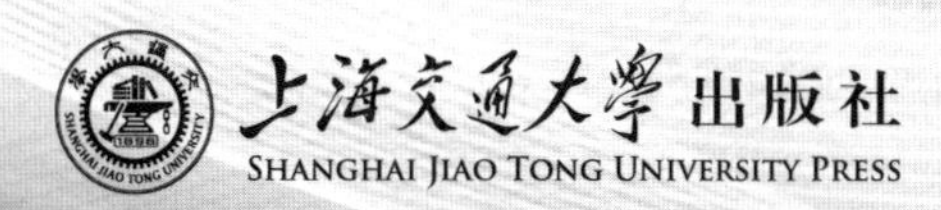

内容提要

本书是一部根据近年来国内外最新研究进展，并结合编者自己的临床经验撰写的关于强直性脊柱炎治疗的专著。全书共分为15章，首先对强直性脊柱炎做了概述，然后对强直性脊柱炎合并结核病、病毒性肝炎、眼部累及与脏器功能损伤等各种复杂情况下的治疗，在围手术期、围生期如何使用治疗强直性脊柱炎的药物，以及强直性脊柱炎的护理、饮食与运动疗法、中医药治疗等做了详细的介绍。本书可供风湿病科及其他相关专科的年轻医生以及在校本科生、研究生学习参考。

图书在版编目(CIP)数据

特殊情况下强直性脊柱炎的治疗/王庆文，戴冽，李博主编.—上海：上海交通大学出版社，2023.1

ISBN 978-7-313-27154-9

Ⅰ.①特… Ⅱ.①王…②戴…③李… Ⅲ.①脊椎炎—治疗 Ⅳ.①R593.230.5

中国版本图书馆CIP数据核字(2022)第133566号

特殊情况下强直性脊柱炎的治疗

TESHU QINGKUANGXIA QIANGZHIXING JIZHUYAN DE ZHILIAO

主　　编：王庆文　戴　冽　李　博

出版发行：上海交通大学出版社　　地　　址：上海市番禺路951号

邮政编码：200030　　电　　话：021-64071208

印　　制：上海景条印刷有限公司　　经　　销：全国新华书店

开　　本：787mm×1092mm　1/16　　印　　张：11.25

字　　数：238千字

版　　次：2023年1月第1版　　印　　次：2023年1月第1次印刷

书　　号：ISBN 978-7-313-27154-9

定　　价：78.00元

编　委　会

主　编　王庆文　戴　冽　李　博

副主编　尚宏喜　邓国防　谭锦辉

编　委（以姓氏汉语拼音为序）

戴　冽　中山大学孙逸仙纪念医院

邓国防　深圳市第三人民医院

郭成山　深圳市宝安区人民医院

黄胜光　深圳市南山区人民医院

李　博　深圳市龙华区人民医院

罗国志　深圳市康宁医院

罗俊佳　深圳市龙华区人民医院

莫颖倩　中山大学孙逸仙纪念医院

任小蓉　深圳市第二人民医院

尚宏喜　深圳市第二人民医院

佘若男　深圳市龙华区人民医院

谭锦辉　深圳市龙华区人民医院

王梅英　北京大学深圳医院

王庆文　北京大学深圳医院

吴东辉　深圳市康宁医院

吴系美　深圳市龙华区人民医院

杨　朔　深圳市南山区人民医院

钟　庆　深圳市第二人民医院

主编简介

王庆文

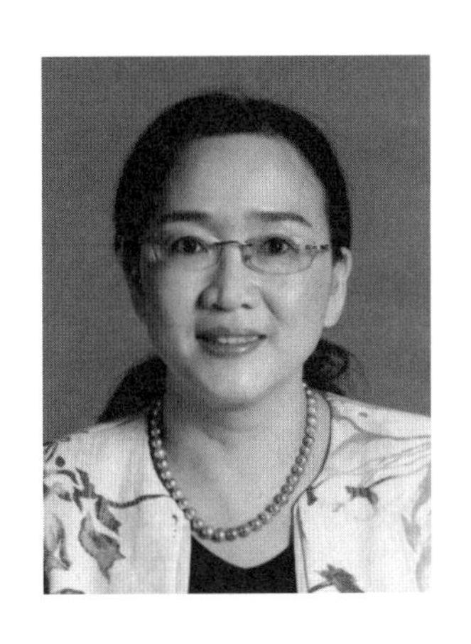

教授，主任医师，医学博士，博士研究生导师，博士后合作导师，北京大学深圳医院风湿免疫科主任，深圳北京大学香港科技大学医学中心免疫与炎症研究所所长，深圳市炎症与免疫重点实验室主任。

兼任中国医师协会风湿免疫医师分会委员，广东省药学会风湿免疫用药专家委员会第一届主任委员，广东省医师协会风湿免疫医师分会副主任委员，深圳市医师协会风湿免疫分会创会者及第一任会长，深圳市医学会风湿病分会主任委员；北京大学、汕头大学、安徽医科大学、广州医科大学博士/硕士研究生导师，博士后合作导师。

从事临床医疗工作 30 年，擅长对强直性脊柱炎、类风湿关节炎、系统性红斑狼疮、痛风性关节炎、结缔组织病、血管炎等的治疗。承担并完成国家及省市级课题 15 项，获省级科技进步奖 2 项，市级科技进步奖 1 项；发表论文 70 多篇，其中 SCI 收录论文 26 篇。

戴　冽

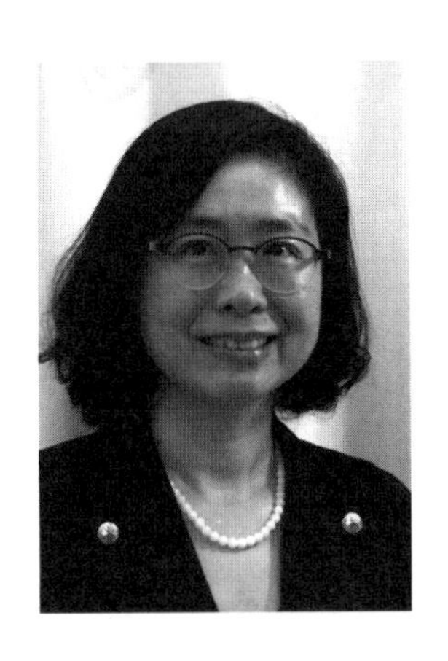

教授，主任医师，医学博士，博士生导师，博士后合作导师，美国宾夕法尼亚大学医学院博士后。创建中山大学孙逸仙纪念医院风湿免疫科并担任科主任至今。

兼任广东省医学会风湿病学分会主任委员，广东省医学会粤港澳大湾区风湿免疫联盟主席，中华医学会风湿病学分会常委，中国医师协会风湿免疫医师分会常务委员，海峡两岸医药卫生交流协会风湿免疫病学会痛风学组副组长、慢病管理学组副组长，广东省药学会风湿免疫用药专家委员会第二届主任委员，广东省中西医结合学会风湿病学会副主任委员，广州市医学会骨质疏松学会副主任委员，广东省医师协会风湿免疫医师分会常务委员、广东省免疫学会第五届常务理事、广东省免疫学会临床免疫分会副主任委员。

从事临床及基础研究工作近 30 年，擅长对类风湿关节炎、痛风、骨关节炎、系统性红斑狼疮、干燥综合征、强直性脊柱炎、银屑病关节炎、硬皮病、特发性炎症性肌病、纤维肌痛综合征、免疫相关复发性流产、抗磷脂综合征、白塞病及各种血管炎等疾病的诊治。已获得国家自然科学基金 4 项、省部级基金 10 余项，发表论文 170 篇(第一作者或通信作者 147 篇)，其中 SCI 收录论文 56 篇(第一作者或通信作者 28 篇)，其中 JCR 一区 3 篇，影响因子大于 5 分 6 篇。

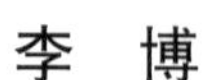

李 博

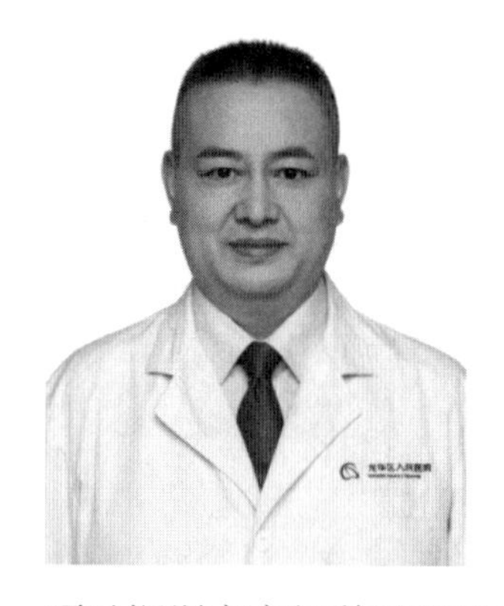

医学博士，主任医师，美国加州大学洛杉矶分校访问学者，深圳市龙华区人民医院风湿免疫科主任。

兼任广东省中西医结合学会痛风专业委员会常务委员、广东省医学会风湿病学分会委员、深圳市医师协会风湿免疫医师分会副主任委员、深圳市中西医结合学会风湿免疫专业副主任委员、广东省药学会风湿免疫用药专家委员会深圳专家组副组长、深圳市康复医学会骨关节与风湿专委会副主任委员。

作为项目负责人，获得广东省医学科研基金立项课题 2 项及深圳市市级科研项目 5 项。在《中华风湿病学杂志》等核心期刊发表论文 30 余篇，主编《儿童风湿病学》及《TNF－α 拮抗剂治疗类风湿关节炎》2 部，出版译作《风湿病综合治疗》(副主译)1 部。

序　一

首先，我要祝贺这样一本具有丰富临床和实践经验的优秀著作能够及时出版，期待这本书能成为中国所有风湿病学家和受训者不可或缺的一本参考书，每当他们看到强直性脊柱炎患者时都可以参考。只有当有足够的专家、有足够的深度和广度的知识和临床经验时，才能产生这样一本书。本书几乎所有的作者都来自深圳，这一事实证明了这座城市在短短 40 年内的迅速崛起。她吸引了来自全国各地最杰出的医师，并制订了自己的培训计划，以满足不断增长的人口需要。我无法想象这一壮举能在世界其他任何地方复制，这对深圳市民也是一种有益之事。

我是香港大学医学院的毕业生。1974 年，我在加州大学洛杉矶分校(UCLA)开始了风湿病学的职业生涯。在 1984 年被普遍接受的强直性脊柱炎标准发布之前，我们只能诊断那些强直性脊柱炎晚期患者。这就是为什么在当时强直性脊柱炎被认为是一种罕见的疾病。总之，除了秋水仙碱治疗急性痛风性关节炎外，很少有有效的药物能够治疗任何炎症性关节炎。我从 20 世纪 80 年代开始关注强直性脊柱炎，在接下来的 20 年里，在流行病学、生活质量、发病机制、诊断和治疗等领域，对强直性脊柱炎的研究都取得了令人瞩目的进展。现在我们知道，强直性脊柱炎的临床表现是高度可变的。在我自己的临床实践中，没有两个强直性脊柱炎患者是完全相同的。幸运的是，国际组织已经为研究人员制订了基于证据的分类标准和疾病活动量表。根据分类标准，强直性脊柱炎是一种常见病。疾病活动量表使科学家和药厂组织了大量的临床试验，以测试潜在疗法的疗效。除了只在欧洲或美国等一个地区获得批准的疗法外，其他国家也生产了只在本国销售的药物。关于这类药物的使用也将只限于各自的国家。之所以有这么多药物，其中一个原因是每种药物都有自己的市场可得性、适应证、有效率、给药方式、成本效益、禁忌证和潜在的不良反应。更复杂的是，一种药物可能有效，但随后会产生耐药性。大多数强直性脊柱炎专家都熟悉如何从一种药物转换到另一种药物，以获得对患者最好的结果。

我希望我已经说服读者，对强直性脊柱炎的诊疗是一个非常专业的事情，它要求医生充分了解最新的进展。这正是本书的目的，即基于文献检索和临床经验，提供最新的信息给风湿病临床医生，使他们能够对一些特殊情况下的强直性脊柱炎的诊疗有所了解，进而做出正确的诊断和治疗。

我要再次祝贺本书的出版，愿它能够帮助到更多的风湿病临床医师和患者。

余得恩

美国加州大学洛杉矶分校终身教授

2022 年 5 月

序　二

风湿性疾病是指影响骨、关节及周围软组织并以疼痛为主要表现的一组疾病。由于多数风湿性疾病的病因尚未被完全阐明，缺乏特异性治疗措施，因此为数众多的患者病情常反复发作，迁延不愈，最后往往面临残疾的风险，甚至生命也会受到威胁。风湿性疾病不仅给患者带来了极大的痛苦，也为我们当今和谐社会的建设带来了极大的经济负担与社会负担。

强直性脊柱炎是临床比较常见、可以致残的一种风湿性疾病，多发于年轻男性。虽然近代考古发现，远在古埃及时代的法老已经身患疑似强直性脊柱炎，但直到20世纪中期，医学上对强直性脊柱炎的认识仍极为有限，那时强直性脊柱炎还是被错误地认为是类风湿关节炎的中轴表现。随着1973年人类白细胞抗原B27(HLA-B27)被发现与强直性脊柱炎密切相关以来，强直性脊柱炎才逐渐被认为是一种独立的不同于类风湿关节炎的疾病，并由此开启了强直性脊柱炎研究的新时代。迄今为止，国内有关强直性脊柱炎的专著仅有少数几本。已有的专著虽然系统介绍了强直性脊柱炎的研究历史、发病机制、临床表现、诊断与鉴别诊断，但总的来说，有关治疗的部分仍显不足。一是体现在新的治疗强直性脊柱炎的生物制剂不断涌现，已有专著内容没有及时更新；二是体现在已有专著里有关强直性脊柱炎的治疗较笼统，没有对各种复杂临床情况分别论述。因此，组织出版一部系统地介绍在各种特殊情况下如何治疗强直性脊柱炎的专著非常有必要，而且已经到了刻不容缓的地步。

在这种背景下，我欣喜地看到由深圳风湿界同仁组织编写的《特殊情况下强直性脊柱炎的治疗》一书问世。此书不但详尽地对强直性脊柱炎的研究历史做了描述，而且专门讨论了在合并感染、手术、妊娠、肝肾等内脏功能损伤等各种特殊情况下，该如何对强直性脊柱炎进行治疗。此外，本书还专门介绍了有关强直性脊柱的护理及对精神问题的处理。相信此书对临床医师会有很好的指导作用，会显著改善广大强直性脊柱炎患者的预后。

感谢并祝贺深圳风湿界同仁为国内的广大医生奉献了一部非常棒的有关强直性脊柱炎治疗的专著，我相信每一位用心的读者都会从中获益匪浅。

栗占国

北京大学深圳医院风湿免疫科“医疗卫生三名工程”首席科学家

2022 年 5 月

前　言

强直性脊柱炎(ankylosing spondylitis，AS)是一种慢性进展性炎症性疾病，以侵犯骶髂关节、脊柱为突出临床特点，也可累及外周关节，可出现关节外表现。AS在我国普通人群的患病率为0.2%～0.3%。据此估算，我国至少有500万人罹患该病。据文献报道，AS的首诊误诊误治率高达34.48%，致残率高达65%，给患者、家庭和社会均带来沉重的负担，是临床亟待攻克的顽疾之一。由于AS的病因及发病机制尚未被完全阐明，AS的治疗在国内外仍是一个未被完全攻克的医学难题。

过去30年来，众多研究者在细胞因子的复杂网络及其在炎症性疾病发病中的作用方面取得了很大的进展，这对许多以细胞因子为靶标的生物制剂的出现及其应用于治疗自身免疫性疾病起到了关键的促进作用。肿瘤坏死因子-α(tumor necrosis factor-α，TNF-α)抑制剂的研制成功在AS治疗进展史上具有划时代的意义。很多研究已经证明TNF-α抑制剂能迅速改善AS的临床症状及实验室炎症活动指标，且对大多数使用者是安全的。

许多AS患者在被确诊之后，内心往往是充满困惑的，很多患者都会有诸如“为什么我会得这个病”“我的父母没有这个病呀，为什么说这个病跟遗传有关?”“得了AS后应该如何治疗，饮食应该注意什么”“我应该怎么锻炼?”“我还能结婚生育吗?”“同时还有别的病要怎么治疗?”等问题。目前风湿科在我国还是一个年轻的学科，起步与发展时间还较短，风湿病学方面的专著还不够多，已有的许多教科书、参考书还存在着理论知识与临床实践脱钩的不足，导致年轻医生及在基层医院工作的医生在回答患者的上述疑问及处理AS合并一些特殊情况时往往感到力不从心。

《特殊情况下强直性脊柱炎的治疗》是一部根据国内外研究的最新进展，且蕴含着编者丰富临床经验的风湿病专著。本书是风湿科及其他相关专科的年轻医生以及在校研究生在处理AS合并一些特殊情况时的案头书，也可作为风湿科及其他相关学科更高级的专科医生进一步提高业务水平的参考书与工具书。希望本书的出版对提高我国风湿病学科的进一步普及与发展起到一定的推动与促进作用。诚如是，则也是广大AS患者的福音。

衷心感谢我们的老师与朋友、国际著名风湿病专家：美国加州大学洛杉矶分校余得恩(DAVID YU)教授和北京大学人民医院栗占国教授(北京大学深圳医院风湿免疫科“深圳市医疗卫生三名工程”首席科学家)在百忙之中抽出宝贵时间为本书作序，并提出了宝贵的修改意见。感谢深圳市卫健委“医疗卫生三名工程”项目为本书的出版提供的资助。感谢北京大学深圳医院的领导在本书编写过程中给予的鼓励、支持与帮助，感谢北京大学深圳医院风湿免疫科实验室虎义平博士和何莲花博士后对本书的细致校对。由于编写时间仓促，加上编者水平有限，书中难免有不当之处，恳请广大读者们批评指正。

王庆文　戴　冽　李　博

2022 年 8 月 2 日

目　录

第一章
强直性脊柱炎概述

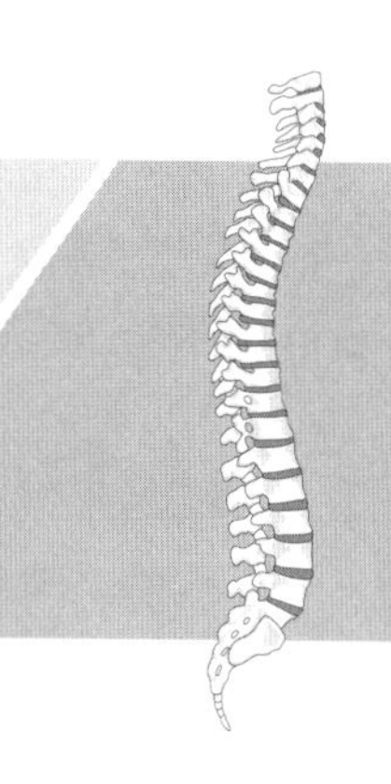

强直性脊柱炎(ankylosing spondylitis, AS)是脊柱关节病(spondyloarthropathies, SpA)的最主要类型,是一种慢性进展性炎症性疾病,以侵犯骶髂关节、脊柱为突出临床特点,也可累及外周关节,部分患者可出现关节外表现。AS多见于青壮年男性,在我国普通人群的患病率为0.2%~0.3%。据估算,我国至少有500万人罹患该病,是最常见的风湿免疫病之一。AS发病有明显的家族聚集现象,和人类白细胞抗原(human leucocyte antigen, HLA)B27强相关。本病导致疼痛、僵硬以及终末期的关节融合,可致残,致使患者无法接受教育、参加工作和正常生活,是造成中青年劳动力丧失的主要原因之一,给社会带来了严重的负担。患者的生活质量较健康人普遍降低,是影响家庭、婚姻稳定性的重要因素之一。相关文献报道,AS的首诊误诊误治率高达34.48%,致残率高达65%。在AS患者中近50%因疾病影响了工作的稳定性,因疾病而无法正常工作的比例是普通人群的3倍,从诊断第1年的5%增长到第10年的20%、第20年的30%,给患者、家庭和社会均带来沉重的负担,是临床亟待攻克的顽疾之一。

第一节　强直性脊柱炎的病因和发病机制

一、流行病学

AS发病高峰在15~35岁,平均在25岁左右,8岁以前和45岁以后发病的较少见。男性比女性常见,男女性患病率比为(2~4)∶1。

AS呈现全世界性分布,患病率与HLA-B27的阳性率相关。患病率各国甚至各地报告不一。一般认为,印第安人发病率最高,其次是白种人,黄种人再次之,黑种人最低。在欧洲人群中的患病率约为0.24%,亚洲人群中患病率约为0.17%。美国的患病率为

0.13%～0.22%。曾庆馀分别于1995年和1999年在对汕头澄海地区进行流行病学调查后，发现AS在中国的患病率约为0.2%和0.3%。而AS的发病率则有报道称基本稳定在每年(0.5～14)/10万的水平。

二、病因和发病机制

目前病因尚未完全阐明，多数研究认为AS发病可能与遗传、感染、免疫环境等因素有关。

(一) 遗传因素

在AS发病机制中，遗传因素发挥了极其重要的作用。AS有明显的家族聚集现象，流行病调查显示有AS家族史及同卵双胞胎中，其发病率明显升高：HLA-B27阳性AS患者的HLA-B27阳性的一级家属罹患该病的概率为10%～20%(明显高于正常人群HLA-B27阳性者的2%～5%)；HLA-B27阳性的同卵双胞胎中，HLA-B27和该病的一致率达75%，提示其发病与*HLA-B27*基因有一定关联。推测HLA-B27在AS发病的作用中占遗传总危险性的16%，而整个HLA区域约占本病遗传风险的一半，因此除了HLA-B27外应还有其他HLA基因参与其中。此外，还有非HLA基因也在其中起重要的作用，如Brown M A的研究提出比较肯定涉及该病发病机制的非HLA基因有*IL-23R*和*ARTSI*。威康信托基金会病例对照协会(Wellcome Trust Case-Control Consortium，WTCCC)则通过全基因组扫描研究(gonome-wide association study，GWAS)首次证实IL-23R和内质网氨基肽酶1(endoplasmic reticulum aminopeptidase1，ERAP1)与AS相关，美国John D Reveille等通过GWAS也证实IL-23R和ERAP1与AS发病相关。而近年来利用候选基因对AS的遗传易感基因进行研究则发现，由多个单核苷酸多态性(single nucleotide polymorphism，SNP)组合而构成的单倍型可能是复杂疾病主要的遗传学基础，是人类基因组序列变异的主要形式并成为国际上研究的新热点。然而这些非组织相容性复合体基因在不同研究间得到重复验证的较少，也可能与不同人种自身存在遗传差异有关，故还有待进一步深入研究。总体来讲，AS遗传因素中有20.44%可归因于主要组织相容性复合体变异(主要为HLA-B27)以及7.38%为非组织相容性复合体变异。剩下约72%的遗传倾向仍然需要进一步探索。

(二) 感染和环境因素

虽然遗传因素普遍被认为在AS中起主导作用，但并不能完全解释AS的发病机制，这提示除遗传因素外，还有其他因素也参与了该类疾病的发生、发展。易感基因在AS发病中的作用，打个不很恰当的比喻，就如一把装满子弹的枪，没有人去扣动扳机时，并不会对人造成伤害。而微生物感染和环境因素，常常就是起到扣动扳机的作用。某些微生物(如克雷伯菌)与易感者自身组织具有共同抗原表位，可引发异常免疫应答。环境因素中，一般认为AS和某些微生物如肺炎克雷伯菌、沙门菌、志贺菌、结肠耶尔森菌、泌尿生殖道的沙眼衣原体等感染有关。近年来，针对肠道菌群在AS发病中作用的研究越来越受到人们的重视。

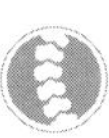

第二节　强直性脊柱炎的临床表现

AS的临床表型存在一定的异质性,有的AS以中轴关节受累为主,有的以外周关节受累为主,有的还可出现关节外表现。AS的临床表现主要包括炎性腰背痛、夜间痛、晨僵、腰椎各方向活动受限及胸廓活动度减少、非对称性的外周关节炎、附着点炎、关节外症状(包括肠炎、眼葡萄膜炎、结膜炎)等。

(一)发病形式

AS一般发病形式大多数为隐匿起病,少数也可以急性起病。早期可无任何临床症状,有些患者在早期可表现出轻度的全身症状,如乏力、消瘦、长期或间断低热、厌食、轻度贫血等。

(二)首发部位和症状

首发部位以下腰部和髋臀部最常见,其次为膝关节,再次之为踝关节,少数患者(尤其是迟发型AS)则以小关节起病,如手、肩关节等。首发症状以病灶部位疼痛最为常见,其次为肿胀、僵硬等。

(三)脊柱和关节受累表现

脊柱受累以腰椎最为常见,其次为颈椎和胸椎。受累部位可出现炎性腰背痛。常常半夜出现疼痛,常影响睡眠质量,严重时半夜可痛醒。晨起觉得僵硬,需要活动半小时至数小时后方觉得减轻。久坐后起身活动时也有类似症状。病程长且未得到良好控制者可出现腰椎各方向活动受限及胸廓活动度减少。外周关节中髋关节受累最常见,其次为膝、踝等下肢大关节,手足四肢小关节较少见。受累的关节可出现明显的肿胀、压痛、活动受限,但一般情况下关节及周围的皮肤颜色大多是正常的。20%的患者出现髋关节或肩关节受累。髋关节受累往往提示预后不良,但并不一定代表疾病严重性。AS患者中大约有8%最终需要进行全髋关节置换术。中轴关节受累较外周关节更多见,绝大多数首先侵犯骶髂关节。

(四)关节外表现

AS的关节外病变,大多出现在脊柱关节症状之后,但也有部分患者以关节外表现如虹膜睫状体炎、炎症性肠病等作为首发症状。AS的关节外受累严重时甚至可危及生命。除了全身症状(如发热、乏力等)表现外,有报道42%的AS患者至少有过1个或以上关节外表现:眼、消化道、心、肺、肾、皮肤等均可累及。有文献报道,AS患者中30%~40%出现急性前葡萄膜炎,10%合并银屑病,5%~10%合并炎症性肠病。2009年脊柱关节炎的分类标准也将虹膜睫状体炎、银屑病、炎症性肠病等关节外表现纳入分类标准,有助于对SpA的早期诊断。眼炎常见于葡萄膜,多为单发,但常可以出现双侧交替性发作。AS出现心脏受累占3%~10%。可表现为瓣膜受累、传导阻滞、左心功能障碍。少数患者还可出现升主动脉瘤、心包炎、淀粉样变等。心血管病变与病程长短有一定关系,据有关学者统计，心脏受累的发病率随年龄增高、病程延长而增加。AS心血管死亡风险高达36%；与一般人群比较，AS患者发生心肌梗死的概率增加1.6倍，发生卒中的概率增加1.5倍。AS的呼吸系统受累可有肺上叶纤维化、间质性肺疾病等。AS出现肾脏病变表现为血尿、蛋白尿、肾病综合征、肾功能不全等，较常见的原因有IgA肾病、淀粉样变、膜性肾病等。神经系统受累可表现为肌无力、肌萎缩或麻木等症状，肌电图检查提示有周围神经源性损害。血液系统受累则多以贫血为主。

（五）附着点炎

附着点炎不单见于足后跟、足底筋膜等典型的部位，还可见于脊柱等其他部位，部分患者还可以出现在肋骨、胸骨或季肋部。受累处可出现明显的压痛。

第三节　强直性脊柱炎的检查

一、实验室检查

与其他的风湿免疫病不同，应用于AS的诊断，或用以判断炎症程度、病情活动或严重程度等有关的实验室检查相对较少。实验室检查更多是用于治疗过程中检测药物的不良反应，如检查血常规、肝功能、肾功能等以判断药物的不良反应。

（一）HLA-B27

HLA-B27阳性对AS的诊断有支持作用，但不是确诊的必要条件，HLA-B27阴性也不能排除AS的诊断。

（二）炎症指标

AS中可用的炎症指标比较有限，大部分患者尤其是炎症明显的患者可以出现红细胞沉降率(erythrocyte sedimentation rate, ESR)和C反应蛋白(C-reactive protein, CRP)升高，但ESR受干扰的因素较多。对于ESR和CRP升高是否与病情活动相关目前看法并不统一。有报道超过75%的AS患者ESR和CRP升高，但不一定与疾病活动度相关。ESR、CRP正常也不能排除病情发展。

二、影像学检查

AS是一种以累及中轴骨关节病变为主的慢性炎症性疾病。主要累及骶髂关节、脊柱、髋关节，部分患者可以累及膝关节、踝关节。影像学检查是诊断本病较为可靠的手段之一。影像学显示骶髂关节炎是诊断AS的重要依据。典型的骶髂关节影像学表现有关节面骨质破坏、硬化、关节间隙变窄，晚期可出现关节强直。观察关节、脊柱骨质改变一般用X线摄片和计算机断层成像(computed tomog-raphy, CT)；观察关节脊柱炎症、水肿、滑膜炎，软骨以及周围软组织情况使用磁共振成像(magnetic resonance imaging, MRI)有更大的优势；核素全身骨扫描因其能对全身进行一次性扫描成像，通过了解全身骨代谢情

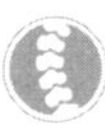

况从而了解骨炎症情况，因而成为 AS 临床上影像学检查的有效补充。近年来，关节超声由于其早期、快速、无放射性的特点在临床的使用也越来越广泛。但是由于骶髂关节部位较深，不利于早期发现骶髂关节的炎症改变，目前超声在 SpA 临床方面主要还是多用于了解外周关节及附着点等的病变。

（一）X 线检查

X 线检查是诊断 AS 必要的和最基本的检查方法。骨盆 X 线检查除了观察骶髂关节外，还可同时观察关节耻骨联合和髋关节的情况。脊椎 X 线片显示主要改变为骨质疏松、方椎、小关节模糊、竹节状改变、椎旁韧带骨化等。

X 线骶髂关节炎一般按病变程度分为 5 级（修订的纽约标准）：0 级为正常骶髂关节；Ⅰ级可疑骶髂关节炎；Ⅱ级为有轻度骶髂关节炎，表现为关节边缘清晰度丧失，关节面模糊，有轻度硬化和侵蚀，局限性骨质疏松和硬化，关节间隙有轻度狭窄；Ⅲ级为明显异常，骶髂关节出现中度或重度侵蚀、硬化骶髂关节炎，可出现明显的骨质疏松和囊变，关节间隙增宽或变窄，关节部分强直；Ⅳ级为严重异常，表现为关节严重骨质破坏，关节完全性强直。

X 线检查的优点是简单、费用低、空间分辨率较高；缺点是有射线，对早期病变敏感性较低。

（二）CT 检查

与 X 线检查相比，CT 检查的优点是层面分辨率和密度分辨率较高，更易于发现早期或可疑关节的骨侵蚀（如Ⅰ级、Ⅱ级骶髂关节炎）。CT 骶髂关节炎一般分 4 级：Ⅰ级（可疑骶髂关节炎）：关节面模糊、局灶性骨质疏松或骨皮质连续性中断、软骨下可疑骨侵蚀、破坏，但关节间隙正常及韧带关节正常。Ⅱ级（轻度骶髂关节炎）：表现为关节面模糊，可见小的局限性骨侵蚀，小囊性病变、局限性骨质疏松和硬化，关节间隙有轻度狭窄；关节间隙和韧带关节未见明显异常。Ⅲ级（明显异常），骶髂关节出现软骨下骨明显侵蚀、破坏和增生硬化，关节边缘呈虫蚀状或锯齿状，关节间隙增宽或变窄，宽窄不均。关节部分强直。Ⅳ级（严重异常），表现为全部关节严重骨质破坏、增生硬化和明显骨质疏松，关节完全性强直。

（三）MRI 检查

MRI 目前是诊断骶髂关节炎尤其是早期骶髂关节炎最敏感的方法。骶髂关节炎的 MRI 表现主要有软骨的不规则增粗、扭曲，软骨表面出现不规则或不均匀混杂信号；骨髓水肿，骨侵蚀破坏，软骨下脂肪堆积等。AS 累及脊柱的 MRI 表现主要有椎体的 Romanus 病灶、椎间盘炎、肌腱末端炎、韧带骨赘等。

（四）核素全身骨显像检查

有研究提出核素锝亚甲基二膦酸盐（^{99m}Tc－MDP）全身骨显像早期诊断骶髂关节炎的阳性率明显高于 CT 和 X 线片，其原因是骶髂关节炎症早期尚未形成解剖学破坏，但炎症部位的血流量和代谢已明显增多。我们的研究也证实核素全身骨显像在发现早期骶髂关节炎方面较 X 线片及 CT 有优势，敏感性与 MR 增强扫描相当，而在发现中晚期骶髂关节炎的能力上不如X线及CT。核素全身骨显像还可同时显示除骶髂关节外的病变，如脊柱、胸锁关节、肋胸关节、跟腱等其他部位的受累情况，且费用明显低于MRI，是一种操作简单、安全实惠的检查手段。对诊断SpA有较好的辅助价值，可以成为除X线、CT和MRI外另一种有用的补充手段。

第四节　强直性脊柱炎的诊断和鉴别诊断

一、诊断

诊断标准严格意义上是有别于分类标准的。分类标准主要目的在于让研究更标准化，分类更规范化，更侧重于特异性；诊断标准主要用于临床诊断疾病，更侧重于敏感性，尽量避免漏诊。但是由于目前对AS的认识尚未完全，尤其是对病因和发病机制的认识尚不清楚，导致至今为止还未有AS诊断标准，目前临床上医生诊断AS很大程度还是需要参考AS的分类标准。而过去几十年来，随着对AS认识的逐步深入，分类标准经历了从1961年的罗马标准，到1966年的纽约标准，再到1984年修订的纽约标准，最后到2009年脊柱关节炎分类标准的不断完善的过程。但目前临床上诊断AS最常用的还是1984年修订的纽约标准。

(一) 1984年修订的纽约标准

1. 临床标准

1）下腰痛至少持续3个月，活动可减轻，休息不能减轻。

2）腰椎在前后和侧屈方向活动受限。

3）扩胸度范围小于同年龄同性别正常人的正常值。

2. 放射学标准

单侧骶髂关节炎3～4级，或双侧骶髂关节炎2～4级。

肯定的AS：满足放射学标准加上临床标准3条中的任何1条。

(二) 2009年ASAS诊断中轴脊柱关节炎的标准

适用于慢性腰背痛（3个月以上），发病年龄<45岁，影像学骶髂关节炎证据，加上至少1条其他SpA特点，或HLA-B27阳性加上至少2条其他SpA特点。

其他SpA特征包括：炎性腰背痛、关节炎、跟腱炎、指（趾）炎、眼葡萄膜炎、银屑病皮疹、克罗恩病/溃疡性结肠炎、对非甾体抗炎药（nonsteroidal anti-inflammatory drug，NSAID）治疗反应好、SpA家族史、HLA-B27阳性、CRP水平增高。

影像学骶髂关节证据包括：MR显示活动性（急性）炎症，高度提示与SpA相关的骶髂关节炎或符合修订纽约标准定义的肯定X线骶髂关节炎。

(三) 2009年ASAS诊断外周SpA的新标准

关节炎或附着点炎或指/趾炎的患者具备下列至少1项SpA特征：葡萄膜炎、银屑病、克罗恩病/溃疡性结肠炎、既往感染史、HLA－B27 阳性、骶髂关节影像学改变；或具备下列至少 2 项其他 SpA 特征：关节炎、附着点炎、指/趾炎、既往炎性背痛病史或脊柱关节炎家族史。

二、鉴别诊断

（一）椎间盘脱出

椎间盘脱出好发于中年体力劳动者，或者从事需要久坐或久站工作者。起病较急。活动后症状加重，休息后症状可以减轻。一般不伴外周关节炎、附着点炎、脊柱外系统受累等表现。体查时直腿抬高及加强试验阳性。脊柱 X 线片显示椎间隙变窄、前窄后宽或前后等宽。脊柱 MRI 或 CT 提示椎间盘突出。HLA－B27 阴性，ESR、CRP 多正常。

（二）致密性骨炎

致密性骨炎多见于女性，尤其是经产妇。与长期负重、分娩、创伤等有关。一般没有明显的症状，不伴外周关节炎、附着点炎、关节外系统受累等表现。骶髂关节影像学（X 线或 CT）表现为三角形、新月体形或梨形的均匀一致的骨质硬化区，与正常骨的边界清晰。HLA－B27 阴性，ESR、CRP 多正常。

（三）反应性关节炎

反应性关节炎一般起病前有明确的生殖尿道或胃肠道感染，且肌肉骨骼症状通常出现在感染后 1～4 周。多有外周关节受累，关节受累多为不对称，骶髂关节炎常为单侧。若同时伴溢脓性皮肤角化症和旋涡状龟头炎，和（或）眼睛受累，则称为赖特综合征。

（四）银屑病性关节炎

银屑病性关节炎多有银屑病病史或银屑病家族史，多有外周关节受累，关节受累多为不对称，常有指甲的病变。

第五节　强直性脊柱炎的治疗

（一）治疗目标

缓解症状，恢复功能，防止关节损伤，提高生活质量，预防并发症。

（二）治疗原则

早期诊断、早期治疗，控制或减少炎症，减轻或缓解症状，保持良好的姿势和最佳功能位置，防止畸形，改善和提高生活质量。

（三）日常生活及饮食调理

1）日常生活中注意维持正常姿势和活动能力，如行、坐和站时主要保持昂首挺胸，睡觉时使用低枕或不用枕，睡硬床垫，取仰卧位或俯卧位。工作时注意姿势，避免长时间维持一个姿势不动，若长时间坐着，至少每小时起来活动 10 分钟。防止脊柱弯曲畸形等。

2）保持乐观情绪，消除紧张、焦虑、抑郁和恐惧的心理；戒烟酒；按时作息，不熬夜。

3）注意保暖，寒冷、潮湿季节，更应防范症状复发。

4）避免强力负重，注意防止外伤。

5）勿用腰背束缚器，使脊椎炎恶化。

6）注意饮食卫生，尽量减少感染。多喝水，多吃蔬菜、水果，保持大便通畅。

（四）体育锻炼

每天坚持功能体育锻炼，尽量保持脊柱和关节的功能，如游泳、做操、打太极拳、练瑜伽等，但应注意尽量避免踢球、打球、跑步等剧烈或竞技性的运动，避免骨折或进一步伤害脊柱、关节或韧带等。还可通过练习贴墙站预防驼背，即背靠墙站立，足跟靠墙，下颌内收，头部尽量靠墙。

（五）药物治疗

1. NSAID

NSAID是治疗AS的首选和最基本的一线药物，具有消炎止痛，减轻僵硬、肌肉痉挛，控制症状等作用。临床研究显示，NSAID最大的药效在用药2周后，因此临床在使用NSAID治疗AS时，一般都是在足量使用2周以后，效果仍不佳时才认为反应不佳，考虑换用另一种NSAID。一般至少使用2～3种NSAID效果均不佳时，才认为对NSAID反应不佳。目前临床上治疗AS常用的NSAID有选择性COX-2抑制剂（如塞来昔布、依托考昔）和非选择性COX抑制剂（如布洛芬、吲哚美辛、双氯芬酸、美洛昔康等）。最初使用时建议足量使用，等症状或炎症控制后，减为最小有效量维持。NSAID的不良反应有胃肠不良反应、增加心血管风险、肾脏损害等。

2. 柳氮磺吡啶（salicylazosulfapyridine，SASP）

SASP是5-氨基水杨酸（5-ASA）和磺胺吡啶（SP）的偶氮化合物。SASP是目前改善病情抗风湿药物中使用最多的，有研究认为SASP对于外周关节受累的AS患者有一定疗效，对中轴性AS无效。但是，目前SASP在国内临床上还是被广泛用来治疗AS，即便是中轴型AS，可能与AS治疗中可选择的有效的传统抗风湿药物不多有关。建议开始使用时每次0.25g，一天3次，餐中服用；以后每周每次递增0.25～0.75g，一天3次，或每次1.0g，一天2次。SASP不良反应主要为消化道症状、皮疹、血常规及肝功能改变等，但均少见。用药期间宜定期检查血常规及肝肾功能。对磺胺类药物过敏者应避免使用。葡萄糖-6-磷酸脱氢酶缺乏症（glucose-6-phosphate dehydrogenase deficiency，G6PD）者慎用。服用SASP期间，建议多喝水以防结晶尿。

3. 沙利度胺（thalidomide）

沙利度胺又称反应亭、酞胺哌啶酮，是德国的一家制药公司于1957年推出的一种具有镇静、催眠功效的药物。用于减轻妇女怀孕早期出现的恶心、呕吐等反应。然而，在随后的几年里，发现其具有导致新生儿先天四肢残缺畸形（海豹肢）的不良反应，且对新生儿眼睛、消化系统、泌尿系统也有严重致畸形作用，因而一度受到全球禁用。后来对其进一步的研究发现，沙利度胺有免疫抑制和免疫调节作用，通过稳定溶酶体膜，抑制中性粒细胞趋化性，产生抗感染作用。目前认为沙利度胺还具有抗血管生成、抑制氧化应激反应，

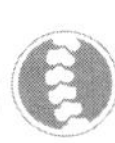

抑制白细胞向炎症部位趋化和抑制肿瘤坏死因子-α(tumor necrosis factor-α，TNF-α)等抗感染和免疫调节作用。国内黄烽等的研究结果提示长期使用沙利度胺对难治性AS安全、有效，其生物学作用机制与抑制炎症因子*TNF-α*基因表达有关。从小剂量使用，25～50 mg/d，逐渐加量到最佳剂量，一般为100～200 mg/d，睡前服用。必须注意用药期间严格避孕。主要不良反应有头晕、倦怠、疲劳、腹痛、便秘、面部水肿、红斑、过敏及多发性神经炎等。

4. 肾上腺糖皮质激素

一般情况下不建议长期全身使用肾上腺糖皮质激素治疗AS。外周关节受累治疗效果不佳时可局部关节腔注射。仅在炎症比较严重，尤其外周关节受累用NSAID治疗无效时考虑全身用药。病情控制后尽快减量，并逐渐停药。

5. 甲氨蝶呤

甲氨蝶呤在AS的治疗价值存在争议，仅限于病例报道或开放性分析，缺乏循证医学证据。但目前也有研究认为甲氨蝶呤治疗AS外周关节炎部分有效，但对中轴型AS无效。用量7.5～15 mg，每周1次。

6. 雷公藤多苷

雷公藤多苷有消炎止痛作用，已有研究证实其有抗炎的作用。不良反应有胃肠反应、白细胞减少、月经紊乱及精子活力降低等，仍有生育需求者应避免长期使用。

7. 生物制剂

其中TNF-α抑制剂(如依那西普、英夫利西和阿达木单抗等)是目前在治疗AS中使用最多的。一般情况下，临床诊断AS的患者，第一步先NSAID治疗，使用最大耐受剂量，至少2轮(每轮2～4周)。若疗效仍不佳[AS疾病活动评分(ASDAS)≥2.1或Bath AS病情活动指数(BASDAI)≥4]，或患者无法耐受或出现毒性，则考虑进行第二步方案。若为完全中轴型AS，尽快开始生物制剂治疗，首选TNF-α抑制剂。若为外周关节症状为主，考虑局部激素注射，或加用SASP。若上述治疗存在禁忌或缺乏疗效，则应尽快开始生物制剂治疗。两者均至少12周后进行评估，若ΔASDAS≥1.1或ΔBASDAI≥2，则继续原治疗，若疗效不佳或出现毒副作用、ΔASDAS<1.1或ΔBASDAI<2，提示第二阶段治疗失败，则进入第三阶段治疗：换用另一种TNF-α抑制剂或换用IL-17抑制剂(IL-17i)，至少12周后进行评估，若ΔASDAS≥1.1或ΔBASDAI≥2，则继续原治疗，若疗效不佳或出现不良反应、ΔASDAS<1.1或ΔBASDAI<2，则再次换用另一种TNF-α抑制剂或换用IL-17i或换用靶向药(如JAK抑制剂)。

(六) 手术治疗

AS如不能接受及时、有效的治疗并配合积极的康复锻炼，多在疾病晚期出现脊柱后凸畸形，不仅对患者的生理和心理产生显著影响，还严重影响了患者的日常活动，甚至出现限制性通气功能障碍及对腹腔脏器的压迫，需要进行正畸手术。正畸手术的目的在于矫正畸形，而无法阻止其病程发展，且手术本身可激活已经停止活动的病变，因此有专家建议截骨矫形的手术时机除遵循骨科手术适应证外，还必须同时满足下列条件：腰痛停止

6个月以上(力学性疼痛除外),ESR连续2次正常,CRP正常。

此外,由于骨质侵蚀、骨赘形成、韧带骨化、脊柱生理弯曲改变等因素,AS患者较同龄正常人群更容易出现腰椎间盘突出、椎管狭窄等病变,而导致脊髓、神经的压迫;由于脊柱骨性强直、椎体骨质疏松等病理改变,使脊柱骨性强度下降、骨脆性增加,并常伴有脊柱的后凸畸形,脊柱的生物力学性能发生改变,使得AS脊柱的自我保护机制显著降低,导致较正常同龄人出现骨折的概率增加。也是最终需要进行手术治疗的原因。有文献报道,AS合并脊柱骨折的发生率为1.5%~2.3%,比正常人群发生脊柱骨折的危险性高3.5倍。北京大学第三医院曾分析该院AS患者脊柱手术的原因发现,脊柱手术部位以颈椎居多,其他依次为胸腰椎、胸椎、颈胸椎及腰椎。手术原因以脊柱骨折、脱位等不稳定因素居多,其次为脊髓或神经根压迫,而并非正畸手术。

虽然脊柱手术在一定程度上改善了患者的生活质量,但手术的巨大创伤和不菲的手术费用都给患者在躯体上和经济上带来了一定的影响。所以,早期诊断,尽早开展规范的治疗,积极配合医疗、体育锻炼,尽量避免出现不得不接受手术的局面,风湿科医生任重而道远。

AS只有在药物治疗的同时,配合适当的功能锻炼,才能最大限度地防止脊柱畸形的发生。

(王庆文)

参考文献

[1] MARTINDALE J, SHUKLA R, GOODACRE J. The impact of ankylosing spondylitis/axial spondyloarthritis on work productivity [J]. Best Pract Res Clin Rheumatol, 2015, 29(3): 512-523.

[2] DEAN L E, JONES G T, MAC DONALD A G, et al. Global prevalence of ankylosing spondylitis [J]. Rheumatology (Oxford), 2014,53(4):650-657.

[3] 黄烽,强直性脊柱炎[M].北京:人民卫生出版社,2011.

[4] FIRESTEIN G S, BUDD R C, HARRIS E D, et al. 凯利风湿病学[M].栗占国,唐福林译.8版.北京:北京大学医学出版社,2011.

[5] VAN DER LINDEN S M, VALKENBURG H A, DE JONGH B M, et al. The risk of developing ankylosing spondylitis in HLA-B27 positive individuals: A comparison of relatives of spondylitis patients with the general population [J]. Arthritis Rheum, 1984,27(3):241-249.

[6] BROWN M A, KENNEDY L G, MACGREGOR A J, et al. Susceptibility to ankylosing spondylitis in twins: The role of genes, HLA, and the environment [J]. Arthritis Rheum, 1997,40(10): 1823-1828.

[7] BROWN M A. breakthroughs in genetic studies of ankylosing spondylitis [J]. Rheumatology, 2008,47(2):132-137.

[8] SIEPER J, PODDUBNYY D. Axial spondyloarthritis [J]. Lancet, 2017,390(10089):73-84.

[9] COSTELLO M E, ELEWAUT D, KENNA T J, et al. Microbes, the gut and ankylosing

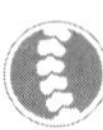

spondylitis [J]. Arthritis Res Ther, 2013,15(3):214.
[10] TAUROG J D, CHHABRA A, COLBERT R A. Ankylosing spondylitis and axial spondyloarthritis [J]. N Engl J Med, 2016,374(26):2563-2574.
[11] RUEDA-GOTOR J, GENRE F, CORRALES A, et al. Detection of high cardiovascular risk patients with ankylosing spondylitis based on the assessment of abdominal aortic calcium as compared to carotid ultrasound [J]. Arthritis Res Ther, 2018,20(1):195.
[12] KHAN M A, KUSHNER I. Diagnosis of ankylosing spondylitis [M]. In Cohen AS (ed): Progress in Clinical Rheumatology, Vol, Orlando, Grune&Stratton, 1984,145-178.
[13] 刘蕊,孙琳,李常虹.强直性脊柱炎的脊柱手术原因分析[J].北京大学学报(医学版),2017,49(5):835-839.
[14] 王庆文,左丽,朱乙声,等.单光子发射计算机断层显像全身骨扫描在脊柱关节病诊断中的价值[J].中华风湿病学杂志,2014,18(12):27-30.
[15] 黄烽,古洁若,赵伟,等.反应停治疗强直性脊柱炎的临床与实验研究[J].中华风湿病学杂志,2002,6(5):309-315.

第二章 强直性脊柱炎合并结核感染的管理与治疗

第一节 结核感染主动筛查

一、主动筛查的必要性和可行性

结核病(tuberculosis)是一个全球性的公共卫生问题,也是我国重点控制的疾病之一。较多研究重点放在对活动性结核病的诊断和治疗上,缺乏对强直性脊柱炎患者结核潜伏感染(latent tuberculosis infection, LTBI)的诊断、治疗和预防性措施的深入研究。除活动性结核病外,众多患者表现为痰菌阴性的LTBI,极易被漏诊、误诊,进而发展成为活动性结核,导致结核病的传播和蔓延。但到目前为止,尚缺乏有效的LTBI诊断方法。

AS患者需要长期进行药物治疗,主要以抗风湿药物和(或)联合肿瘤坏死因子抑制剂为主,这将导致机体免疫功能不同程度地下降,使得患者对感染的易感性增加,其中之一为结核分枝杆菌感染。LTBI患者没有典型的体征和临床表现,也无传染性,但一旦机体免疫系统发生改变,发展为活动性结核后,其危险性大大提高,且具有传染性。世界卫生组织(World Health Organization, WHO)对于LTBI的管理指南和我国《肿瘤坏死因子抑制剂应用中结核病预防与管理专家共识》均建议,所有准备接受TNF抑制剂治疗的患者都应在用药前进行结核病筛查,开始TNF-α抑制剂治疗人群接受LTBI检测及治疗可明确获益。因此,在AS人群尽早诊断结核感染十分重要,准确诊断有高风险转化为活动性结核的LTBI患者,规范使用抗结核药物治疗可降低结核发病、流行和病死率。LTBI患者没有典型的体征和临床表现,但一旦机体免疫系统发生改变,发展为活动性结核的危险性就会大大提高。因此,AS患者发生结核感染的风险较高,筛查结核的重要性就不言而喻。

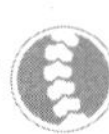

Zhang 等对使用 TNF－α 抑制剂治疗发生结核病的风险进行了 Meta 分析，结果表明，发生结核病的风险在 TNF－α 抑制剂治疗的患者中显著增加。故当应用 TNF－α 抑制剂治疗时，患者应筛查 LTBI。巴西 Yonekura 等调查了 TNF－α 抑制剂治疗期间可能发生结核感染的情况。该队列研究使用来自巴西生物治疗风湿性疾病登记处的数据，从 2009 年 1 月至 2013 年 5 月，共 1 552 位患者治疗，其中 415 位患者仅使用合成的缓解疾病的抗风湿药物，942 位患者使用合成抗风湿药物联合 TNF－α 抑制剂（依那西普、英夫利西单抗、阿达木单抗），195 位患者使用合成抗风湿药物联合其他生物制剂（阿巴西普、利妥昔单抗和妥珠单抗）。评估结核病的发生率和药物暴露时间，并进行结核病筛查。结果显示，对照组中的暴露时间为 981 患者年，TNF－α 抑制剂组为 1 744 患者年（阿达木单抗为 676 患者年，英夫利西单抗为 547 患者年，依那西普为 521 患者年），其他生物制剂组为 336 患者年。使用合成抗风湿药物联合 TNF－α 抑制剂治疗患者的结核发病率高于单用合成抗风湿药物的患者和合成抗风湿药物联合非 TNF－α 抑制剂生物制剂的患者，提示 TNF－α 抑制剂治疗期间很可能发生结核感染，可见筛查结核感染的意义较大。因此，强烈建议在开始使用 TNF－α 抑制剂药物治疗之前筛选 LTBI，在结核病高流行地区，每年进行 LTBI 筛查非常重要。而且，在结核病低流行国家或地区，对使用 TNF－α 抑制剂治疗前的风湿免疫性疾病患者也有必要进行 LTBI 筛查；此外，对使用 TNF－α 抑制剂治疗前的 AS 患者也需要进行 LTBI 筛查。Fabrizio 等对结核病发病率较低的国家使用 TNF－α 抑制剂治疗风湿性疾病患者进行了回顾性研究，发现 LTBI 患者发生活动性结核病的风险也相应增加。而接受非 TNF－α 抑制剂靶向生物制剂治疗的患者发生活动性结核病的风险却没有增加。因此，在结核病低流行的地区或国家也有必要进行 LTBI 筛查。

二、主动筛查的常用工具

现有的免疫学诊断方法包括结核菌素皮肤试验（tuberculin skin test，TST）、γ 干扰素释放试验（interferon-gamma release assay，IGRA），目前仍无法完全鉴别、确诊 LTBI，所以对于此类患者，都应进行详细的病史、结核接触史的询问、相关症状体征的鉴别、胸片等辅助检查的全套评估。

（一）症状筛查

详细询问结核病相关病史，包括危险因素评估、结核病史、接触史、治疗史、既往接种卡介苗的情况等。危险因素主要包括：①是否有高风险环境工作史，如细菌实验室、医疗机构等；②是否有高风险环境生活史；③是否有已知的结核患者密切接触史；④是否有结核病史或者抗结核药物使用史；⑤是否有静脉注射毒品史；⑥是否为酗酒者；⑦是否为已知的人类免疫缺陷病毒（human immunodeficiency virus，HIV）感染者；⑧是否有皮质类固醇药物和免疫抑制类药物使用史；⑨是否有非结核分枝杆菌（nontuberculous mycobacteria，NTM）感染史；⑩是否有已知的影像学或者微生物学结果提示结核分枝杆菌感染。

（二）胸部 X 线检查

由于结核病 90%为肺结核，因此，胸部 X 线片在结核病的筛查中非常必要，主要用于筛查肺部结核病变及部分纵隔淋巴结核，不适用于肺外结核病的筛查，如盆腔结核等。胸片大大增加了所检测到的传染性结核病病例的比例，应将其作为结核病筛查的一部分，特别是在结核病流行率较高的情况下。

（三）TST

TST 已广泛应用于 LTBI 的筛查，但对于高危患者而言其诊断价值有限。中国台湾地区的学者研究表明，通过两步 TST 筛查，可将 TST 敏感性从 18.6%提高到 41.9%。但中国大陆的结核病专家认为由于前次 TST 试验可能增加第 2 次检查的假阳性率，因此，在临床实践中，通常在初次 TST 试验后 3 个月内不建议进行第 2 次 TST 检测，如病情需要，建议采用 IGRA 协助判断。此外，TST 也存在假阳性的可能。由于 TST 采用结核分枝杆菌复合抗原，与卡介苗及 NTM 抗原有交叉。因此，其结果受卡介苗接种及 NTM 感染的影响。各国对于评价 TST 在高危患者 LTBI 筛检中的意义尚缺乏统一的判定标准，如日本的阳性标准定义为红斑直径≥20 mm 或出现硬结；英国胸科协会（British Thoracic Society，BTS）推荐：有卡介苗接种史的患者，硬结直径>14 mm 为阳性，无卡介苗接种史的患者硬结直径>5 mm 为阳性。我国目前尚缺大样本相关研究，但考虑到人群普遍接种卡介苗，针对大部分高危人群，硬结直径≥10 mm 为阳性，应予以警惕，有条件者建议进一步完善 IGRA 检测。

（四）IGRA

目前 IGRA 包括 Quanti FERON-TB Gold In-Tube（QFI - GIT）和 T 细胞酶联免疫斑点法（T - SPOT）2 种，需收集患者外周血白细胞，与结核分枝杆菌特异性蛋白共培养。由于机体感染结核分枝杆菌以后，存在于血液中的特异性淋巴细胞会在再次接触结核分枝杆菌特异性抗原时，产生和分泌干扰素-γ。通过定量检测释放的干扰素-γ的水平或计数可以有效释放干扰素-γ的细胞，可对结核杆菌的感染情况做出判断，由此来判定患者是否存在 LTBI。IGRA 采用的抗原与卡介苗及绝大多数 NTM 无交叉，可避免卡介苗接种和 NTM 感染带来的假阳性。并且因其为体外免疫诊断试验，可最大限度避免机体免疫状态对实验结果的影响。但由于其价格昂贵，操作较 TST 复杂，因此在一定程度上限制了其在国内的广泛应用。须强调的是，IGRA 阳性只能提示体内存在结核菌，并不能区分 LTBI、活动结核病和非活动性结核病，不能作为结核病是否活动的判断指标。

目前有关 TST 和 IGRA 在高危患者中进行 LTBI 检测的准确性并不完全一致。在 LTBI 筛查方法评价方面，边赛男等系统综述了在风湿免疫性疾病患者中筛查 LTBI 不同方法的敏感性比较，认为酶联免疫斑点试验（enzyme-linked immunospot assay，elispot assay）的敏感性优于 QFT - GIT。新西兰 Pyo 等对风湿免疫性疾病患者 LTBI 筛查试验的一致性进行了评价。结果显示，目前有关 TST 和 IGRA 在风湿免疫性疾病患者中进行 LTBI 检测的准确性并不一致。分层分析表明，根据患者来源国的地方性结核病流行状况

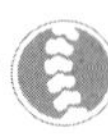

和基础疾病的特性，临床判断 LTBI 可能需要制订不同的筛选策略。因传统 TST 存在一定的局限性，只行 TST 筛查不适用，采用 T-SPOT. TB 或两者联合应用更适合。因此，目前多数文献推荐联合应用多种方法在高危患者中诊断 LTBI。但由于 LTBI 尚缺乏诊断的“金标准”，故在评价诊断方法的价值时各研究尚存在差异，推荐使用 IGRA 联合 TST 以提高阳性率。

三、主动筛查的流程

筛查流程参见图 2-1。

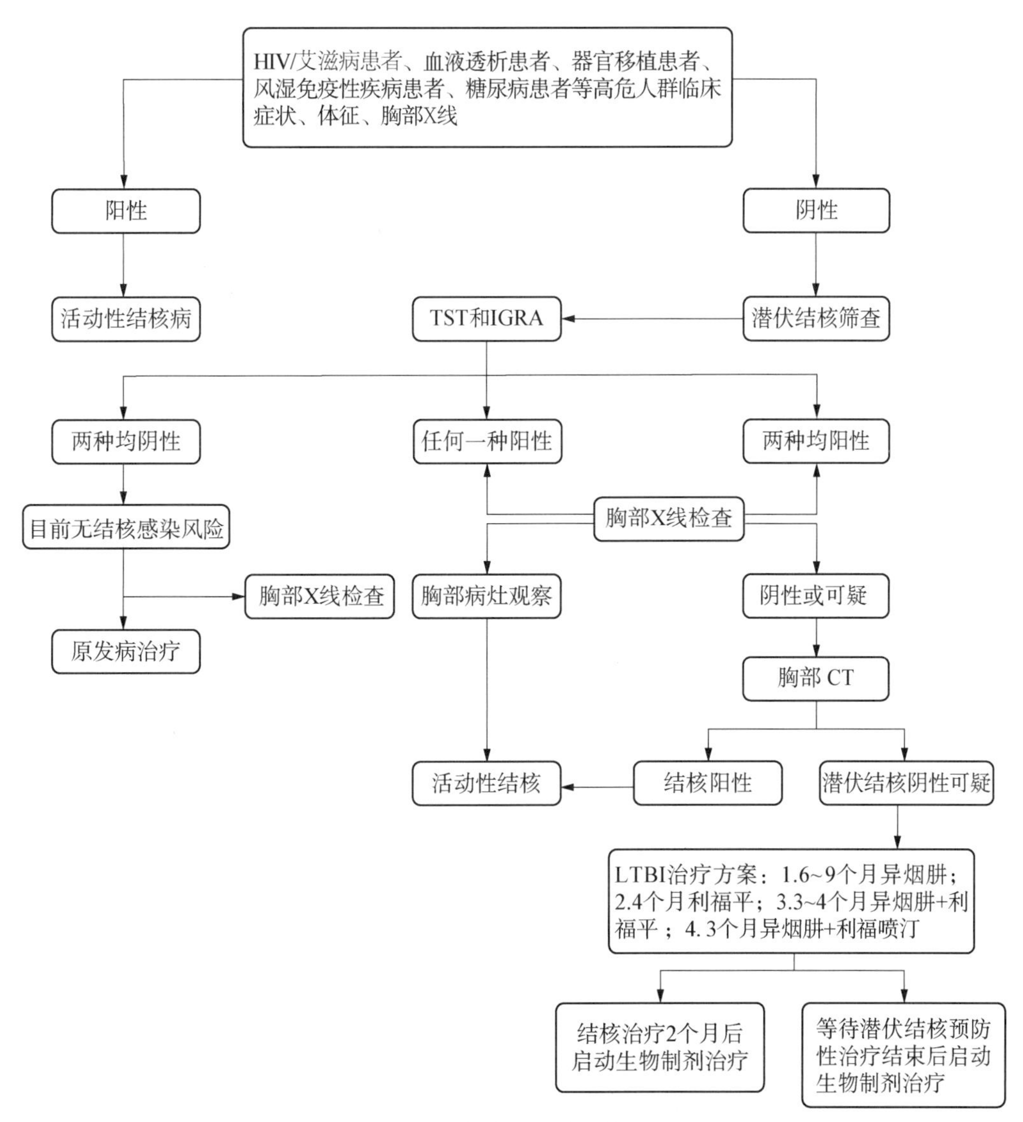

图 2-1　结核感染筛查流程图

第二节　强直性脊柱炎患者合并肺结核的诊断

一、活动性肺结核的分类及诊断

根据《结核病诊断分类》(WS196—2017)和 WS288—2017《肺结核诊断标准》(WS288—2017),肺结核定义:发生在肺组织、气管、支气管和胸膜的结核病变。按照活动性,肺结核分为活动性肺结核与非活动性肺结核。

(一) 按部位分类

(1) 原发性肺结核　包括原发复合征和胸内淋巴结结核(儿童尚包括干酪性肺炎和气管、支气管结核)。

(2) 血行播散性肺结核　包括急性、亚急性和慢性血行播散性肺结核。

(3) 继发性肺结核　包括浸润性肺结核、结核球、干酪性肺炎、慢性纤维空洞性肺结核和毁损肺等。

(4) 气管、支气管结核　包括气管、支气管黏膜及黏膜下层的结核病。

(5) 结核性胸膜炎　包括干性、渗出性胸膜炎和结核性脓胸。

(二) 按病原学检查结果分类

(1) 涂片阳性肺结核　涂片抗酸染色阳性。

(2) 涂片阴性肺结核　涂片抗酸染色阴性。

(3) 培养阳性肺结核　分枝杆菌培养阳性。

(4) 培养阴性肺结核　分枝杆菌培养阴性。

(5) 分子生物学阳性肺结核　MTB 核酸检测阳性。

(6) 未痰检肺结核　患者未接受痰抗酸染色涂片、痰分枝杆菌培养、分子生物学检查。

(三) 按耐药状况分类

(1) 非耐药肺结核　结核患者感染的结核分枝杆菌在体外未发现对检测所使用的抗结核药物耐药。

(2) 耐药肺结核　结核患者感染的 MTB 在体外被证实在一种或多种抗结核药物存在时仍能生长。原发性耐药是说在一个从未接受过抗结核治疗的患者中发生的耐药;继发性耐药是指先前患有药物敏感性结核病的患者在化疗期间或化疗后出现耐药。耐药结核病分为以下几种类型:①单耐药肺结核;②多耐药肺结核;③耐多药肺结核(MDR-TB);④广泛耐药肺结核(XDR-TB);⑤利福平耐药肺结核。

(四) 按治疗史分类

(1) 初治肺结核　初治患者指符合下列情况之一:①从未因结核病应用过抗结核药物治疗的患者;②正进行标准化疗方案规则用药而未满疗程的患者;③不规则化疗未满1个月的患者。

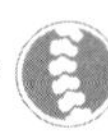

（2）复治肺结核　复治患者指符合下列情况之一：①因结核病不合理或不规则用抗结核药物治疗≥1个月的患者；②初治失败和复发患者。

（五）菌阴肺结核

菌阴肺结核为3次痰涂片阴性及1次培养阴性的肺结核病，即抗酸染色检查结果阴性（涂阴）和结核分枝杆菌培养结果阴性（培阴）的肺结核病。检查方法和结果判断应符合中国防痨协会制订的《结核病诊断细菌学检验规程》。根据2017年肺结核诊断行业标准，对于临床症状、肺部影像典型且排除其他疾病的菌阴肺结核患者，可考虑行分子生物学检查及病理学检查，痰液或肺泡灌洗液结核杆菌核酸检测阳性、病理组织病理学改变符合结核病者归属肺结核确诊病例。对于分子生物学检查结核杆菌核酸阴性者，免疫学检查包括结核菌素纯蛋白衍生物中度阳性或强阳性、IGRA阳性、结核分枝杆菌抗体阳性归属于临床诊断病例。

二、非活动性肺结核的诊断

无活动性结核相关临床症状和体征、细菌学检查阴性，影像学检查符合以下1项或多项表现，并排除其他原因所致的肺部影像改变，可诊断为非活动性肺结核：①钙化病灶（孤立性或多发性）；②索条状病灶（边缘清晰）；③硬结性病灶；④净化空洞；⑤胸膜增厚、粘连或伴钙化。

第三节　强直性脊柱炎患者合并肺结核的治疗

一、化学治疗

化疗方案的制订需参考以下情况：①需要掌握既往治疗情况，治疗方案及实施情况，对于初治失败的患者需了解失败的原因；②耐药肺结核高危人群（复治肺结核患者、与耐多药结核病（multidrug resistant tuberculosis，MDR-TB）患者密切接触的初治肺结核患者以及HIV阳性或者艾滋病合并肺结核患者）均应进行结核分枝杆菌培养及药敏试验，有条件的地区可采用分子生物学耐药基因检测方法；③了解是否伴发特殊情况（如并发症或伴发病）。

（一）初治肺结核化疗方案

有以下3个方案：①2HRZE/4HR；②2HRZE/4HRE；③固定剂量复合剂。

说明：①初治涂阳患者治疗到2个月末痰结核分枝杆菌检查仍阳性，则应延长1个月的强化期治疗，如第5个月末或疗程结束时痰结核分枝杆菌仍阳性者，为初治失败；②初治失败的患者存在耐药的极大危险，须痰培养及药敏试验，根据药敏结果进入复治肺结核或耐药肺结核组制订化疗方案。

（二）复治肺结核化疗方案

有以下 2 个方案：①3HRZES/5HRE；②3HRZES/$5H_3R_3E_3$。

说明：①复治涂阳患者治疗到 2 个月末痰菌检查仍阳性，则应延长 1 个月的强化期治疗，如第 5 个月末或疗程结束时痰菌仍阳性者，为复治失败；②复治失败的患者不再适合使用复治化疗方案，须痰培养及药敏试验，根据药敏结果制订个体化化疗方案或进入耐药肺结核组制订化疗方案；③因各种原因不能耐受利福平者，可用利福喷汀或左氧氟沙星替代；④因各种原因不能使用异烟肼或吡嗪酰胺者，可用左氧氟沙星替代。

有作者总结了 AS 合并肺结核患者的临床表现、影像学、治疗和预后。发现以咯血为首要症状者 29 例、T－SPOT. TB 阳性 33 例、痰 Xpert MTB/RIF 阳性 30 例。19 例患者完成疗程，4 例患者复发，10 例患者因消化道症状自行停药。29 例患者治疗中，其中 14 例患者因消化道症状不能耐受四联抗结核药物。作者认为 AS 合并肺结核患者多表现为咳嗽、咯血，影像学多见支气管扩张症及肺组织被破坏，治疗中易出现胃肠道症状，治疗后易复发，治疗时间应延长。

二、LTBI 的预防性抗结核治疗

虽然已有建议在该人群中进行 LTBI 治疗，但文献中有不同的治疗方案，并没有明确的共识。2018 年 WHO 推荐预防性抗结核治疗有 4 个方案：①6～9 个月异烟肼（0.3 g/d）；②3～4 个月异烟肼＋利福平（异烟肼 0.3 g/d、利福平 0.45～0.6 g/d）；③3～4 个月利福平（0.45～0.6 g/d）；④3 个月异烟肼＋利福喷汀（异烟肼 0.9 克/周、利福喷汀 0.9 克/周）。

（邓国防）

参考文献

[1] WORLD HEALTH ORGANIZATION. Guidelines on the management of latent tuberculosis infection [M]. Geneva: World Health Organization, 2015.

[2] LIM C H, CHEN H-H, CHEN Y-H, et al. The risk of tuberculosis disease in rheumatoid arthritis patients on biologics and targeted therapy: A 15－year real world experience in Taiwan [J]. PLoS One, 2017,12(6):e0178035.

[3] ZHANG Z, FAN W, YANG G, et al. Risk of tuberculosis in patients treated with TNF－α antagonists: a systematic review and meta-analysis of randomised controlled trials [J]. BMJ Open, 2017,7(3):e012567.

[4] 杨华夏，张丽帆，刘晓清，等. 风湿性疾病的 T 细胞 γ－干扰素释放分析诊断潜伏性结核分枝杆菌感染[J]. 中华临床免疫和变态反应杂志，2011,5(2):83－87.

[5] YONEKURA C L, OLIVEIRA R D R, TITTON D C, et al. Incidence of tuberculosis among patients with rheumatoid arthritis using TNF blockers in Brazil: data from the Brazilian Registry of Biological Therapies in Rheumatic Diseases (Registro Brasileiro de Monitoracao de Terapias

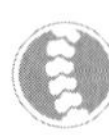

Biologicas-BiobadaBrasil)[J]. Rev Bras Reumatol Engl Ed, 2017,57 (Suppl 2):477 - 483.

[6] 肿瘤坏死因子拮抗剂应用中结核病预防与管理专家建议组.肿瘤坏死因子拮抗剂应用中结核病预防与管理专家共识[J].中华风湿病学杂志,2013,17(8):508 - 512.

[7] CHURCHYARD G J, FIELDING K L, LEWIS J J, et al. Symptom and chest radiographic screening for infectious tuberculosis prior to starting isoniazid preventive therapy: yield and proportion missed at screening [J]. AIDS, 2010,24 (suppl 5):S19 - S27.

[8] 边赛男,刘晓清. γ-干扰素释放试验在免疫功能抑制人群中诊断结核分枝杆菌感染的应用[J].中华实验和临床感染病杂志(电子版),2017,11(2):117 - 120.

[9] PYO J, CHO S K, KIM D, et al. Systemic review: agreement between the latent tuberculosis screening tests among patients with rheumatic diseases [J]. Korean J Intern Med, 2018,33(6): 1241 - 1251.

[10] 雷建平.菌阴肺结核病诊断思考[J].中国防痨杂志,2011,12(33):820 - 821.

[11] 中国防痨协会.结核病诊断细菌学检验规程[J].中国防痨杂志,1996,18(2):80 - 85.

[12] 中华医学会.临床诊疗指南·结核病学分册[M].北京:人民卫生出版社,2005.

第三章
强直性脊柱炎合并病毒性肝炎的治疗

第一节　强直性脊柱炎合并乙型病毒性肝炎的治疗

一、流行情况

乙型肝炎病毒(hepatitis B virus，HBV)感染的发病率和病死率很高，至今仍是一个重要的全球公共卫生问题。全球大约有2.4亿人是乙型肝炎表面抗原(hepatitis B surface antigen，HBsAg)携带者，反映HBV感染。各地HBsAg携带者数量差异很大，低流行区<2%、高流行区>8%。由于社会经济的改善、疫苗的普遍接种及核苷(酸)类似物抗HBV的治疗，中国等数个原处于高流行区的国家，HBsAg携带率正逐渐下降。2006年，我国乙型肝炎血清流行病学调查表明，1～59岁一般人群HBsAg携带率为7.18%，据此推算，我国慢性HBV感染者约有9 300万，其中慢性乙型肝炎患者约有2 000万。2014年，我国疾病预防控制中心对全国1～29岁人群乙型肝炎血清流行病学调查结果显示，1～4岁、5～14岁和15～29岁人群HBsAg检出率分别为0.32%、0.94%和4.38%，表明我国正逐渐从HBV感染高流行区向中流行区转变。另一方面，来自欧洲以外地区的移民和难民较欧洲本地居民有着更高的HBsAg携带率，人口流动和迁移目前正改变欧洲一些原本处于低流行区的国家(如意大利、德国)的HBV感染患病率和发病率。此外，一般的疫苗接种程序并不能从本质上防止急性HBV感染，特别是对于高危人群更是如此。有研究表明，2013年全球发现68.6万多个病例，HBV相关肝硬化和(或)肝癌所致死亡人数较1990年增加了33%。

HBV主要经血液(如不安全注射等)、母婴及性接触传播。由于对献血员实施严格的HBsAg和HBV-DNA筛查，经输血或血液制品引起的HBV感染已较少发生；经破损的皮肤或黏膜传播主要是由于使用未经严格消毒的医疗器械和侵入性诊疗操作，不安全注

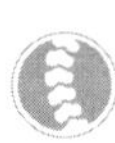

射，特别是注射毒品等；其他如修足、文身、扎耳环孔、医务人员工作中的意外暴露、共用剃须刀和牙刷等也可传播。母婴传播主要发生在围生期，多为在分娩时接触HBV阳性母亲的血液和体液传播，随着乙型肝炎疫苗联合乙型肝炎免疫球蛋白的应用，母婴传播已大为减少。与HBV阳性者发生无防护的性接触，特别是有多个性伴侣者，其感染HBV的危险性增高。

目前有关脊柱关节病(SpA)/AS患者HBsAg携带率的报道十分有限。2014年一项纳入土耳其全国范围6个不同地域风湿科门诊886例连续AS患者的临床研究发现，27例(3%)为HBsAg携带者；同期5465例一般人群的HBsAg携带率为4%，1517例连续类风湿关节炎患者的HBsAg携带率为2.3%。相比之下，我国SpA/AS患者HBsAg携带率更高。国内一项单中心调查纳入439例AS患者，HBsAg携带率为24%；显著高于其他SpA患者(包括银屑病关节炎、反应性关节炎、炎症性肠病性关节炎和未分化SpA；$n=172$；15%)，同期的一般人群($n=606$；13%)、类风湿关节炎患者($n=698$；9.6%)、骨关节炎患者($n=220$；8%)。我国另一个单中心研究亦报道AS患者中HBsAg携带率高达19%。AS患者存在高HBV感染率的原因目前尚不清楚。推测AS患者可能由于某种机制导致对HBV感染或者HBV疫苗的免疫反应低下，不能产生足够量的抗体来清除病毒，故导致AS患者HBV感染率高。

二、筛查

HBsAg携带者可无临床症状，尤其是新生儿期感染者。HBsAg携带者对自身HBV感染知晓率低，美国仅35%的患者知晓自身为HBsAg携带者，而欧洲患者知晓率则低至10%。对山东省德州市3000位25～35岁的育龄妇女进行HBV筛查，仅35%的HBsAg携带者在筛查前知晓自身HBV感染。因此，询问患者肝炎病史并不能取代HBV常规筛查。

乙型肝炎患者血清中存在3种病毒颗粒：球形小颗粒、杆状颗粒和Dane颗粒，其中前两种无内部结构，后者为完整的传染性颗粒，含有包膜(HBsAg)和核心(核心抗原HBcAg、DNA、DNA-P)。HBV基因组含有4个开放阅读框(S、C、P、X)，分别编码S蛋白、C蛋白、P蛋白、X蛋白。S蛋白分布于病毒表面，称为HBsAg，C蛋白为HBcAg。E抗原HBeAg为C蛋白的一部分，在病毒复制过程中会分泌到患者血液中。P蛋白为DNA聚合酶，为HBxAg，市面上尚无常规检测试剂。目前常用的诊断试剂主要用于检测HBsAg、抗-HBs(HBsAb)、HBeAg、抗-HBe(HBeAb)和抗-HBc(HBcAb)，即俗称的乙型肝炎“两对半”。

1. HBsAg

HBsAg属于HBV的外壳蛋白，不含病毒核酸成分，本身不具传染性，不反映病毒有无复制、复制过程、传染性强弱及预后倾向。HBsAg是HBV感染者最早出现的血清学标志物，是乙型肝炎早期诊断的重要指标。潜伏期先出现HBsAg，可在症状出现前的2～6周时检出，在血中可持续存在1～2个月，至恢复期时则消失。如持续6个月以上，则常发展为慢性 HBV 感染。感染年龄是影响 HBV 感染慢性化的最主要因素。围生期和婴幼儿时期感染者分别有 90%和 25%～30%可发展为慢性 HBV 感染，而 5 岁以后感染者仅有 5%～10%发展为慢性 HBV 感染。我国慢性 HBV 感染者多为围生期或婴幼儿时期感染。

2. 抗- HBc

临床上俗称的乙型肝炎“两对半”，所谓的“半”就是与抗- HBc 对应的抗原 HBcAg 并不在检测之列，因为用一般的方法不能在血清中检测到 HBcAg。HBcAg 主要存在于受染肝细胞核内，复制后释放到胞质中，由胞质中形成的 HBsAg 包裹，装配成完整的病毒颗粒后释放入血。由于 HBcAg 多存在于 Dane 颗粒内，血液中一般不能查到游离的 HBcAg。抗- HBc 是非保护性抗体，在感染后早期出现，可持续数年甚至更长。不同类型乙型肝炎患者或 HBsAg 携带者，抗- HBc 检出率几乎为 100%。对于 HBsAg 阴性的急性乙型肝炎患者，当检测出高滴度抗- HBc 时有诊断意义。抗- HBc 是一种反映 HBV 感染的重要指标。由于抗- HBc 持续存在时间较长，故常用于流行病学的调查，也是疫苗安全性的指标之一。

3. 其他

（1）抗- HBs　是一种保护性抗体，能清除病毒，防止感染，其血清学出现较晚。临床上，暴发型乙型肝炎患者体内常存在高水平的抗- HBs，并与 HBsAg 结合形成免疫复合物，是致肝细胞块状坏死和乙型肝炎相关性肾病的主要原因。而正常人如从未感染过 HBV，其抗- HBs 均应为阴性。抗- HBs 阳性时则提示机体已产生免疫力，可能是过去感染过 HBV，恢复后产生抗- HBs；或少量多次接触 HBV 未发病的隐性感染而出现的抗- HBs；或注射乙型肝炎疫苗后产生的抗- HBs。

（2）HBeAg 和抗- HBe　HBeAg 比 HBsAg 出现稍迟，当其持续阳性时，易发展为慢性乙型肝炎。抗- HBe 的出现提示病毒复制的减少。如是急性乙型肝炎，则意味病情的恢复；如是慢性乙型肝炎和肝癌患者，则并不意味着病情的恢复。此外，前 C 区变异的慢性乙型肝炎患者，抗- HBe 检测也可呈阴性。抗- HBe 也是非保护性抗体，一般来说 HBeAg 阴性、抗- HBe 阳性时其传染性明显降低。当抗- HBe 阳性时，患者血清中 HBV - DNA 剂的检出率为 50%，因此并不代表 HBV 处于静止状态，仍有病毒复制和传染性。

4. HBV - DNA

HBV - DNA 是 HBV 感染和复制的直接指标。常用分子杂交法或聚合酶链反应(polymerase chain reaction，PCR)法检测。定量 PCR 检测 HBV - DNA 具有高度的敏感性和特异性。对于 HBV 早期感染或需要跟踪其病毒复制水平的患者，则 HBV - DNA 定量检测具有明显的优越性。

国内外慢性 HBV 感染管理意见均建议接受免疫抑制治疗的患者至少筛查 HBsAg。亚太肝病指南建议除 HBsAg 外，使用生物制剂前 HBV 感染筛查还应包括抗- HBc。除 HBV 感染筛查外，SpA/AS 患者免疫抑制治疗前还应进行肝脏功能检测，至少包括谷丙转氨酶（glutamic-pyruvic transaminase，GPT）、谷草转氨酶（glutamic-oxaloacetic transaminase，GOT）、胆红素和 γ -谷氨酰转肽酶(GGT)。

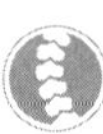

根据乙型肝炎筛查结果，患者可分为慢性 HBV 感染[HBsAg 和(或)HBV-DNA 阳性 6 个月以上]、既往 HBV 感染(既往有急性或慢性乙型肝炎病史，HBsAg 阴性，HBsAb 阳性或阴性，抗-HBc 阳性，HBV-DNA 低于最低检测限，ALT 在正常范围)和无 HBV 感染(HBsAg、HBV-DNA 及抗-HBc 均阴性)。慢性 HBV 感染又可分为慢性乙型肝炎患者(HBsAg 阳性，且 ALT 持续或反复升高)和 HBsAg 携带者(肝功能正常、无自觉症状仅有血清 HBsAg 阳性)。

三、治疗

(一) 抗 HBV 治疗

1. 治疗时机

抗 HBV 治疗的指征、药物选择及疗程应与感染科医生共同协商制订，充分征询患者的意见，并签署知情同意书。抗 HBV 治疗可分为治疗性抗病毒和预防性抗病毒。对于慢性乙型肝炎患者，首先给予治疗性抗病毒，待 GPT 恢复正常后再开始生物制剂或免疫抑制治疗，同时继续应用抗病毒治疗。

国内外慢性 HBV 感染管理意见建议对 HBsAg 携带者，即使血清 HBV-DNA 剂及转氨酶正常都应在免疫干预治疗开始前/同时启动预防性抗病毒，并需持续至免疫干预治疗结束后。然而，由于我国合并 HBsAg 阳性的 SpA/AS 患者人数众多，导致临床实践开展预防性抗病毒困难重重：

一方面，抗病毒药物不能擅自停用，否则易出现 HBV 再激活。目前用于预防性抗病毒药物主要是核苷(酸)类似物，其抗病毒机制在于抑制 HBV-DNA 剂复制而非杀灭病毒，一旦停药可能出现病毒复制反弹。国内一项临床随访观察，纳入 36 例携带 HBsAg 的类风湿关节炎患者，虽然每位患者都建议预防性抗病毒，但只有 50%患者同意使用，且最终只有 31%患者能够坚持预防性抗病毒(中位随访时间 17.5 个月)；7 例自行停药的患者中 5 例在停用抗病毒治疗 3～21 个月后发生 HBV 再激活；生存曲线分析示自行停用抗病毒治疗的患者发生免疫抑制治疗相关 HBV 再激活的中位时间是 10 个月(95%*CI*：1.7～18 个月)，显著早于无预防性抗病毒的患者，25 个月(95%*CI*：20～30 个月，$\chi^2=10.754$，$P=0.005$)；进一步行 Logistic 回归分析示自行停用抗病毒治疗是携带 HBsAg 的类风湿关节炎患者发生免疫抑制治疗相关 HBV 再激活的危险因素之一($OR=66$，$P=0.027$)，提示停用抗病毒药后出现 HBV 再激活的风险较不用预防性抗病毒更高。

另一方面，抗病毒药物的费用高，导致部分患者无法坚持长期预防性抗病毒。一项研究采用改良美国风湿病学会(American College of Rheumatology，ACR)问卷对国内风湿科医生进行了调查，结果显示 95%(107/113)的医生表示曾遇到患者自行停用抗病毒药物，其中 98%(105/107)的停药原因与患者经济因素或依从性差有关。

除预防性抗病毒外，尚有早期干预(在免疫干预治疗开始后对患者进行严密监测血清 HBV-DNA，并在血清 HBV-DNA 出现上升后及时开启抗病毒治疗)和延期干预(在患者出现 HBV 再激活相关性肝炎后再开始抗病毒治疗)两种方式。《中国慢性乙型肝炎防治指南(2015年版)》(以下简称《指南》)及2015年美国胃肠病学会发布的《免疫抑制治疗中乙肝病毒再激活的预防及治疗指南》指出,是否进行预防性抗病毒治疗取决于免疫抑制剂的预期HBV再激活风险。根据预期HBV再激活风险,免疫抑制剂可分为高危组(>10%)、中危组(1%~10%)和低危组(<1%)。对于使用高危组或中危组药物的HBsAg携带者及既往HBV感染组,建议进行预防性抗病毒治疗。但对于使用中危组药物的患者(尤其是既往HBV感染者),如患者十分介意抗病毒药物的疗程及费用而不看重HBV的再激活风险,可选择监测,暂不进行预防性抗病毒治疗。对于低危组药物,则不建议常规预防性抗病毒治疗。《指南》推荐的免疫抑制剂中,只有肿瘤坏死因子-α(TNF-α)抑制剂(中危组)、阿巴西普(中危组)和甲氨蝶呤(低危组)可用于SpA/AS的治疗。而非甾体抗炎药(NSAID)、柳氮磺吡啶、沙利度胺等均无推荐。

2. 药物选择

由于干扰素只能在部分乙型肝炎患者中快速抑制病毒复制,并可能诱发自身抗体引起自身免疫病,其免疫调节作用对由免疫因素介导的自身免疫病影响尚不明确;并且有外周血白细胞和血小板减少的不良反应,与免疫抑制剂合用增加骨髓抑制风险,因此不用于免疫抑制治疗的预防性抗病毒。

通常选用核苷(酸)类似物进行预防性抗病毒。耐药是核苷(酸)类似物长期使用所面临的主要问题之一。病毒变异及耐药,可导致预防性抗病毒治疗失败,尤其是拉米夫定。拉米夫定治疗6~9个月后即可出现耐药,5年耐药率可高达70%。一项回顾性研究纳入了15例在拉米夫定预防性抗病毒的基础上使用生物制剂的携带HBsAg的炎性关节病患者,1例患者长期使用拉米夫定后发生*YMDD*基因变异而发生HBV再激活。鉴于SpA/AS患者需接受超过12个月长疗程的免疫干预治疗,国内外慢性HBV感染管理意见建议采用耐药率较低的药物,如恩替卡韦、阿德福韦酯、替比夫定或替诺福韦酯。其中,阿德福韦酯抗病毒活性较弱,应避免用于高病毒载量患者,仅我国指南推荐用于预防性抗病毒;替诺福韦酯已在国内上市;恩替卡韦及替比夫定的价格较高,适用于未使用过抗病毒药物的初治患者,但与拉米夫定有相似的耐药位点,拉米夫定耐药的患者使用前需进行相应的耐药突变基因检测。值得庆幸的是,目前核苷(酸)类似物已逐渐进入医保目录并降价。

3. 治疗监测

1) 抗HBV治疗期间建议每3~6个月检测肝功能、HBV-DNA剂,每6个月检测HBsAg/抗-HBs/HBeAg/抗-HBe、甲胎蛋白和腹部B超。

2) 密切关注患者治疗依从性问题:包括用药剂量、使用方法、是否有漏用药物或自行停药等情况,确保患者已经了解随意停药可能导致的风险,提高患者依从性。

3) 少见、罕见不良反应的预防和处理:核苷(酸)类似物总体安全性和耐受性良好,但在临床应用中确有少见、罕见严重不良反应的发生,如肾功能不全(主要见于阿德福韦酯治疗)、低磷性骨病(主要见于阿德福韦酯、替诺福韦酯治疗)、肌炎或横纹肌溶解(主要见于替比夫定)、乳酸酸中毒等(可见于拉米夫定、恩替卡韦、替比夫定),应引起关注。建议治疗前仔细询问相关病史,以减少风险。对治疗中出现血肌酐、磷酸肌酸激酶或乳酸脱氢酶明显升高，并伴相应临床表现者如全身情况变差、明显肌痛、肌无力等症的患者应密切观察，一旦确诊为尿毒症、肌炎、横纹肌溶解或乳酸酸中毒等，应及时停药或改用其他药物，并给予积极的相应治疗干预。

4）耐药监测：在抗病毒治疗过程中，检测到和 HBV 耐药相关的基因突变，称为基因型耐药。体外实验显示抗病毒药物敏感性降低，并和基因耐药相关，称为表型耐药。针对一种抗病毒药物出现的耐药突变对另外一种或几种抗病毒药物也出现耐药，称为交叉耐药。至少对两种不同类别的核苷（酸）类似物耐药，称为多药耐药。耐药可引发病毒学突破、生化学突破、病毒学反弹及肝炎发作，少数患者可出现肝脏失代偿、急性肝衰竭，甚至死亡。病毒学突破是指核苷（酸）类似物治疗依从性良好的患者，在未更改治疗的情况下，HBV－DNA 水平比治疗中最低点上升 1 个 log 值，或一度转阴后又转为阳性，并在 1 个月后以相同试剂重复检测加以确定，可有或无 GPT 升高。

5）疗效判断。

（1）病毒学应答　治疗过程中，血清 HBV－DNA 低于检测下限。

（2）持续病毒学应答　停止治疗后血清 HBV－DNA 持续低于检测下限。

（3）完全应答　持续病毒学应答且 HBsAg 阴转或伴有抗－HBs 阳转。

（4）临床治愈　持续病毒学应答且 HBsAg 阴转或伴有抗－HBs 阳转、GPT 正常、肝组织学轻微或无病变。

（5）应答不佳或部分病毒学应答　依从性良好的患者，治疗 24 周时 HBV－DNA 较基线下降幅度＞1 log 10 IU/mL，但仍然可以检测到。

（6）原发性无应答　依从性良好的患者，治疗 12 周时 HBV－DNA 较基线下降幅度＜1 log 10 IU/mL 或 24 周时 HBV－DNA 较基线下降幅度＜2 log 10 IU/mL。

（7）病毒学复发　获得病毒学应答的患者停药后，间隔 1 个月两次检测 HBV－DNA 均＞2 000 IU/mL。

（8）临床复发　病毒学复发并且 ALT＞2×ULN，但应排除其他因素引起的 GPT 增高。

4. 停药指征

核苷（酸）类似物建议总疗程至少 4 年，在达到 HBV－DNA 低于检测下限、GPT 恢复正常、HBeAg 血清学转换后，再巩固治疗至少 3 年（每隔 6 个月复查一次）仍保持不变者，可考虑停药，但延长疗程可减少复发。对于使用免疫抑制剂治疗的患者，国内外慢性 HBV 感染管理意见均建议，核苷（酸）类似物需至少维持至结束免疫抑制剂治疗后 6 个月。核苷（酸）类似物停用后可出现复发，甚至病情恶化，应注意随访和监测。

（二）抗 AS 治疗

HBV 再激活常常发生于非活动性 HBsAg 携带者或既往 HBV 感染者，特别是在接受免疫抑制剂或生物制剂治疗时。目前关于 HBV 再激活的定义并不统一。《中国慢性乙型肝炎防治指南（2015 年版）》中采用的定义为：在 HBV－DNA 持续稳定的患者，HBV－DNA 升高≥2 log 10 IU/mL（部分文献报道为 1 log 10 IU/mL），或者基线 HBV－DNA 阴性者由阴性转为阳性且≥100 IU/mL，或者基线未检测 HBV－DNA 者但 HBV－DNA≥

20 000 IU/mL 者。往往伴有肝脏炎症坏死再次出现，GPT 升高。此外，文献报道的 HBV 再激活定义还包括：HBeAg 由阴性转为阳性；对于既往 HBV 感染患者，HBsAg 由阴性转为阳性。

以往有关免疫抑制治疗相关 HBV 再激活的临床经验均来自肿瘤化疗患者。24%～88%（平均 50%）的合并慢性 HBV 感染的肿瘤患者在接受免疫抑制化疗期间发生 HBV 再激活，其中 82%～88%伴肝炎活动，25%～36%为黄疸型肝炎，12%死亡。近年研究表明 HBV 再激活亦可见于接受激素、细胞毒类免疫抑制剂及生物制剂治疗的合并慢性 HBV 感染的风湿病患者。根据《中国慢性乙型肝炎防治指南（2015 年版）》及 2015 年美国胃肠病学会发布的《免疫抑制治疗中乙肝病毒再激活的预防及治疗指南》推荐，可用于治疗 SpA/AS 的免疫抑制剂 TNF－α 抑制剂和阿巴西普的预期再激活风险为 1%～10%，甲氨蝶呤的预期再激活风险<1%；但 NSAID、柳氮磺吡啶、沙利度胺等均无推荐。

1. TNF－α 抑制剂

TNF－α 是一种由活化的巨噬细胞分泌、介导炎症和细胞免疫反应的细胞因子。TNF－α 在启动及维持 SpA/AS 炎症中起关键作用。TNF－α 抑制剂是 SpA/AS 治疗领域的里程碑，用于治疗 SpA/AS 患者近 20 年，取得良好的临床疗效，并可有效降低致残率。TNF－α 抑制剂分为生物原研药（如英夫利西单抗、依那西普、阿达木单抗、戈利木单抗、赛妥珠单抗等）和生物类似物。不断更新的 SpA/AS 治疗指南强调 TNF－α 抑制剂在 AS 及 SpA 治疗中占重要地位。2015 年美国风湿病学会（ACR）、美国脊柱炎协会（SAA）以及脊柱关节炎研究治疗网络（SPARTAN）共同发布的《关于 AS 和放射学阴性中轴型脊柱关节炎的治疗指南》指出，对于 NSAID 治疗后病情仍处于活动的成人 AS 患者，使用 TNF－α 抑制剂优于不用 TNF－α 抑制剂。

但另一方面，TNF－α 可抑制 HBV 病毒复制。宿主感染 HBV 后，病毒、免疫复合物及肠源性内毒素等可直接刺激机体分泌大量 TNF－α，后者刺激 HBV 特异的 $CD8^{+}$ T 细胞分泌 TNF－α 和 γ－干扰素，两者协同抑制 HBV 基因的表达。TNF－α 同时促进肝细胞表面人类白细胞抗原（human leukocyte antigen，HLA）Ⅰ类、Ⅱ类抗原的表达，直接杀伤已被 HBV 感染的肝细胞，促进肝细胞凋亡。因此，抑制 TNF－α 可能会使 HBV 有机会逃避以细胞免疫为代表的抗病毒免疫反应，并由此诱发 HBV 再激活。此外，TNF－α 抑制剂的免疫抑制作用可能会影响补体、抗体依赖性细胞介导的细胞毒性作用及补体依赖细胞毒性作用的激活，还可能会引起 B 细胞损耗以及 T 细胞依赖的体液反应的抑制，从而影响 HBV 病毒抗原的提呈。

2011 年一项纳入了 3 项前瞻性队列研究、9 项回顾性研究和 26 项病例报道，共 257 例患者的荟萃分析，结果显示英夫利西单抗、依那西普、阿达木单抗治疗类风湿关节炎、SpA、炎症性肠病等疾病引起 HBV 再激活率高达 39%。2015 年一项纳入 179 例未接受预防性抗病毒治疗的 HBsAg 阴性、抗－HBc 阳性的既往 HBV 感染患者，接受生物制剂治疗（包括利妥昔单抗），2 年随访未出现 HBsAg 由阴性转为阳性（HBV 再激活）。如前所述，TNF－α 抑制剂的预期 HBV 再激活风险为 1%～10%，属于中危药物。

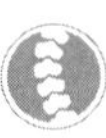

2012年在《中华内科杂志》发表的《英夫利西单抗治疗类风湿关节炎和强直性脊柱炎的参考意见(2012)》建议,英夫利西单抗可用于肝功能正常的 HBeAg 阴性且 HBV - DNA 剂$<10^3$ Copies/mL 的 HBsAg 携带者;而 HBeAg 阳性或 HBV - DNA 剂$>10^3$ Copies/mL 或肝功能异常的 HBsAg 携带者则不建议使用。2013 年在《中华医学杂志》发表的《依那西普治疗类风湿关节炎和强直性脊柱的专家建议(2013)》指出,对于 HBsAg 携带者,依那西普可用于 HBV - DNA 无复制且肝功能正常者;对于 HBV - DNA $10^3\sim10^4$ Copies/mL 且肝功能正常者,需在预防性抗病毒的基础上使用;而对于 HBV - DNA$>10^4$ Copies/mL 或肝功能异常(ALT 或 AST≥2 倍正常上限)者,则不建议使用。

2. NSAID

NSAID 可迅速改善患者腰背痛和晨僵,减轻关节肿痛及增加活动范围,是 AS 患者症状治疗的首选药物。2015 年 ACR、SAA、SPARTAN 共同发布的《关于 AS 和放射学阴性中轴型脊柱关节炎的治疗指南》强烈推荐成人活动性 AS 患者服用 NSAID,其结果优于不用 NSAID(低质量证据,投票 100%同意);有条件推荐连续服用 NSAID 优于按需使用 NSAID(非常低质量证据,投票 90%同意);不推荐首选任何特定的 NSAID(低—中质量证据,投票 100%同意,有条件推荐)。

NSAID 不属于免疫抑制剂,因此合并慢性 HBV 感染的 SpA/AS 患者使用 NSAID,主要关注其肝毒性。2008 年 ACR 发布的《选择性和非选择性 NSAID 使用建议白皮书》,指出肝毒性是选择性和非选择性 NSAID 的一个罕见不良反应。目前关于单个 NSAID 的肝毒性风险的数据很少。非选择性或选择性 NSAID 的临床相关肝毒性事件的一般估计值是每 1 万例患者治疗中出现 1 例。一项基于人群的流行病学系统回顾性研究调查了 NSAID 相关肝毒性事件的发生风险,表明风险增加但无统计学意义[绝对发生率为(3.1～23.4)/10 万使用药物的患者年],未出现致死性肝毒性病例。在 CLASS 研究中,非选择性 NSAID(布洛芬和双氯芬酸)治疗组的患者与塞来昔布组相比,前者血清 GPT 或 GOT 高于正常上限 3 倍的发生率更高。此外,在接受双氯芬酸治疗的患者中有 97%观察到了 GPT 和 GOT 异常。在 TARGET 研究中,高剂量(400 mg/d)罗美昔布治疗组的患者中有 2.6%会出现转氨酶可逆性升高,超过正常上限的 3 倍。

最近一项对于因肝毒性而从市场上撤出的 NSAID 药物的系统性回顾表明,虽然尚未知临床试验中严重肝细胞损伤的预测因素,但流感样症状和黄疸可能是肝细胞损伤的初始特征。2007 年 8 月 13 日,罗美昔布因出现了 8 例严重肝脏不良反应的报告而从澳大利亚市场撤出。在这 8 例患者中,2 例死亡,2 例接受了肝移植手术。在之前的罗美昔布临床试验中,如果患者出现了肝功能检查异常,停药后可恢复正常。但在澳大利亚的罗美昔布上市后监测中出现了这些新的肝毒性严重报告,并导致了药物从市场上撤出。随后,罗美昔布相继从加拿大市场和包括英国和德国在内的几个欧洲国家市场中撤出。尽管 NSAID 相关的肝毒性事件是非常罕见的,但肝毒性这一不良反应是 NSAID 未获批准上市或上市后撤出的最常见原因。总的来说,这些药物肝毒性似乎是特异性的,而且使用 NSAID 的肝毒性风险不高。相比之下,对乙酰氨基酚肝毒性可导致急性肝衰竭,并且是美国肝移植的主要原因之一。

《选择性和非选择性 NSAID 使用建议白皮书》关于肝毒性的推荐：如患者同意使用 NSAID（选择性或非选择性）来缓解关节炎疼痛，则应告知患者潜在的毒性并进行相关监测（完整的血细胞计数、肾功能、肝功能和血压检查）；如患者出现肝功能受损，则应慎重地权衡使用选择性和非选择性 NSAID 的风险；尽管 NSAID 出现严重肝毒性比较罕见，但 NSAID 与肝功能异常有关，故肝脏疾病患者应避免使用双氯芬酸。

3. 慢作用抗风湿药

（1）柳氮磺吡啶　柳氮磺吡啶对于脊柱疼痛及外周关节炎症状有很小的获益，但较安慰剂有更高的不良反应风险，故仅考虑用于对 TNF-α 抑制剂有禁忌证或 TNF-α 抑制剂减量治疗的患者，还可考虑用于明显外周关节炎者。柳氮磺吡啶属于磺胺类抗生素，具有抗感染及较弱的免疫抑制作用，现有指南未对其预期 HBV 再激活风险进行推荐。查阅柳氮磺吡啶的药品说明书，其对肝功能的影响主要包括：①可与胆红素竞争蛋白结合部位，致游离胆红素增高。新生儿肝功能不完善，故较易发生高胆红素血症和新生儿黄疸，偶可发生核黄疸。②可导致肝脏损害，可发生黄疸、肝功能减退，严重者可发生急性重型肝炎。肝毒性药物与磺胺药合用，可能引起肝毒性发生率的增高。对此类患者尤其是用药时间较长及以往有肝病史者应监测肝功能。

（2）甲氨蝶呤　目前对于甲氨蝶呤治疗 SpA/AS 缺乏指南推荐，但由于国内 TNF-α 抑制剂价格昂贵，SpA/AS 患者使用 TNF-α 抑制剂治疗的经济负担重，长期使用 NSAID 有较多的不良反应，柳氮磺吡啶及沙利度胺的疗效也不确切，因此 2010 年国内 AS 诊疗指南建议常规治疗缺乏疗效的外周关节受累的 AS 患者可使用甲氨蝶呤。基于现有的临床试验，建议甲氨蝶呤限于每周 10 mg 或更低剂量。

如前所述，甲氨蝶呤的预期 HBV 再激活风险＜1%，属于低危药物，不建议常规预防性抗病毒。查阅甲氨蝶呤的药品说明书，甲氨蝶呤能引起肝细胞毒性、肝纤维化和肝硬化，但一般仅发生于长期用药后。通常可观察到肝酶升高。这些一般是暂时的、无症状的并且不是随后发生肝脏疾病的预兆。在持续使用甲氨蝶呤后行肝脏活检通常能发现组织学改变，已有纤维化和硬化的报道。

（3）沙利度胺　沙利度胺是一个相对较弱的 TNF-α 抑制剂，可能通过选择性促进 TNF-α 信使 RNA 降解、减少 TNF-α 的合成而对 AS 有一定的疗效。2010 年国内 AS 诊疗指南指出，沙利度胺可改善部分男性难治性 AS 患者的临床症状、红细胞沉降率和 C 反应蛋白。检索 Thomson Healthcare MICROMEDEX 数据库，沙利度胺的 Thomson 有效性级别 Class Ⅱa，推荐级别 Class Ⅱb，值得注意的是，只有 C 级的证据强度。沙利度胺是一种免疫调节剂，免疫抑制作用较弱，现有指南未对其预期 HBV 再激活风险进行推荐。沙利度胺的药品说明书亦未提示该药对肝功能有影响。

4. 糖皮质激素

2015 年 ACR、SAA、SPARTAN 共同发布的《关于 AS 和放射学阴性中轴型脊柱关节炎的治疗指南》强烈反对成人活动性 AS 患者全身用激素（非常低质量证据，投票 100%

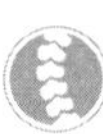

同意)，但在有限的情况下可考虑短期全身用激素且快速减量，包括外周关节炎的多关节复发、妊娠期间复发或伴随炎症性肠病复发。该指南主要推荐局部注射激素治疗 AS 患者孤立骶髂关节炎活动、中轴病变稳定但肌腱端炎活动或外周关节炎活动。

根据 2015 年美国胃肠病学会发布的《免疫抑制治疗发生 HBV 再激活的防治指南》及《中国慢性乙型肝炎防治指南(2015 年版)》，对于 HBsAg 携带者，疗程≥4 周的中—大剂量激素(≥10 mg 泼尼松相当量)的预期 HBV 再激活风险>10%(属高危)，建议常规预防性抗病毒；疗程≥4 周的小剂量激素(<10 mg 泼尼松相当量)的预期风险 1%～10%(属中危)，建议预防性抗病毒治疗，但应充分与患者沟通及尊重患者的意愿，如患者十分介意抗病毒药物的疗程及费用而不看重 HBV 再激活风险，可选择监测，而暂不行预防性抗病毒；关节腔内注射激素或疗程≤1 周的任意剂量激素的预期风险<1%(属低危)，不建议常规预防性抗病毒。因此，对于合并慢性 HBV 感染的 SpA/AS 患者尽可能避免长期全身用激素，可选择局部注射激素。

5. 抗风湿植物药

抗风湿植物药主要在国内使用。有限的临床试验及 Meta 分析表明上述抗风湿植物药治疗 AS 对缓解关节肿痛可能有效且安全。2010 年国内 AS 诊疗指南建议常规治疗缺乏疗效的外周关节受累的 AS 患者可使用抗风湿植物药，但其对中轴关节病变的疗效尚不确定。目前国内使用的抗风湿植物药主要包括白芍总苷、雷公藤多苷和青藤碱。

雷公藤多苷常用剂量为 30～60 mg/d，分 3 次饭后服用，主要不良反应为性腺抑制。雷公藤多苷的消化系统不良反应包括口干、恶心、呕吐、乏力、食欲不振、腹胀、腹泻、黄疸、转氨酶升高；严重者可出现急性中毒性肝损伤、胃出血。对于合并慢性 HBV 感染的 SpA/AS 患者，需注意雷公藤多苷的肝脏影响，治疗期间需检测肝功能。

白芍为毛茛科植物芍药的干燥根，中医认为它有养血、益气、止痹、通络的作用，不仅是风湿类疾病、自身免疫病，而且是肝炎及肝硬化的治疗中重要的组方之一。已提取白芍的药效成分单体，主要为一组糖苷类物质，包括芍药苷、羟基芍药苷、芍药花苷、芍药内酯苷、苯甲酰芍药苷，统称为白芍总苷，其中芍药苷占总苷量的 90%以上，是白芍的主要有效成分。白芍总苷的药理及临床研究发现，白芍总苷具有多途径抑制自身免疫反应，以及抗炎、止痛、保肝的作用。白芍总苷治疗 SpA/AS 的常用剂量为每日 2～3 次，每次 300～600 mg，不良反应主要有腹痛、腹泻和纳差等。另外，由于白芍总苷还有改善肝功能的作用，可能适用于合并慢性 HBV 感染的 SpA/AS 患者，但有待临床实践验证。

第二节　强直性脊柱炎在合并丙型肝炎病毒的治疗

一、流行情况

丙型肝炎病毒(hepatitis C virus, HCV)是一种有包膜的嗜肝病毒，属于黄病毒科，其基因组为单股正链 RNA，能引起血液传播性疾病。目前公认将 HCV 分为 1～6 个不同的基因型(其中 1 型可分为 1a、1b 和 1c 亚型)。HCV 具有单一开放阅读框，可编码成一长度约为 3 000 个氨基酸的多蛋白，在蛋白酶的作用下可水解为 3 种结构蛋白：核心蛋白(组成核衣壳和功能性包膜糖蛋白)、E1 和 E2 蛋白(使病毒进入宿主细胞、诱导产生中和抗体)。HCV 感染的全球流行病学和基因型分布的调查结果显示，成人抗-HCV 阳性率为 2.0%(1.7%～2.3%)，约有 1.04 亿(0.87 亿～1.24 亿)例感染，HCV 病毒血症的发生率为 1.4%。总体来说，尽管世界各地区的发病率存在显著差异，但 1 型和 1b 型是最常见的，其次是 3 型、2 型和 4 型。

2006 年全国血清流行病学调查显示，我国 1～59 岁人群抗-HCV 阳性率为 0.43%，在全球范围内属 HCV 低流行地区，由此推算，我国一般人群 HCV 感染者约有 560 万，如再加上高危人群和高发地区的 HCV 感染者，总数约有 1 000 万例。全国各地抗-HCV 阳性率有一定差异，以长江为界，北方(0.53%)高于南方(0.29%)。抗-HCV 阳性率随年龄增长而逐渐上升，1～4 岁组为 0.09%，50～59 岁组升至 0.77%。男女性间无明显差异。HCV 1b 和 2a 基因型在我国较为常见，其中以 1b 型为主(56.8%)，其次为 2 型(24.1%)和 3 型(9.1%)，未见基因 4 型和 5 型报告，6 型相对较少(6.3%)；在西部和南部地区，基因 1 型比例低于全国平均比例，西部的基因 2 型和 3 型比例高于全国平均比例，南部(包括中国香港和澳门地区)和西部地区，基因 3 型和 6 型比例高于全国平均比例。混合基因型少见(约 2.1%)，多为基因 1 型混合 2 型。我国 HCV 感染者白介素(interleukin, IL)-28B 基因型以 *rsl2979860 CC* 型为主(84.1%)，而该基因型对聚乙二醇干扰素(Peg IFN) Ⅸ抗病毒治疗应答较好。

二、自然史、预后及治疗

暴露于 HCV 后 1～3 周，在外周血可检测到 HCV-RNA。急性 HCV 感染者出现临床症状时，仅 50%～70%抗-HCV 阳性，3 个月后约 90%的患者抗-HCV 阳性。大约最高 50%的急性 HCV 感染者可自发清除病毒，多数发生于出现症状后的 12 周内。病毒血症持续 6 个月仍未清除者为慢性 HCV 感染，丙型肝炎慢性化率为 55%～85%。病毒清除，抗-HCV 仍可阳性。HCV 感染慢性化的预测指标包括：男性、感染时年龄>25 岁、感染后无明显症状、种族(非洲裔美国人)、人类免疫缺陷病毒(HIV)感染者、免疫抑制患者。宿主的一些遗传背景也可能影响慢性化，包括 *IL-28B* 基因、HLA Ⅰ类分子 *HLA B57*、HLA Ⅱ类分子 *HLA DRB1* 和 *DQB1* 的等位基因多态性，这些可影响 HCV 清除。

HCV 感染进展多缓慢，感染后 20 年，儿童和年轻女性肝硬化发生率为 2%～4%；中年因输血感染者发生率为 18%～30%；单采血浆还输血细胞感染者发生率为 1.4%～10.0%；一般人群发生率为 5%～15%。感染 HCV 时年龄在 40 岁以上、男性、嗜酒(50 g/d 以上)、合并感染 HIV 并导致免疫功能低下者可促进疾病进展。肥胖、胰岛素抵抗、合并 HBV 感染、非酒精性脂肪肝、肝脏高铁载量、合并血吸虫感染、肝毒性药物和环境污染所致的有毒物质、遗传因素等也可促进疾病进展。基线时肝组织炎症坏死程度，以及纤维化

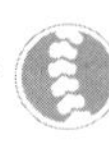

分期是进展为肝硬化的最佳预测因素。HCV 相关肝细胞癌(hepatocellular carcinoma，HCC)发生率在感染 30 年后为 1%～3%，主要见于肝硬化和进展期肝纤维化患者，一旦发展成为肝硬化，HCC 的年发生率为 2%～4%。上述促进丙型肝炎疾病进展的因素及糖尿病均可促进 HCC 的发生。输血后丙型肝炎患者的 HCC 发生率相对较高。肝硬化和 HCC 是慢性丙型肝炎患者的主要致死因素。肝硬化失代偿的年发生率为 3%～4%。一旦发生肝硬化，10 年生存率约为 80%；如出现失代偿，10 年的生存率仅为 25%。HCC 在诊断后的第 1 年，病死率为 33%。

在过去的 15 年中，慢性丙型肝炎的标准治疗是基于 Peg IFN 和利巴韦林的联合。近几年，由于不少可直接干扰病毒复制的药物的研发，使无干扰素疗法成为可能，且该疗法起效更快、效能更高、不良反应更少。许多不含干扰素的组合在疗效(90%～100%)、耐受性和安全性方面，都已取得了惊人的成果。例如，索非布韦为基础的组合、ABT - 450/奥比他韦/达塞布韦/利巴韦林的组合，达卡他韦/阿那匹韦的组合和 MK - 5172/MK - 8742 的组合。这些新疗法适用于丙型肝炎临床各期，如晚期肝硬化患者、伴严重的并发症和免疫功能低下的患者等。

三、现状

HCV 感染的肝外并发症可有风湿病表现，主要有关节病、类风湿关节炎、单关节或少关节炎、混合性冷球蛋白血症和干燥综合征。此外，有假说认为 HCV 在结节性多动脉炎、系统性红斑狼疮、抗磷脂抗体综合征和多发性皮肌炎的发病机制中起一定的作用，但机制尚未明确。

有关 SpA/AS 合并 HCV 感染报道极少，更多的研究关注类风湿关节炎合并 HCV 感染。在一项土耳其的回顾性研究中，纳入 886 例来自 6 个不同风湿病学门诊的 AS 队列，抗- HCV 阳性率为 1.1%(一般人群为 0.95%)。法国报道 813 例近期的多关节炎患者，抗- HCV 的感染率为 0.86%，其中 4 例(0.5%)诊断为 HCV 相关性关节炎。另一项巴西研究纳入 367 例各种风湿病的患者，其中系统性红斑狼疮患者抗- HCV 阳性率为 2.3%，类风湿关节炎患者为 3.4%，而 42 例 SpA 患者中未发现 HCV 感染。虽暂无流行病学数据支持，但鉴于我国属于 HCV 感染的低流行区(一般人群为 0.43%)，推测我国 SpA/AS 患者合并 HCV 感染的发生率并不高。

有趣的是，*HLA - B27* 基因与 SpA/AS 存在不同程度的关联，而新近研究表明某些 *HLA - B27* 基因亚型可能具有抵抗 HCV 感染的保护作用。*HLA - B27* 与提高 $CD8^+$ T 细胞介导的自发清除基因 1 型 HCV 感染相关。其保护作用在于 HCV 病毒蛋白 NS5B 具显性 HLA - B27 限制性表位。$CD8^+$ T 细胞针对 3 个具有 HLA - B27 限制性的 NS5B 表位，其中一个是 *NS5B2820*。该表位的免疫显性仅针对 *HLA - B * 27:02*，而不针对 *HLA - B * 27:05*(世界最常见的亚型)。*HLA - B * 27:02* 最常见于中东和北非，在北欧人群中发生率仅为 2%～10%。这两种常见的 *HLA - B * 27* 亚型之间的差异表位的靶向和免疫优势，对研发针对全球人群的抗病毒疫苗及开发个性化治疗和疫苗具有重要意义。

四、筛查

现有AS的管理指南均未提及HCV感染的筛查。考虑到我国人群HCV感染发生率低，SpA/AS患者治疗前无须常规筛查HCV感染。对于生物制剂，则有一个中国的专家建议提及。《依那西普治疗类风湿关节炎和强直性脊柱炎的专家建议(2013年版)》建议应用依那西普前应明确HCV的感染状态和肝功能，对肝炎病毒携带者，还应检查外周血病毒负荷水平。当然，对于丙型肝炎高危人群，应根据我国卫生行业标准《丙型病毒性肝炎筛查及管理》进行筛查。高危人群包括：①有静脉药成瘾史者；②有职业或其他原因(文身、穿孔、针灸等)所致的针刺伤史者；③有医源性暴露史，包括手术、透析、不洁口腔诊疗操作、器官或组织移植者；④有高危性行为史，如多个性伴侣、男-男同性恋者；⑤HCV感染者的性伴侣及家庭成员；⑥HIV感染者及其性伴侣；⑦HCV感染母亲所生的子女；⑧破损皮肤和黏膜被HCV感染者血液污染者；⑨有输血或应用血液制品史者(主要是1993年前有过输血或应用血制品者)；⑩1996年前的供血浆者。

筛查的检查包括以下内容：

1. 抗-HCV抗体检测

化学发光免疫分析法(CIA)或者酶免疫分析法(EIA)可用于HCV感染者的筛查。快速诊断测试可被用来初步筛查抗-HCV。对于抗体阳性者，应进一步检测HCV-RNA，以确定是否为现症感染。血清抗-HCV滴度越高，HCV-RNA检出的可能性越大。一些自身免疫性疾病患者可出现抗-HCV假阳性，血液透析和免疫功能缺陷或合并HIV感染者可出现抗-HCV假阴性，急性丙型肝炎患者可因为抗-HCV检测处于窗口期出现抗-HCV阴性。因此，HCV-RNA检测有助于确诊这些患者是否存在HCV感染。

2. 抗原检测

在缺乏HCV-RNA检测条件时，可考虑进行HCV核心抗原的检测，用于慢性HCV感染者的实验室诊断。

3. HCV-RNA定量检测

应当采用基于PCR扩增、灵敏度和精确度高并且线性范围广的方法，其检测结果采用IU/mL表示。HCV-RNA定量检测适用于HCV现症感染的确认、抗病毒治疗前基线病毒载量分析以及抗病毒治疗过程中及治疗结束后的应答评估。

五、用药注意事项

现有AS的治疗指南均未提及合并HCV感染的用药建议。甲氨蝶呤和来氟米特由于其免疫抑制机制，可能促进病毒复制及感染进展。此外，柳氮磺吡啶、甲氨蝶呤、来氟米特以及NSAID具有肝毒性，使其在合并HCV感染者应用中有一定的限制性。

(莫颖倩　戴　冽)

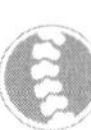

参考文献

[1] REDDY K R, BEAVERS K L, HAMMOND S P, et al. American Gastroenterological Association Institute guideline on the prevention and treatment of hepatitis B virus reactivation during immunosuppressive drug therapy [J]. Gastroenterology, 2015,148(1):215-219.

[2] PERRILLO R P, GISH R, FALCK-YTTER Y T. American Gastroenterological Association Institute technical review on prevention and treatment of hepatitis B virus reactivation during immunosuppressive drug therapy [J]. Gastroenterology, 2015,148(1):221-244.

[3] EUROPEAN ASSOCIATION FOR THE STUDY OF THE LIVER. EASL 2017 Clinical Practice Guidelines on the management of hepatitis B virus infection [J]. J Hepatol, 2017,67(2):370-398.

[4] AMERICAN COLLEGE OF RHEUMATOLOGY AD HOC GROUP ON USE OF SELECTIVE AND NONSELECTIVE NONSTEROIDAL ANTIINFLAMMATORY DRUGS. Recommendations for use of selective and nonselective nonsteroidal antiinflammatory drugs: an American Collegeof Rheumatology white paper [J]. Arthritis Rheum, 2008,59(8):1058-1073.

[5] 中华医学会肝病学分会,中华医学会感染病学分会.慢性乙型肝炎防治指南(2015更新版)[J].中华肝脏病杂志,2015,23(12):888-905.

[6] 依那西普治疗类风湿关节炎和强直性脊柱炎专家组.依那西普治疗类风湿关节炎和强直性脊柱炎的专家建议(2013)[J].中华医学杂志,2013,93(18):1363-1369.

[7] 英夫利西单抗使用参考意见专家组.英夫利西单抗治疗类风湿关节炎和强直性脊柱炎的参考意见[J].中华内科杂志,2012,51(12):1011-1016.

[8] CASO F, CANTARINI L, MORISCO F, et al. Current evidence in the field of the management with TNF-α inhibitors in psoriatic arthritis and concomitant hepatitis C virus infection [J]. Expert Opin Biol Ther, 2015,15(5):641-650.

[9] YLLMAZ N, KARADAĞ Ö, KIMYON G, et al. Prevalence of hepatitis B and C infections in rheumatoid arthritis and ankylosing spondylitis: A multicenter countrywide study [J]. Eur J Rheumatol, 2014,1(2):51-54.

[10] SINGH J A, SAAG K G, BRIDGES S L JR, et al. American college of rheumatology. 2015 American College of Rheumatology guideline for the treatment of rheumatoid arthritis [J]. Arthritis Care Res (Hoboken), 2016,68(1):1-25.

第四章 强直性脊柱炎围生期的管理与治疗

强直性脊柱炎(AS)是一种慢性进展性、炎症性、致残性疾病,好发于青壮年男性。该病会导致疼痛、僵硬以及终末期的脊柱及关节融合致残,致残率高达65%,是造成中青年劳动力丧失的主要原因之一,给患者身体和心理均造成很大的伤害,给家庭和社会也带来了沉重的负担。近年来随着对AS及其他脊柱关节炎(SpA)的认识和诊疗水平的快速提高,加上生物制剂等各种新药不断推陈出新,越来越多的AS患者病情得到有效的控制,也让他(她)们重拾对美好生活的渴望和信心。随着病情的控制,加上近年生育政策的调整,越来越多的患者提出了生育的需求。遗憾的是,目前不仅患者,甚至还有不少的医生,对AS患者的生育问题认识不足,有的对疾病的遗传"谈虎色变",有的对治疗的药物不良反应"心有余悸"。一旦确诊AS,或者不敢生育怕耽误治疗,或者不敢治疗害怕药物对胎儿产生不良影响,还有的更是恐惧把疾病遗传给下一代。确实,AS因容易累及骶髂关节、髋关节、耻骨联合而导致骨盆受累,而且疾病到了晚期可造成脊柱的强直,对患者的孕期和正常分娩过程均可能造成影响。但实际上,只要在医生的正确指导下,最后大多数患者是能顺利完成生育的。重视AS患者的围生育期管理与治疗,了解病情与妊娠间的相互影响,指导患者选择合适的妊娠时机,制订合理的治疗方案,密切监测病情,是提高生育成功率、最大限度保证患者及婴儿安全的关键。

第一节 强直性脊柱炎与遗传

AS有明显的家族聚集现象,遗传因素普遍被认为在AS发病中起主导作用,也是很多准备生育的患者最关心的问题之一。目前明确与AS有关的遗传基因有*HLA-B27*,特别是其亚型(*HLA-B27*02*和*HLA-B27*04*),可能是AS的潜在危险因素。但据研究推测,*HLA-B27*在AS发病的作用中占遗传总危险性的16%,而整个

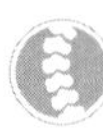

HLA 区域约占该病遗传风险的一半，因此除了 *HLA - B27* 外可能还有其他 HLA 基因参与其中。此外，还有非 HLA 基因也在其中起重要的作用，如 *IL - 23R*、*ARTSI*、*IL23R* 和 *ERAP1* 等可能与 AS 的发病相关。总体来讲，AS 遗传因素中有 20.44%可归因于主要组织相容性复合体(major histocompatibility complex, MHC)变异(其中主要为 HLA - B27)以及 7.38%为非 MHC 变异，剩下的 72%的遗传倾向仍然是需要进一步探索的。

目前针对 HLA - B27 的检测已被广泛应用于临床。HLA - B27 阳性的 AS 患者的 HLA - B27 阳性一级家属中罹患 AS 的概率为 10%～20%(明显高于正常人群 HLA - B27 阳性者的 2%～5%)；有研究表明，单卵双生同胞、一级亲属、二级亲属、三级亲属的再发风险分别为 63.0%(17/27)、8.2%(441/5 390)、1.0%(8/834)、0.7%(7/997)。Brophy 等研究发现患有 AS 的母亲、后代二级亲属患病率较高，此外，母亲患病的后代患炎症性肠病的风险升高，而父亲患病的后代患银屑病风险更高。Lee W 等的研究显示患 AS 的母亲生的儿子患 AS 的比例几乎是生的女儿的 2 倍。虽然临床及研究均显示男性更容易遗传，但是确切机制尚未明确，推测可能与性染色体上的遗传因素有关。

第二节　妊娠对强直性脊柱炎病情的影响

妊娠对不同 AS 患者病情的影响有个体差异，有病情稳定无变化的，有好转的，也有加重的，但一半左右的患者在产后 6 个月内出现加重。如 Ostensen M 等报道观察了 50 个 AS 女性患者共 87 孕次，发现孕期有 55%的患者病情无变化，20%出现好转，24%出现加重；而产后则有 45%的患者在 6 个月内出现复发。另一项对包含 649 个 AS 女性患者的问卷调查结果显示，在妊娠期间 33.2%的患者症状没有变化，30.9%症状减轻，32.5%症状加重。Liu 等在一项对 35 例患 AS 的孕妇进行的病例对照研究结果表明，AS 患者妊娠早期疼痛显著改善，但在最后 3 个月期间加重，该研究者认为这可能与机械负荷逐渐增加有关。出现改善的症状主要是 AS 伴发的外周小关节炎、银屑病、肠道易激等。有趣的是，有研究发现，有周围型关节炎及怀女胎的 AS 患者怀孕期间出现病情改善的概率较其他 AS 患者增高。妊娠过程中若出现过 AS 病情活动则产后出现 AS 病情加重的可能性明显增加。总体上讲，妊娠对 AS 病情活动度影响不大，其具体机制未明。有研究提出，正常妊娠期间的免疫系统反应显示从 Th1 介导的细胞免疫向 Th2 介导的体液免疫的转变，特别是在中晚期妊娠期间，炎性 Th1 细胞因子(IL - 2、INF - γ)趋于降低，而抗炎 Th2 细胞因子(IL - 4、IL - 10)趋于增加，提示怀孕期间处于“免疫抑制”的状态。生殖免疫学研究也表明正常妊娠期间为了促进胎儿耐受性，母体调节性 T 细胞(regulatory T cell, Treg)显著增加，但这些是否与妊娠期 AS 病情出现好转有关，还需进一步深入研究。

第三节　强直性脊柱炎对生育的影响及围生期管理

绝大部分AS患者的生育能力基本是正常的。Ostensen M等观察的50个女性AS患者共孕87次产120个新生儿，除有2个孕妇出现先兆子痫外，其他孕妇孕期或产后均未出现明显的或严重的并发症；其中92%为足月产，仅1例37周产和1例44周产；除1例钳产、1例臀位产、4例剖宫产外均为顺产。所有120个新生儿中除1例唐氏综合征、1例足畸形、1例先天髋移位外均为健康新生儿，平均出生体重为3 500 g。一项在美国、加拿大和11个欧洲国家和区域AS社会成员中进行了一项包括临床资料和过去和近期妊娠细节的问卷调查，共完成了939份问卷调查表，结果显示AS女性患者的生育力与普通人相似，同时结果显示剖宫产率较高，大多数新生儿健康，平均出生体重为3 339 g，结果显示出AS对生育率、妊娠结局及新生儿均没有不利影响。总体来讲，AS疾病本身对患者的生育能力及妊娠结局的影响不大，但剖宫产的概率可能升高。

一、妊娠时机的选择和备孕期的用药

考虑到AS是一种慢性进展性、致残性疾病，早期诊断、早期控制对改善疾病的预后有益，且孕前及孕早期疾病活动是妊娠过程疾病加重的风险因素，妊娠过程中疾病活动者产后病情加重发生率也明显增加；故对于有生育需求的患者，若病情仍处于活动者，可先采取积极的治疗方案缓解症状、控制病情，等病情控制稳定后，在无心、肺、肾等重要脏器功能明显受损，各项炎症指标正常或处于最低水平的情况下放心进行备孕。

备孕期用药方面，AS患者最常使用的一线基础用药非甾体抗炎药(NSIAD)未发现有致胎儿先天畸形的作用，对男性患者而言备孕期必要时可以继续使用，但对于女性患者却因其会干扰排卵和受精卵着床，故建议备孕期慎重使用。NSIAD中特异性COX－Ⅱ抑制剂(如塞来西布、依托考昔)因缺乏足够的研究资料，故建议孕前3个月改为传统的非特异选择性COX抑制剂(如吲哚美辛、双氯芬酸、吡罗昔康、美洛昔康、萘丁美酮、萘普生、布洛芬等)。虽未发现治疗AS常用的柳氮磺吡啶(SASP)会导致胎儿先天畸形，女性患者备孕期若病情需要可以继续使用，但考虑SASP对男性生育能力可能会有可逆性的影响(可能对精子的数量和活力有可逆性影响)，故对男性患者必要时建议提前3个月停药。未发现小剂量泼尼松有致胎儿先天畸形的作用，病情需要时可以使用。羟氯喹、环孢素A、他克莫司、硫唑嘌呤也均未发现有致胎儿先天畸形的作用，虽不是AS治疗国际国内指南推荐药物或常用药，但若因某些原因(如同时合并其他疾病)需要使用或正在使用者，仍可继续使用。甲氨蝶呤、环磷酰胺、吗替麦考酚酯、来氟米特同样也均非国内外AS治疗指南推荐药物，如果患者因为某种原因(如合并其他疾病)正在使用，则需要注意甲氨蝶呤、环磷酰胺、吗替麦考酚酯等因会增加胎儿先天畸形的风险，甲氨蝶呤和环磷酰胺应提早至少3个月以上停药，吗替麦考酚酯提早至少6周以上停药。来氟米特目前尚缺乏妊娠安全性的

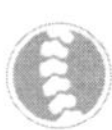

资料，厂家建议（药物说明书）须提早2年停药，英国风湿病协会（British Society for Rheumatology，BSR）、英国风湿病健康专业委员会（British Health Professionals in Rheumatology，BHPR）和欧洲抗风湿病联盟（European League Against Rheumatism，EULAR）则建议准备怀孕前应通过服用考来烯胺（消胆胺）洗脱至血浆中未能监测到相关药物残留方可准备怀孕。沙利度胺由于有严重的致畸作用，国外很少用于抗风湿免疫病的治疗，故很难找到关于风湿免疫病患者备孕期应提早多长时间停药的权威文献，但国内不少风湿病科医生使用该药治疗AS，甚至有医生认为该药因可抑制肿瘤坏死因子（TNF）的产生，可以作为“穷人的生物抑制剂”。国内医生对该药备孕期的停药时间建议也不甚一致，有建议提前3个月、6个月停药，甚至有建议提前1年停药的，但该药国内外的药物说明书上都明确显示服药前4周、服药期间以及自停药后4周内均应严格避孕。生物制剂方面，目前用于治疗AS的生物制剂主要是TNF-α抑制剂，主要包括TNF-α受体融合蛋白依那西普及其生物类似物（商品名：安佰诺、益赛普、强克等）、TNF单克隆抗体英夫利西单抗和阿达木单抗。在TNF-α抑制剂中，英夫利西单抗、依那西普、阿达木单抗和赛妥珠单抗等因未发现有增加胎儿先天畸形的风险，若病情需要可以继续使用；而戈利木单抗虽目前暂未发现有增加胎儿先天畸形的风险，但因现有的证据尚不够充足，建议尽量换成上述其他TNF-α抑制剂。有一项针对131例父亲一方暴露于英夫利西单抗、依那西普或阿达木单抗的妊娠结局的研究，结果显示出现胎儿不良结局的风险并未增加，因此可能男性备孕期间若病情需要也可以继续使用TNF-α抑制剂，但此一结论仍需要更多的实验证据予以支持。

未发现阿那白滞素（Anakinra）有增加胎儿先天畸形的风险，若病情需要可以继续使用。白介素17A抑制剂（IL-17Ai）、阿巴西普（Abatacept）和托法替尼（Tofacitinib）目前缺乏在妊娠期间应用的相关研究数据，建议计划妊娠时IL-17Ai提早至少20周、阿巴西普提早至少14周、托法替尼提早至少4周停用。

二、妊娠期的管理和用药

关于AS患者妊娠的结局方面，Ostensen等、Timur等的研究结果均发现与健康孕妇相比，AS妊娠结局和新生儿结局差异均无统计学意义。一项包括来自美国、加拿大和欧洲的939例AS患者的回顾性研究结果显示AS的妇女有良好的妊娠结局，但剖宫产率较高。总体来讲，疾病对妊娠结局影响不大，但他们的后代患AS的机会比正常人后代稍高。大多数女性AS患者的产程、分娩过程基本正常，但剖宫产的比例比正常人高。风湿科医生应该与产科医师密切合作，在儿科等其他学科医生共同配合下做好患者妊娠期管理。加强对患者的随访，密切监测母亲病情和胎儿的变化情况，及时发现和处理新生儿情况，确保母婴安全。一般来说，在妊娠的前20周内每4周随访1次，妊娠20～28周内每2～4周随访1次，妊娠28周后应每2周随访1次，妊娠36周后应每周随访1次，直至分娩。风湿科医生每次随访时除了要仔细询问临床表现和做体格检查外，还应进行血尿常规、肝肾功能、血尿酸和C反应蛋白水平等生化检查。AS患者则因胎儿的增大，影响脊柱活动度和功能的检测，常用的疾病活动度评估方法在妊娠中晚期结果受影响，故不适合用于妊娠中晚期时对病情的评估。

根据病情，调整妊娠期药物用量。NSAID 在妊娠早中期使用虽未发现有增加胎儿先天畸形的风险，但考虑到妊娠期使用 NSAID 存在影响胎儿肾脏发育、导致羊水过少的风险，以及增加流产的风险，故还是应慎用；妊娠晚期（孕 32 周后）使用 NSAID 会导致胎儿动脉导管未闭等风险增加，应为禁止使用。特异性 COX－Ⅱ抑制剂由于没有足够的研究数据在整个妊娠期均应避免使用。对于一般性的疼痛问题，可考虑使用对乙酰氨基酚，因其在妊娠期使用被认为是安全的。由于短效型氢化可的松、泼尼松和甲强龙可被胎盘产生的 11－β 脱氢酶转化成无活性的可的松，在妊娠期使用相对是安全的，对于症状加重的患者可采取关节内类固醇激素注射或低剂量泼尼松口服缓解控制症状。地塞米松对胎儿神经系统有负性作用，不建议使用，除非用于预防或治疗胎儿的病症如呼吸窘迫等。未发现妊娠期间使用 SASP 有增加胎儿先天畸形的发生率，若病情需要可继续使用，但需要同时补充叶酸。沙利度胺有明确的严重的导致胎儿先天畸形的作用，故应严禁使用。MTX、LEF、MMF、CTX 等免疫抑制剂因会或可能会增加胎儿先天畸形的风险，故应禁用。研究未发现 TNF－α 抑制剂会导致胎儿先天畸形发生率增加，若病情需要妊娠期可继续使用。育龄妇女使用 TNF－α 抑制剂时，要考虑不同分子结构和半衰期的生物制剂胎盘转移存在差异，妊娠 16 周前使用 TNF－α 抑制剂理论上是安全的，妊娠晚期则均应避免使用，其中英夫利西因为具有较高的生物利用度和胎盘转运率，建议妊娠 16 周后就应避免使用。虽然 TNF－α 抑制剂未导致胎儿先天畸形发生率增加，但会影响新生儿出生后的疫苗接种，建议英夫利西使用不超过妊娠 16 周，阿达木单抗使用不超过孕 20 周，依那西普不超过孕 30～32 周。若因为疾病活动需要继续使用，则应在婴儿出生后 7 个月内避免注射活疫苗。IL－17Ai、阿巴西普和托法替尼因缺乏妊娠安全证据，故妊娠期应避免使用。若在妊娠过程中病情出现变化，如心、肺、眼等重要脏器明显受累，经过积极处理未能缓解者，应尽快终止妊娠。

三、哺乳期的管理和用药

由于不少 AS 患者在产后 6 月内病情出现复发，尤其是妊娠时病情仍处于活动期的患者，故应尽快恢复对 AS 患者的治疗。对风湿免疫病患者产后是否哺乳的问题上，不少风湿科医生会顾虑药物随乳汁分泌对婴儿产生不良影响而不建议选择。但若患者有强烈母乳喂养意愿，尤其对早产儿、低体重儿母乳喂养具有重要的作用，应当在能有效控制疾病病情的前提下选用对母婴都相对安全的药物。非特异性 COX 抑制剂虽可通过乳汁分泌，但未发现有对婴儿产生危害的证据，故必要时哺乳期可慎重使用；值得注意的是，特异选择性 COX－Ⅱ抑制剂中除西乐葆外因无足够的安全性研究证据，应避免在哺乳期使用。SASP 虽有过婴儿消化道出血的个例报道，但专家认为对于足月儿哺乳期还是可安全应用。多数医生认为 SASP 虽在乳汁中有少量分泌，但大总体是安全的，哺乳期的 AS 母亲如病情需要可继续使用。糖皮质激素虽可少量经乳汁分泌，但母乳喂养通常是安全的，要

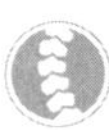

注意若需大剂量激素治疗时(如泼尼松龙＞20 mg/d)时应在服药 4 小时后再行哺乳。LEF、MTX、MMF 和 CTX 由于缺乏有效的无害证据在哺乳期则应避免使用。目前认为 TNF－α 抑制剂虽能少量随乳汁分泌，但不会被婴儿消化道吸收，可以用于哺乳期。IL－17Ai、阿巴西普、托法替尼由于缺乏足够的研究资料，暂不能用于哺乳期。

最后，需要强调的是，很多与 AS 妊娠相关的研究由于研究对象是孕妇及其胎儿，相关研究受伦理学限制，导致研究样本量小，影响结论的可信度；而 AS 患者妊娠、哺乳的问题，关乎母婴两人的生命健康问题，风湿科医生应该联合妇产科、儿科、肾病科、心血管科甚至药学科等多学科医生，权衡利弊，密切监测，谨慎判断，才能最大限度兼顾患者母婴的健康和安全。另外，目前有关这方面的研究大多数都集中在女性患者方面，有关男性患者的资料很少，临床经验主要还是参照女性患者，未来还需要积累更多的与男性 AS 患者生育有关的资料。

（王庆文）

参考文献

[1] LIN H, GONG Y Z. Association of HLA－B27 with ankylosing spondylitis and clinical features of the HLA－B27-associated ankylosing spondylitis: a meta-analysis [J]. Rheumatol Int, 2017,37(8):1267－1280.

[2] LEE W, REVEILLE J D, WEISMAN M H. Women with Ankylosing Sponsylitis: a review [J]. Arthritis Rheum, 2008,59(3):449－454.

[3] OSTENSEN M, ROMBERG O, HUSBY G. Ankylosing spondylitis and motherhood [J]. Arthritis and Rheumatism, 1982,25(2):140－143.

[4] LUI N L, HAROON N, CARRY A, et al. Effect of pregnancy on ankylosing spondylitis: a case-control study [J]. J Rheumatology, 2011,38(11):2442－2444.

[5] ØSTENSEN M, HUSBY G. Ankylosing spondylitis and pregnancy [J]. Rheum Dis Clin North Am, 1989,15(2):241－254.

[6] OSTENSEN M, OSTENSEN H. Ankylosing spondylitis—the female aspect [J]. J Rheumatol, 1998,25(1):120－124.

[7] RUIZ-IRASTORZA G, KHAMASHTA M. Antiphespholipid syndrome in pregnancy [J]. Rheum Dis Clin, 2007,33(2):287－297.

[8] 冷晓梅，承飞，赵岩. 类风湿关节炎患者妊娠期、围生期及哺乳期用药策略[J]. 实用医院临床杂志，2011,8(2):14－17.

[9] FLINT J, PANCHAL S, HURRELL A, et al. BSR and BHPR guideline on prescribing drugs in pregnancy and breastfeeding — Part I: stanard and biologic disease modifying anti-rheumatic drugs and corticosteroids [J]. Rheumtology, 2016,55(9):1693－1697.

[10] FLINT J, PANCHAL S, HURRELL A, et al. BSR and BHPR guideline on prescribing drugs in pregnancy and breastfeeding — Part II: analgesics and other drugs used in rheumatology practice [J]. Rheumtology, 2016,55(9):1698－1702.

[11] GÖTESTAM SKORPEN C, HOELTZENBEIN M, TINCANI A, et al. The EULAR points to

consider for use ofantirheumatic drugs before pregnancy, and duringpregnancy and lactation [J]. Ann Rheum Dis, 2016,75(5):795 - 810.

[12] 李胜光,黄烽.抗风湿药物在妊娠、哺乳期的应用[J].中华医学杂志,2006,86(45):3238 - 3240.

[13] VARGESSON N. Thalidomide-Induced Teratogenesis: History and Mechanisms [J]. Birth Defects Res C Embryo Today, 2015,105(2):140 - 156.

[14] KAZUKI Y, AKITA M, KOBAYASHI K, et al. Thalidomide-induced limb abnormalities in a humanized CYP3A mouse model [J]. Sci Rep, 2016,6:21419.

[15] ØSTENSEN M, FUHRER L, MATHIEU R, et al. A prospective study of pregnant patients with rheumatoidarthritis and ankylosing spondylitis using validated clinical instruments [J]. Ann Rheum Dis, 2004,63(10):1212 - 1217.

[16] VAN DEN BRANDT S, ZBINDEN A, BAETEN D, et al. Risk factors for flare and treatment of disease flares during pregnancy in rheumatoid arthritis and axial spondyloarthritis patients [J]. Arthritis Res Ther, 2017,19:64

第五章 强直性脊柱炎合并感染的管理与治疗

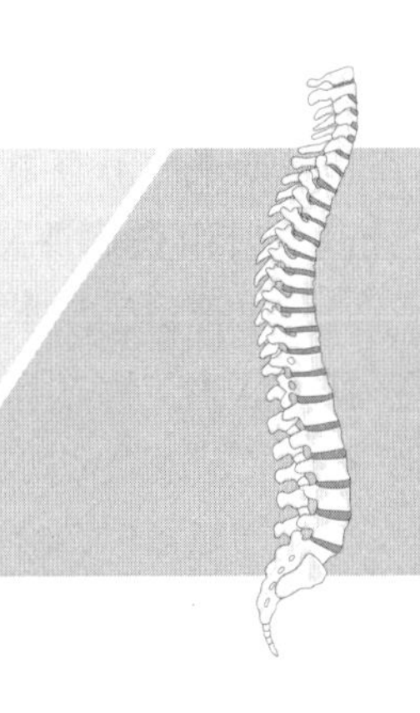

第一节 强直性脊柱炎合并淋球菌感染的治疗

淋病是由淋病奈瑟菌(简称淋球菌)引起的以泌尿生殖系统化脓性感染为主要表现的性传播疾病。其发病率居我国性传播疾病第二位。淋球菌感染多发生于性活跃的青年男女。淋球菌为革兰阴性双球菌,呈肾形,两个凹面相对,大小一致,长约 0.7 μm,宽约 0.5 μm。最适宜在潮湿、温度为 35℃、含 5%二氧化碳的环境中生长。常存在于多形核白细胞内,无鞭毛、无荚膜、不形成芽孢,对外界理化条件的抵抗力差,最怕干燥,在干燥环境中 1~2 h 即可死亡。在高温或低温条件下都易死亡。对各种化学消毒剂的抵抗力也很弱。

一、临床表现

(一) 急性淋病

潜伏期一般为 2~10 d,平均 3~5 d。男性患者表现为尿道口灼痛、瘙痒、红肿及外翻。排尿时灼痛,伴尿频,尿道口有少量黏液性分泌物。3~4 d 后,尿道黏膜上皮发生局灶性坏死,产生大量脓性分泌物,排尿时刺痛,阴茎头(龟头)及包皮红肿显著。女性患者则相继出现尿道炎、宫颈炎、尿道旁腺炎、前庭大腺炎及直肠炎等,其中以宫颈炎最为常见。

(二) 慢性淋病

慢性淋病一般多无明显症状,当机体抵抗力减低,如过度疲劳、饮酒、性交时,即可出现尿道炎症状,但较急性期炎症轻,尿道分泌物少而稀薄,仅于晨间在尿道口有脓痂黏附,即"糊口"现象。由于尿道长期存在炎症,尿道壁纤维组织增生而形成瘢痕,使分泌物不能通畅排出,炎症易向后尿道、前列腺及精囊扩延,并发前列腺炎、精囊炎,甚至逆行向附睾蔓延,引起附睾炎。促使淋病病程迁延,不易治愈,并成为重要的传染源。女性慢性淋病主要表现为下腹坠胀、腰酸背痛、白带较多等。

(三) 淋病性关节炎

淋球菌感染累及关节的典型临床表现是皮炎、腱鞘炎和游走性非对称性多关节炎三联征。大多数患者继发于无症状性泌尿生殖系、直肠或咽黏膜感染后,病变过程经过两个阶段:①菌血症阶段,表现为发热、皮疹和腱鞘炎;②随之而来的关节内局限性感染。约60%的患者以菌血症表现出现,而其余患者则表现为化脓性关节炎。

1. 游走性非对称性多关节炎

游走性非对称性多关节炎是淋球菌关节炎最常见的症状,见于2/3的病例;25%的患者为单关节痛。受累关节以膝、肘、腕、掌指和踝关节最多见。髋关节很少累及。30%~40%的患者表现为化脓性关节积液,白细胞计数达$(50\sim200)\times10^9/L$, 90%以上为中性多形核白细胞。慢性关节炎可致关节破坏及功能障碍。

2. 腱鞘炎

腱鞘炎见于2/3的淋球菌性关节炎患者,典型部位在手和手指,但下肢大、小关节周围的肌腱也可发生。通常呈非对称性分布,可累及1个以上的部位。

3. 皮炎

皮炎见于2/3的淋球菌性关节炎病例,为无痛性非瘙痒皮疹,通常呈斑丘疹、脓疱疹、坏死性的水疱。少见的皮疹有出血疹、结节红斑、荨麻疹和多形红斑。皮疹典型分布在颈部以下,如躯干、四肢、手掌和脚掌。皮疹见于疾病的各个阶段,一般4~5 d消失,不遗留痕迹。可再出现新皮疹,甚至发生在抗生素开始治疗之后。

淋球菌感染少见的表现有心包炎、心内膜炎、脓性肌炎、骨髓炎和脑膜炎。

二、检查

(一) 实验室检查

大约半数淋球菌感染患者外周血白细胞轻度升高,平均计数$(10.5\sim12.5)\times10^9/L$。大多数患者红细胞沉降率增快,但仅半数>50 mm/h,可见轻度贫血和短暂肝功能异常。

淋球菌感染患者血培养阳性率不足50%。淋球菌关节炎患者的脓性关节液行淋病奈瑟菌培养阳性率约占50%。所有淋球菌感染患者的滑液培养阳性率只占25%~30%。

用免疫沉淀、乳胶凝集或酶联免疫吸附试验(enzyme linked immunosorbent assay, ELISA)等方法可测定患者血清抗淋病奈瑟菌抗体,阳性率接近70%。近年有用聚合酶链反应(polymerase chain reaction, PCR)技术测定临床标本的特异性核酸序列。Liebling等对14例淋球菌关节炎患者滑液培养阴性的标本进行PCR检查,结果11例阳性,而对照的11例赖特综合征患者均为阴性。该项检查有助于两种疾病的鉴别。

(二) 辅助检查

X线检查早期可见关节囊肿胀、关节间隙增宽、骨质疏松及邻近关节面的骨皮质下方可见透亮带。慢性持续性关节炎病变破坏延及关节软骨及邻近骨骼时,可出现关节间隙变窄,软骨下骨侵蚀及破坏,严重者出现骨性强直。

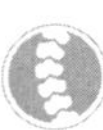

三、治疗

(一) 抗生素治疗

一旦淋球菌关节炎诊断成立，应立即根据患者年龄、全身情况及药物敏感实验选用适当抗生素治疗。现公认第三代头孢菌素应作为首选，如头孢曲松钠 1.0 g，静脉或肌内给药，每 24 h 一次；或头孢噻肟钠 1.0 g，静脉注射，每 8 h 一次。疗程至少 3 d，或病情开始改善后再持续 24～48 h。随后开始以下列一种口服抗生素继续治疗，如头孢克肟 400 mg，每日 2 次，或环丙沙星 500 mg，每日 2 次，疗程 1 周。

喹诺酮类，如环丙沙星 500 mg 口服，每日 2 次，或奥氟沙星 400 mg 口服，每日 1 次，对该病的疗效较好，安全性也高；但环丙沙星禁用于 17 岁以下患者，也不用于孕妇和哺乳期妇女。

标本培养如提示对青霉素敏感，可采用价格较低的药物，如氨苄西林 1.0 g，静脉注射，每 6 h 一次，或青霉素 G 1 000 万 U，静脉注射，每日分次用。

(二) 关节炎治疗

淋球菌关节炎伴关节脓性积液者，不仅抗生素治疗疗程要持续 7～14 d，而且应每天通过封闭式针刺抽吸，直至消失。如针刺抽吸不能达到充分引流，可改用关节镜方法，必要时甚至可采用开放手术引流方式，但应用很少。

每天对抽吸的滑液应连续进行白细胞计数和细菌学检查，以便临床对病情做出评估或调整抗生素治疗。另外，还需注意病变关节的位置、功能和必要的被运活动，预防挛缩。化脓性关节炎几乎不会引起永久性损伤。

第二节　强直性脊柱炎合并脑膜炎球菌感染的治疗

脑膜炎球菌感染的临床病变除伴发脑膜炎的暴发性脓毒症和败血症，还可见咽炎、肺炎、心包炎、尿道炎和关节炎。Schaad 在对 1 180 例急性脑膜炎球菌病患者的分析中发现，脑膜炎球菌关节炎的发生率在儿童患者中占 5%，在成人患者中占 11%。经济状况不佳、急性呼吸道感染、被动吸烟，以及免疫球蛋白 A(immunoglobulin A, IgA)、补体及免疫球蛋白 G(immunoglobulin G, IgG)缺乏都可能成为强直性脊柱炎合并脑膜炎球菌感染发病的危险因素。

一、临床表现

合并脑膜炎球菌感染时多呈急性发病，全身表现可有发热、皮肤红斑、紫癜，伴发或不伴发脑膜炎征候。累及关节者，受累关节局部出现红、肿、热、痛、触痛、积液和活动受限。少数患者以急性多关节炎作为脑膜炎球菌血症的首发表现。

值得注意的是，因强直性脊柱炎患者长期应用激素和免疫抑制剂，机体抵抗力差，合并脑膜炎球菌感染时可出现一种少见的临床类型——原发性脑膜炎球菌关节炎。其定义是患者仅表现为急性脓毒性关节炎，而没有脑膜炎或脑膜炎球菌血症典型的综合征(如发热、皮疹及血流动力学不稳定)。临床表现为急剧发病，单个或2个关节受累居多，少数患者呈多关节受累。膝关节发病率最高，其次为踝、腕、肩、髋，甚至指间关节也可发病。病变关节呈红、肿、热、痛、触痛及活动受限，膝关节受累者常可抽出几十毫升脓性滑液。原发性脑膜炎球菌关节炎患者发病前有上呼吸道感染者占50%，有皮肤红斑者占30%。

二、实验室检查

末梢血白细胞总数及中性粒细胞增多，红细胞沉降率增快及C反应蛋白增高是该病患者普遍可见的非特异性活动性指标。

脑膜炎球菌感染者血培养阳性率低，仅占40%。受累关节穿刺液呈脓性外观，白细胞计数明显高于正常，95%为中性粒细胞。滑液涂片检查可见丰富的革兰阴性双球菌，培养阳性率达90%。有资料提示，如以血培养瓶做关节液培养可提高阳性率。

在脑膜炎球菌病中，有不同的血清型致病。现已认识到6型脑膜炎球菌，即A、B、C、W135、Y和Z。在美国，大多数感染由B、C和Y型所致。Vienne在巴黎则发现，26例经细菌学证实的脑膜炎球菌关节炎与W135型菌株显著相关。

三、治疗

(一) 抗生素治疗

合并脑膜炎球菌感染时是一临床急症，应尽快做出诊断和处理，并预防关节局部破坏及其周围感染。青霉素是该病首选的抗生素。文献上报道的治疗方法：青霉素G(苄青霉素)600万U，静脉滴注，一日4次，疗程2周。随之以青霉素V(苯氧甲基青霉素)150万U，口服，一日4次，疗程半个月。

对青霉素过敏者可选用第二代或第三代头孢菌素类药物，如头孢呋辛或头孢曲松，或根据细菌培养的药敏试验进行选择。

(二) 局部治疗

对关节受累者应每天进行关节腔穿刺抽液，以清除感染的滑液直到完全消失；或对感染关节通过开放方式进行灌洗、引流。对脑膜炎球菌关节炎的这种局部处理是仅次于抗生素治疗的重要环节，它可预防因感染及伴发的炎性介质对关节的破坏和过早发生的骨关节炎。

脑膜炎球菌关节炎经及时和合理的治疗预后良好，一般不遗留后遗症。

第三节　强直性脊柱炎合并沙门菌感染的治疗

沙门菌是肠杆菌科的一种细菌，是革兰阴性杆菌，为致病菌。沙门菌属按生化反应分为4个亚属：亚属Ⅰ是生化反应典型的和最常见的沙门菌；亚属Ⅱ和Ⅳ是生化反应不典型

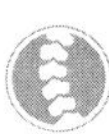

的沙门菌；亚属Ⅲ是亚利桑那沙门菌。与人类关系密切的沙门菌有伤寒沙门菌（S. Typhi），甲、乙、丙型副伤寒沙门菌（S. Paratyphi a、b、c），鼠伤寒沙门菌（S. Typhimurium），猪霍乱沙门菌（S. Cholerae-suis），肠炎沙门菌（S. Enteritidis）等10余种。

一、临床表现

人沙门菌感染有4类综合征：沙门菌病、伤寒、非伤寒型沙门菌败血症和无症状带菌者。

沙门菌胃肠炎是由除伤寒沙门菌外任何一型沙门菌感染所致，潜伏期一般6～72 h，通常表现为轻度、持久性腹泻。主要症状为恶心、呕吐、腹绞痛、腹泻、发热、寒战、头痛。病程一般1～2 d或更长，最易感群体是年幼儿童、虚弱者、年长老人、免疫缺陷者等。

伤寒实际上是由伤寒沙门菌所致。未接受过治疗的患者病死率可超过10%，而经过适当治疗的患者其病死率低于1%，幸存者可变成慢性无症状沙门菌携带者。

非伤寒型沙门菌败血症可由各型沙门菌感染所致，能影响所有器官，有时还可引起死亡。幸存者可变成慢性无症状沙门菌携带者。

无症状携带者不显示发病症状仍能将微生物传染给其他人（传统的例子就是玛丽伤寒）。

沙门菌感染也可累及关节。沙门菌脓毒性关节炎（Salmonella septic arthritis，SSA）是沙门菌菌血症少见的并发症，发病率占沙门菌感染者的1%。年幼儿童、镰状细胞病、系统性红斑狼疮、类风湿性关节炎、糖尿病、无菌性骨坏死、接受过关节修补术及免疫力低下的患者为SSA的易感人群。病变多累及长骨（如股骨、胫骨和肱骨）和大关节，如髋关节最常见，其余依次为膝、肘、腕、踝及骶髂关节。受累关节呈多发病灶、对称性分布，表现为疼痛和肿胀，部分患者有发热。虽然SAA发病率低，但由于其对关节产生迅速破坏和功能丧失，使其在临床上仍具有急症处理的重要性。

二、实验室和辅助检查

从患者的血液、尿和粪便标本分离出沙门菌有助于诊断沙门菌感染。但要诊断沙门菌骨、关节和软组织感染，则需从病变部位取材并得到细菌学阳性结果的证实。因此，对可疑患者应尽量进行以上实验室检查。

病变部位的X线平片，必要的CT、MRI或B超检查有助于及早发现病变性质、范围和严重程度。

三、治疗

（一）抗生素治疗

SSA可很快引起关节破坏并导致永久性关节功能丧失，甚至导致死亡。因此，一旦诊断确立，应参考体外细菌敏感试验选择合适的抗生素。

SSA抗生素的选择包括氨苄西林、氯霉素、庆大霉素、头孢曲松及环丙沙星等，先宜选择非经肠道途径给药。疗程至少6周，有的长达3个月，甚至个别患者还需要更长的疗程。

（二）外科处理

受累关节或并发的局部脓肿需选择经皮穿刺或切开引流和灌洗，以促进病灶清除。受严重破坏的关节甚至需行关节修补或全关节置换术。

第四节　强直性脊柱炎合并布鲁菌感染的治疗

布鲁菌又称布氏菌，是一类革兰阴性的短小杆菌，牛、羊、猪等动物最易感染，引起母畜传染性流产。布鲁菌属分为羊、牛、猪、鼠、绵羊及犬布鲁菌 6 个种，20 个生物型。中国流行的主要是羊、牛、猪 3 种布鲁菌，引起布鲁菌病（Brucellosis），其中以羊布鲁菌病最为多见。人类接触带菌动物或食用病畜及其乳制品，均可被感染。人与人之间的传播很少。大多数流行于牧区或农牧区。该病已成为肉食包装工、兽医、牧民及家畜经营者的一种职业病。儿童易感性低，但在流行区呈家庭性传播趋势。例如，在秘鲁，对 32 个家庭中的 232 名成员进行调查，被诊断为布鲁菌病的患者有 118 名（50.9%）。布鲁菌病在地中海流域、中东、非洲及南美均有流行，我国近年亦呈高发趋势。

一、临床表现

感染布鲁菌后，患者临床表现可呈急性、亚急性或慢性发病，典型表现为持续 1～5 周的高热，继以 2～14 d 的无热期，如此反复呈波浪状，可达数月或几年。全身表现有消瘦、头痛、肌痛、心包炎、脑膜炎、睾丸痛及肝脾大。

骨关节受累率在该病中最高，值得重视并应及早诊断和治疗。羊布鲁菌病是关节炎最常见的原因，85%的患者有关节表现，其中关节痛占 30%，关节炎占 25%，脊柱炎占 50%，骶髂关节炎占 35%。牛和猪布鲁菌病引发的关节炎较少见，如关节痛占 15%、关节炎及脊柱炎各占 3%。

布鲁菌骶髂关节炎是布鲁菌病最常见的骨关节表现。早年西班牙的一份报告指出，在 548 例布鲁菌病患者中骶髂关节炎占 12%，尤其高发于青年男性（占 82%），平均年龄 25 岁，多呈急性发病，亚急性发病少。平均病程 38 d。最常见的症状是发热（81%），臀部及下腰痛达 100%，后遗症不多见。另外，成人布鲁菌病髋关节炎发病率亦高，同样多发于年轻男性，尤其与感染动物有直接接触者，其中 90%累及单侧。受累关节表现为肿胀、积液、触痛、温热及时有红斑，关节炎常与发热伴发。

二、实验室和辅助检查

（一）实验室检查

1. 细菌培养

从血液、关节液、脑脊液、骨髓和组织标本可分离出细菌。但是，布鲁菌是一小的革兰阴性球杆菌，在体外生长缓慢，故通过培养方法取得阳性结果需要数天甚至几周，因此不能满足

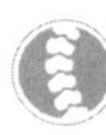

临床急需。而且，有资料显示，经血液和骨髓培养的布鲁菌阳性率分别占66%和46%，在亚急性患者中分别占31%和21%，以及在慢性患者中分别占0%和8%。然而，分离细菌的方法，虽有确诊价值，但因其出报告时间较长及阳性率有限，在临床上还需利用其他方法。

2. 布鲁菌凝集试验

布鲁菌凝集试验既能及时出报告，又有高达100%的阳性率，对诊断BS特别有价值。当患者的血清滴度多达1∶160时，应做IgG和免疫球蛋白M(immunoglobulin M, IgM)型抗体测定。IgG型抗体滴度提示活动性病变。

3. 关节滑液检查

滑液白细胞计数水平可升高或正常，滑液培养布鲁菌阳性率较高。

4. PCR检查

AI-Attas等以基因编码31-*KD*布鲁菌抗原的223bp作为引物进行PCR测定。经查14例治疗前的布鲁菌病患者的血标本全部阳性，其敏感性达100%。该方法可作为诊断布鲁菌病的传统血清学和培养法的一个补充。

(二) 辅助检查

Madkour对140例布鲁菌病骨和关节受累者行放射性核素检查，发现69%的患者有异常摄取，以摄取增高者居多，并多见于膝和骶髂关节。Aydin对197例布鲁菌病患者进行扫描检查发现，受累最多的部位在骶髂关节，占53%，其次在脊柱(19%)及肩(16%)。结果提示骨扫描检查对了解布鲁菌病的受累关节的部位和分布有较好的价值。X线片和CT检查对骶髂关节炎患者可显示关节边缘模糊及关节间隙异常。

三、治疗

(一) 抗生素治疗

世界卫生组织(WHO)推荐以多西环素＋利福平，或多西环素＋链霉素两种药物联合的方案治疗布鲁菌病，并均获得满意结果，但复发率仍高达14.4%。可选择2种或3种抗生素联合方案以降低复发率。文献报道对布鲁菌病的联合方案有：多西环素＋链霉素、环丙沙星＋利福平、链霉素＋多西环素＋利福平，以及链霉素＋四环素＋利福平等。疗程6～12周不等。充分的抗生素治疗可使关节炎完全恢复。

(二) 对症治疗

对症治疗在抗生素治疗基础上，为减轻患者的发热和关节肿痛，可结合患者的全身情况和耐受性，选用一种非甾体抗炎药(NSAID)。急性期处理以休息为主，病情控制后逐渐增加关节活动和功能锻炼。

第五节　强直性脊柱炎合并梅毒感染的治疗

梅毒(syphilis)是由梅毒螺旋体感染所致的一种具有多种异常表现的性传播疾病。梅毒螺旋体是梅毒的病原体，因其透明，不易着色，故又称苍白螺旋体。梅毒是一种广泛流行的性病，近年来在我国的发病率又有所回升。梅毒螺旋体只感染人类，分胎传梅毒与获得性梅毒。胎传梅毒由梅毒螺旋体通过胎盘，从脐带血循环传给胎儿，可引起胎儿全身感染。螺旋体在胎儿内脏及组织中大量繁殖，可引起流产或胎儿死亡。获得性梅毒主要通过性接触传染，未经治疗的获得性梅毒患者病变可持续几十年。

一、临床表现

该病在临床上可以分为4期。①初期梅毒：主要表现为下疳和局部淋巴结肿大。②二期梅毒：主要为皮肤、黏膜病变，全身淋巴结肿大，及部分患者的葡萄膜炎、骨和关节、脑膜、肾、肝和脾病变。③潜伏期（早期和晚期隐性梅毒）梅毒：可在数年内消退，也可长期存在。④晚期或四期梅毒：可表现为皮肤的树胶肿，骨膜炎或破坏性骨炎，心血管及神经梅毒。

梅毒的骨关节病变于20世纪初才被认识，其表现可见于先天梅毒、二期和三期梅毒。二期梅毒患者中4%～8%出现关节炎，高达20%的患者有肌肉骨骼病变。

（一）先天梅毒

先天梅毒感染患者最常见的骨关节病变主要包括以下几种：

1. 早期梅毒性骨软骨炎（Parrot假性麻痹）

该病表现为对称性软骨内骨化区受累，最常见于管状骨的骨骺-干骺端连接处及肋软骨。邻近的关节如肩、肘、腕和膝可出现明显的关节外肿胀。上肢受累多于下肢。病变多发生在出生后3～6周，3个月以后少见。

2. 骨干骨炎和骨膜炎

骨炎累及干骺端并延伸至长管状骨骨干，在其溶骨区及其周围有致密骨和骨膜的新骨形成。骨膜炎可为孤立的，也可是弥漫和对称的。

3. Clutton关节炎

晚期先天梅毒还可以出现Clutton关节炎：双侧较大关节的慢性对称性滑膜炎，可引起关节积水及关节周围软组织肿胀，病变多发于膝或肘关节，无全身症状或其他局部炎性征候。关节炎常与晚期先天梅毒的其他表现伴发，如间质性角膜炎。未经抗生素治疗的关节炎在几个月内可自然消退。

（二）二期梅毒

二期梅毒的骨关节受累不常见，而且其症状和体征缺乏特征性。偶尔以关节和骨为首发表现的则易与其他多种关节炎和骨炎混淆。

1. 关节痛

可发生未见检查异常的轻度骨骼、肌肉和关节痛，见于5%～10%的二期梅毒患者。疼痛多在夜间加重，与活动无关。

2. 关节炎对称性滑膜炎

关节炎对称性滑膜炎主要发生在膝和踝关节，偶见于肩，甚至在近端指间关节和掌指关节。关节炎为非游走性，呈亚急性或慢性经过，有轻触痛、积液和滑膜增厚，但局部无红

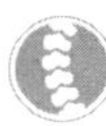

肿或热。腕和肘部的轻度腱鞘炎可单独出现或与关节炎伴发。

3. 背痛、骶髂关节炎和脊柱炎

少数二期梅毒患者有背痛并可与较大关节的关节炎，或关节痛，或二期梅毒的其他表现同时出现。背痛以夜间明显，可伴晨僵，与强直性脊柱炎的晨僵难以鉴别。但腰椎及骶髂关节影像检查无异常。脊柱X线片所见为非特异性，以有或没有新骨形成及不同程度的韧带骨赘的骨溶解区为特征。

4. 骨炎和骨膜炎

0.15%～9.7%的二期梅毒患者中有骨受累，以颅骨最为多见，尤其在额骨和顶骨。胸骨和锁骨亦可受累，长骨，如股骨和桡骨则少见。临床表现为局部骨痛、触痛及附着于骨表面的弹性结节。颅骨受累则有持续性头痛，夜间加重。X线片显示圆的骨溶解区伴内外板和板障脱耗或硬化。骨膜炎较多见于长骨，呈弥漫、层状或垂直形。皮质或髓质骨受累呈多发骨溶解伴有骨膜炎，病理性骨折常为该病的最先表现。

（三）三期梅毒

1. 沙尔科关节

5%～10%的脊髓痨患者可见沙尔科关节，但现在脊髓痨已非常少见。沙尔科关节最常累及膝、髋和脊柱，较少受累的是上肢和骶髂关节。大多数患者的关节病变逐渐发展，但个别患者可突然发病，伴骨压缩和关节内大量焦磷酸钙结晶沉积。关节积液通常在大关节，无痛性，但有的患者有轻度关节痛，还可触及游离的骨碎片。由于继发感染或结晶诱发的滑膜炎可呈急性炎性改变。

沙尔科关节累及腰椎时通常无背痛，但可表现为脊柱活动性增大，椎管狭窄伴神经受压，或破坏性骨改变。

2. 树胶肿性滑膜炎

树胶肿性滑膜炎多累及较大的关节，可出现关节肿胀及不同程度疼痛伴滑膜增厚，活动轻度受限或有肌萎缩。

二、实验室和辅助检查

（一）血清试验

筛查试验用类脂质抗原检测梅毒反应素的非密螺旋体试验包括性病研究实验室(venereal disease research laboratory，VDRL)试验和快速血浆反应素(rapid plasma regain，RPR)试验。以上试验阳性可视为梅毒抗体阳性，但应进一步做特异性密螺旋体试验。

特异性密螺旋体试验包括荧光密螺旋体抗体吸收试验(fluorescent treponemal antibody absorption test，FTA－ABS)、梅毒螺旋体抗微量血凝试验(microhemagglutination assay for antibody to treponema pallidum test，MHA－TP)和梅毒螺旋体血凝试验(treponema pallidum hemagglutination assay，TPHA)。

（二）渗出物、滑液、脑积液或脐带血检查

在暗视野显微镜下检查梅毒螺旋体。

(三) 放射学检查

对受累关节和骨进行X线片检查有助于显示不同病变特征和严重程度，并可随访对比治疗后的变化。几种梅毒骨关节病变的X线片所见：

梅毒性骨软骨炎(Parrot假性麻痹)X线片可见不规则的骨骺线，软骨下骨脱钙，骨干成杯状凹陷，邻近骨骺的骨密度不均匀，以及骨膜增厚。

沙尔科关节受累的外周关节的X线片可见关节表面呈杯状凹陷，新骨形成，骨密度增加的骨断裂，关节内游离体及关节内和其周围的钙化。

(四) PCR试验

可对溃疡拭子进行梅毒螺旋体PCR试验。结果敏感性、特异性和阳性率在初期梅毒分别为94.7%、98.6%和94.7%，在二期梅毒分别为80.0%、98.6%和88.9%。PCR试验是对传统梅毒试验的一种重要辅助方法。

三、治疗

(一) 抗生素治疗

青霉素为治疗各期梅毒的首选抗生素，对梅毒性关节炎亦不例外。为治愈早期梅毒，文献推荐240万U，1次，肌内注射，可获满意的血浓度达2周。对二期梅毒，以青霉素240万U，1次，肌内注射，间隔7日重复1次，共3次。三期梅毒的疗程则更长。另一替代方案是以普鲁卡因青霉素60万U/d，肌内注射，连续10～14 d。

对青霉素过敏者可替代的药物有多西环素100 mg，每12 h一次，疗程15 d(早期梅毒)，或30 d(晚期梅毒)。现已确定的其他可替代的药物有阿奇霉素和头孢曲松。Riedner在38例梅毒患者中，对比观察阿奇霉素单次2 g，口服，与苄星青霉素单次240万U，肌内注射的疗效。结果证实两种药物疗效相当，提示阿奇霉素不仅能有效治疗梅毒，而且使用更为方便。如选用头孢曲松，每次1 g，肌内注射，每3日1次，共4次。在以上药物治疗期间均应严密观察药物不良反应。

(二) 骨关节病变治疗

梅毒性骨关节病变经青霉素等抗生素治疗大多数患者可获治愈或改善。有严重破坏性病变或脓肿则需行病灶清除或切开引流，以及骨科所需要的其他处理。

(三) 随访观察

治疗后的患者，在头1～2年应定期做血清学检查，并观察骨关节及其他临床变化，以便随时进行相应处理。

第六节　强直性脊柱炎合并支原体感染的治疗

支原体(mycoplasma)是1898年Nocard等发现的一种类似细菌但不具有细胞壁的原核微生物，能在无生命的人工培养基上生长繁殖，直径50～300 nm，能通过细菌滤器。曾

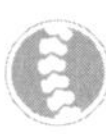

称之为类胸膜肺炎微生物(pleuropneumonia-like organism，PPLO)。1967 年正式命名为支原体，为目前发现的最小的、最简单的原核生物，基因数量为 480，支原体细胞中唯一可见的细胞器是核糖体。迄今已分离出的支原体达 60 余种，它们分布在世界各地，对人和家畜都带来严重危害。现已确定对人致病的有肺炎支原体、人型支原体、解脲支原体、发酵支原体、涎支原体和生殖支原体等。支原体以其无细胞壁、结构简单及特异性抗体能抑制其生长等特点，使临床上对其检测有一定困难。

一、临床表现

(一) 肺炎支原体

肺炎支原体是人类支原体肺炎的病原体。支原体肺炎的病理改变以间质性肺炎为主，有时并发支气管肺炎，称为原发性非典型肺炎。主要经飞沫传染，潜伏期 2～3 周，发病率以青少年最高。临床症状较轻，甚至根本无症状，若有也只是头痛、咽痛、发热、咳嗽等一般的呼吸道症状，但也有个别死亡病例的报道。支原体肺炎一年四季均可发生，但多在秋冬时节发生。

(二) 人型支原体、解脲支原体

人型支原体、解脲支原体与泌尿生殖道感染有关，20％～30％的非淋菌性尿道炎患者是由以上两种支原体引起的，是非淋菌性尿道炎及宫颈炎的第二大致病菌。在成年人的泌尿生殖道中解脲支原体和人型支原体感染率主要与性活动有关，也就是说，与性交次数的多少、性交对象的数量有关，不管男女两性都是如此。据统计女性的支原体感染率更高些，说明女性的生殖道比男性生殖道更易生长支原体。另外，解脲支原体的感染率要比人型支原体的感染率为高。

(三) 支原体关节炎

支原体感染累及关节的危险因子有：低丙种球蛋白血症、免疫功能低下、已存在关节病变、剖宫产、近期接受泌尿生殖系手术或处理等。临床表现与其他细菌感染关节炎相似。关节炎典型症状发生在诱发因素 3 周内。急性起病，关节局部肿胀、疼痛、压痛和活动受限，可伴发热、受累关节附近的软组织脓肿或腱鞘炎。大多数累及膝(占 50％)和髋(占 33％)关节，也可累及肩、肘、腕、踝和指关节。以单关节或非对称性少关节受累居多，少数患者呈对称性多关节炎。如诊断及时和治疗有效，一般无后遗症。反之，治疗延误者可发展为慢性进行性破坏性关节炎。

二、实验室和 X 线检查

(一) 实验室检查

1. 一般项目

外周血白细胞增多，红细胞沉降率增快及 CRP 升高为常见的非特异性指标，可提示感染及活动性病变，也可作为临床判断疗效的参考指标，但对支原体关节炎的诊断缺乏特异性。

2. 血清抗体

血清抗体以经过处理的肺炎支原体或肺炎支原体膜表面 P1 蛋白作为抗原，通过多种方法（如补体结合、间接血凝、酶联免疫吸附或间接免疫荧光）测定患者血清中抗肺炎支原体抗体，阳性结果对提示肺炎支原体感染有诊断意义。但阳性抗体通常在感染后 1 周才出现，1 个月达高峰，故缺乏早期诊断价值，也非支原体关节炎的直接证据。

3. 分离培养

支原体病变关节的穿刺液呈浑浊黄色，白细胞计数明显增高，但革兰染色呈阴性（因支原体缺乏苯胺染料固定所需的细胞壁）。因此，以上检查亦不能肯定或排除支原体感染。从关节液分离培养出支原体为诊断支原体关节炎的直接证据。支原体在常规血培养基上生长缓慢，通常需要 10～15 d，而且，有时需要几次标本的送检方可得到阳性结果，给诊断造成延迟。支原体在平皿上生长可形成特殊的“荷包蛋”样菌落。

4. PCR 检测

特异性血清抗体测定及分离培养支原体是诊断支原体关节炎的重要手段，但都不能提供早期快速诊断目的。Chaudhry 首次以针对肺炎支原体 *P1* 基因 543bp 片段的 PCR 方法，对 100 例多关节炎患者的关节液进行检查，得到阳性结果。同时，也检测到抗肺炎支原体 IgG 抗体和 P1 蛋白抗体。但是培养结果阴性。可见与常规检测方法对比，PCR 明显提高了对肺炎支原体关节炎的诊断敏感性。

（二）X 线检查

X 线片可显示受累关节周围软组织肿胀、关节间隙模糊或软骨下骨破坏。

三、治疗

（一）抗生素治疗

支原体关节炎因少见，现尚缺乏对其最佳治疗方案的共识。基于一些临床个案的经验和体外敏感实验，可选用的抗生素包括四环素、庆大霉素、克林霉素、林可霉素以及喹诺酮类抗生素。以往以四环素作为一线药物，但其仅发挥抑菌作用，对根除感染存在不足。喹诺酮类有杀菌作用，但耐药性亦有增加。

（二）局部处理

在抗生素治疗同时，对病变关节应经关节穿刺或关节镜行冲洗或引流，并对病原菌进行监测，直至局部病灶消失。

第七节　强直性脊柱炎合并病毒性感染的治疗

一、临床表现

人类的病毒性感染十分普遍，多数呈隐性感染（指人体感染病毒后不出现症状，但可

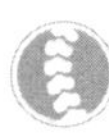

产生特异性抗体)，少数为显性感染(指人体感染病毒后出现症状)。显性感染中多数病毒性感染表现为急性感染，发病急、病程短，临床表现有畏寒、发热、全身倦怠无力、食欲缺乏等全身中毒症状及受侵组织、器官炎症的表现。受侵组织、器官的不同而可引起不同的症状，多在1～2周内自愈。少数表现为潜伏性感染(如疱疹病毒感染等)和慢性感染(如HBV感染等)。

病毒性感染也可累及关节，受累关节多为手、膝、腕、踝、肩及肘，尤以双手掌指关节及近端指间关节以及膝关节最为常见，多呈对称性，有时也呈非对称性及游走性关节炎。关节疼痛比较剧烈，有轻、中度关节肿胀及明显的晨僵。关节症状可持续1～3周，也可长达数月，关节炎恢复后通常不遗留畸形，不产生关节骨质破坏。

二、实验室检查

常规实验检查，外周血白细胞一般均降低，淋巴细胞增多。少数患者类风湿因子(rheumatoid factor, RF)阳性及极少数患者抗核抗体阳性。确诊须依靠病毒分离和血清学抗体检查。

三、治疗

(1) 主要为对症处理。发热期应卧床休息，不宜过早下床活动，防止病情反复。对于高热患者应先采用物理降温。

(2) 抗炎止痛：关节疼痛明显的患者可使用NSAID，也可以关节腔注射糖皮质激素治疗。

(3) 康复治疗：关节疼痛或活动障碍者可进行康复治疗。

第八节　强直性脊柱炎合并人类免疫缺陷病毒感染的治疗

人类免疫缺陷病毒(human immunodeficiency virus, HIV)，即艾滋病病毒，是造成人类免疫系统缺陷的一种病毒。1981年，HIV在美国首次被发现。它是一种感染人类免疫系统细胞的慢病毒，属逆转录病毒的一种。

HIV通过破坏人体的T淋巴细胞，进而阻断细胞免疫和体液免疫过程，导致免疫系统瘫痪，从而致使各种疾病在人体内蔓延，最终导致艾滋病。由于HIV的变异极其迅速，难以生产特异性疫苗，至今仍无有效治疗方法，对人类健康造成极大威胁。

一、临床表现

该病的主要临床表现包括体重减轻、发热、皮疹、全身淋巴结肿大、淋巴细胞减少、贫血、继发肿瘤及条件性感染等。

HIV引起的关节炎被认为是感染后反应性关节炎，以少数关节或单关节受累为主，也可累及多个关节。关节炎可出现在艾滋病症状出现之前，也可与艾滋病的其他症状同时或之后出现。表现为明显关节疼痛，经治疗后关节病变可消失，也可逐渐加重，甚至出现关节破坏或僵直。

二、实验室和辅助检查

常见贫血、白细胞计数减少及淋巴细胞明显减少，红细胞沉降率增快及 CRP 增高，RF 阴性。免疫学检查以细胞免疫受损为主，表现为辅助性 T 细胞减少，T 细胞功能下降，自然杀伤细胞活性下降。另外，由于 B 细胞功能异常可出现免疫球蛋白及免疫复合物升高。大多数 HIV 感染者在 3 个月内抗 HIV 抗体即阳性，亦可通过 RT－PCR 等方法检测到病毒核糖核酸。

三、治疗

HIV 感染以抗病毒药物治疗为主，包括核苷类反转录酶抑制剂、非核苷类反转录酶抑制剂及蛋白酶抑制剂等。

关节炎的治疗：HIV 感染引起的关节炎治疗困难，对 NSAID 反应差，所需剂量要大。患者的全身情况是否允许使用改善病情药物，以及该类药物是否对这种关节炎有效尚缺乏研究资料。有报告指出糖皮质激素可用于该病治疗。

第九节　强直性脊柱炎合并登革热感染的治疗

登革热(dengue fever)是由登革病毒引起，经伊蚊传播的一种急性传染病。登革热感染潜伏期为 2～15 d，平均为 5～6 d，发病前尽管体内已有病毒存在，但前驱症状通常不明显。

一、临床表现

登革热表现为突然起病、畏寒、迅速发热(24～36 h 达 39℃)，少数患者表现为双峰热)，伴有较剧烈的头痛、眼眶痛、肌肉、关节和骨骼痛及疲乏、恶心、呕吐等症状。骨、关节疼痛剧烈，似骨折样或碎骨样，严重者影响活动，但外观无红肿。可出现出血倾向，面、颈、胸部潮红称“三红征”，结膜充血、表浅淋巴结肿大、皮疹、束臂试验阳性。少数患者会恶化至登革出血热，并进一步出现出血、休克，乃至死亡，登革热引起的并发症往往是患者致死的主因。轻型登革热上述病症不典型或表现轻微且病程短，痊愈快(其中有些可自愈)，病死率极低。

二、实验室检查

白细胞和血小板计数可减少。确诊病例需进行病毒分离和血清学检测，同时也可为

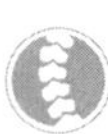

流行病学分析、指导防治和科研工作提供科学依据。

三、治疗

该病尚无特效疗法，关节炎常可自愈。除抗病毒及 NSAID 对症治疗外，可短期使用小剂量糖皮质激素。

第十节 强直性脊柱炎合并真菌感染的治疗

真菌(fungus)是一种真核生物。多数真菌感染患者有某种诱因存在，如长期使用抗生素、糖皮质激素、免疫抑制剂或有慢性消耗性疾病。真菌感染性疾病根据真菌侵犯人体的部位分为 4 类：浅表真菌病、皮肤真菌病、皮下组织真菌病和系统性真菌病；前两者合称为浅部真菌病，后两者又称为深部真菌病。AS 患者长期使用免疫抑制剂，为真菌感染的好发人群。

各种真菌均可引起关节感染，常引起真菌性关节炎的病原菌包括球孢子菌、孢子丝菌、芽生菌和念珠菌等。不同真菌引起的关节炎临床表现有相似之处，易侵犯大关节，如踝、膝和肘关节，关节肿痛明显，但关节破坏过程缓慢，如不及时治疗可造成永久性关节破坏。

一、临床表现

(一) 球孢子菌病

该病由粗球孢子菌引起，传染性强，多由呼吸道吸入，2%～8%的患者有肺部受累，可残留薄壁空洞及液平面。约 1/2 的播散性病变患者伴有骨髓炎，常波及肋骨、脊椎、四肢骨骼及关节，如踝、膝和肘关节，关节肿痛明显，但关节破坏过程缓慢。偶可侵犯横纹肌、肾上腺及心包。此外，该病还可出现脑膜炎、慢性皮肤病变。

(二) 念珠菌病

该病菌为人体内正常寄生菌，只有在机体抵抗力明显下降时才会致病。临床表现包括败血症、心内膜炎及脑膜炎等，骨髓炎及关节炎少见。该病主要累及膝关节及肘关节，可伴发骨髓炎。2/3 的患者 X 线检查可见邻近关节处有骨髓炎表现。滑液内病原菌培养阳性可明确诊断。

(三) 组织胞浆菌病

组织胞浆菌病是由荚膜组织胞浆菌引起的一种传染病，临床症状包括肺部病变、口腔及胃肠道溃疡、肝脾大、淋巴结肿大及肾上腺坏死等。另外，患者可出现自限性游走性多关节肿痛，伴有或不伴有结节红斑。该病多发生于老年或免疫功能低下患者。

(四) 孢子丝菌病

该病多见于农民、园艺工人及其他从事野外作业者。其特点包括结节、溃疡及脓肿形成，一般仅限于皮肤和表浅淋巴管，偶尔侵犯肺或其他组织。关节受累多为大关节、单关节炎或多关节炎。呈亚急性或慢性过程，关节周围常出现皮肤损害或窦道形成。从滑膜或滑液中培养出病原菌可确诊，组织学检查可见肉芽肿性滑膜炎。

（五）芽生菌病

芽生菌病是由皮炎芽生菌引起的一种以肺、皮肤及骨骼病变为主的慢性化脓性肉芽肿疾病。该病引起的关节炎发病较其他真菌性关节炎急，多累及膝、踝关节。关节病变常伴有肺或皮肤损害，中毒症状明显，常伴发热。

二、实验室和辅助检查

多数患者外周血白细胞增高、红细胞沉降率增快、肝功能异常、血清免疫球蛋白升高。分泌物或受累组织中可分离出致病菌。

三、治疗

该病以治疗原发病为主，两性霉素 B 是最有效的治疗真菌病的药物，其剂量应根据疾病类型、病变程度及患者全身情况而定。一般先使用低剂量，然后逐渐加量，并严密监测肝、肾功能及血象变化。对骨关节感染者亦可选用氟康唑或伊康唑，疗程一般需 6～12 个月。关节炎症明显的患者可给予 NSAID 对症治疗。

第十一节　强直性脊柱炎合并衣原体感染的治疗

衣原体(chlamydia)为革兰阴性病原体，是一类能通过细菌滤器、在细胞内寄生、有独特发育周期的原核细胞性微生物。过去认为是病毒，现认为是介于立克次体和病毒之间的微生物。衣原体广泛寄生于人类、鸟类及哺乳动物。能引起人类疾病的有沙眼衣原体、肺炎衣原体、鹦鹉热肺炎衣原体。

一、临床表现

（一）沙眼

沙眼由沙眼衣原体感染引起。主要经直接或间接接触传播，即眼-眼或眼-手-眼的途径传播。该病发病缓慢，早期出现眼睑结膜急性或亚急性炎症，表现流泪、有黏液脓性分泌物、结膜充血等症状与体征。后期转变成慢性，出现结膜瘢痕、眼睑内翻、倒睫、角膜血管翳引起的角膜损害，以致影响视力，最后导致失明。据统计，沙眼居致盲病因的首位。

（二）包涵体包膜炎

包涵体包膜炎由沙眼衣原体感染引起，包括婴儿及成人两种。婴儿感染系婴儿经产道感染，引起急性化脓性结膜炎（包涵体脓漏眼），不侵犯角膜，能自愈。成人感染可因两性接触，经手-眼途径或者来自污染的游泳池水，引起滤泡性结膜炎，故又称游泳池结膜

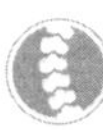

炎。病变类似沙眼，但不出现角膜血管翳，亦无结膜瘢痕形成，一般经数周或数月痊愈，无后遗症。

（三）泌尿生殖道感染

泌尿生殖道感染经性接触传播，由沙眼衣原体感染引起。男性多表现为尿道炎，不经治疗可缓解，但多数转变成慢性，周期性加重，并可合并附睾炎、直肠炎等。女性能引起尿道炎、宫颈炎等，输卵管炎是较严重并发症，可导致女性不孕。该血清型有时也能引起沙眼衣原体性肺炎。

（四）性病淋巴肉芽肿

性病淋巴肉芽肿由沙眼衣原体生物变种引起，主要通过两性接触传播，是一种性病。男性侵犯腹股沟淋巴结，引起化脓性淋巴结炎和慢性淋巴肉芽肿。女性可侵犯会阴、肛门、直肠，出现会阴-肛门-直肠组织狭窄。

（五）呼吸道感染

呼吸道感染由肺炎衣原体及鹦鹉热衣原体引起。肺炎衣原体引起急性呼吸道感染，以肺炎多见，也可致气管炎、咽炎等。鹦鹉热原为野生鸟类及家畜自然感染，也可经呼吸道传染给人类，发生呼吸道感染和肺炎。

（六）其他

免疫性衣原体感染后能诱导产生异型细胞和体液免疫。

二、实验室检查

性病淋巴肉芽肿补体结合试验阳性。组织培养可分离出衣原体。直接荧光抗体和酶免疫试验也可检测衣原体。

三、治疗

首先需要治疗原发病。四环素 0.5 g，每日 4 次，共 14 d；或米诺环素 0.1 g，每日 2 次，连服 2～4 周；或复方磺胺甲噁唑片，每次 2 片，每日 2 次，共 14 d；或红霉素 0.5 g，每日 4 次，共 14 d。关节炎的病程常为自限性，发作时给予 NSAID 对症治疗。

（王梅英）

参考文献

[1] GARCIA-DE LA TORRE I. Advances in the management of septic arthritis [J]. Rheum Dis Clin Nor Am, 2003,29(1):61 - 75.
[2] BARDIN T. Gonococcal arthritis [J]. Best Pract Res Clin Rheumatol, 2003,17(2):201 - 208.
[3] RICE P A. Gonococcal arthritis (disseminated gonococcal infection)[J]. Infect Dis Clin North Am, 2005,19(4):853 - 861.

[4] MILDIAIL I S, ALARCON G S. Nongonococcal bacterial arthritis [J]. Rheum Dis Clin North Am, 1993,19(2):311-331.
[5] MARGARETTEN M E, KOHLWES J, MOORE D, et al. Does this adult patient have septic arthritis [J]. JAMA, 2007,297(13):1478-1488.
[6] MCGILLICUDDY D C, SHAH K H, FRIEDBERG R P, et al. How sensitive is the synovial fluid white blood cell count in diagnosing septic arthritis [J]? Am J Emery Med, 2007, 25 (7): 749-752.
[7] SCHAAD U B. Arthritis in disease due to Neisseria meningitidis [J]. Rev Infect Dis, 1980,2(6): 880-888.
[8] HARWOOD M I, WOMACK J, KAPUR R. Primary meningococcal arthritis [J]. J Am Board Fam Med, 2008,21(1):66-69.
[9] GIAMARELLOS-BOURBOULIS E J, GRECKA P, PETRIKKOS G L, et al. Primary meningococcal arthritis: Case report and review [J]. Clin Exp Rheumatol, 2002,20(4):553-554.
[10] VIENNE P, DUCOS-GALAND M, GUIYOULE A, et al. The role of particutar Strains of Neisseria meningitidis in meningococcal arthritis, pericarditis, and pneumonia [J]. Clin Infect Dis, 2003,37(12):1639-1642.
[11] DAY L J, QAYYUM Q J, KAUFFMAN C A. Salmonella prosthetic septic arthritis [J]. Clin Microbiol Infect, 2002,8(7):427-430.
[12] BACHMEYER C, AMMOURI W, M'BAPPE P, et al. Unusual sites of Salmonella osteoarthritis in patients with sickle cell disease: two cases [J]. Clin Rheumatol, 2007,26(8):1356-1358.
[13] COMPAIN C, MICHOU L, ORCEL P, et al. Septic arthritis of the hip with psoas abscess caused by non-typhi Salmonella infection in an immunocompetent patient [J]. Joint Bone Spine, 2008,75 (1):67-69.
[14] HASHEMI S H, KERAMAT F, RANJBAR M, et al. Osteoarticular complications of brucellosis in Hamedan, an endemic area in the west of Iran [J]. Int J Infect Dis, 2007,11(6):496-500.
[15] ISERI S, BULUT C, YETKIN M A, et al. Comparison of the diagnostic value of blood and bone marrow cultures in brucellosis [J]. Mikrobiyol Bui, 2006,40(3):201-206.
[16] MADKOUR M M, SHARIF H S, ABED M Y, et al. Osteoarticular brucellosis: results of bone scintigraphy in 140 patients [J]. AJR Am J Roentgenol, 1988,150(5):1101-1105.
[17] AYDIN M, FUATYAPAR A, SAVAS L, et al. Scintigraphic findings in osteoarticular brucellosis [J]. Nucl Med Commun, 2005,26(7):639-647.
[18] KARABAY O, SENCAN I, KAYAS D, et al. Ofloxacin plus rifampicin versus doxycycline plus rifampicin in the treatment of brucellosis: a randomized clinical trial [J]. BMC Infect Dis, 2004,4: 18.
[19] 薛纯良. 性传播疾病——梅毒[M]//Mark H Beers. 默克诊疗手册. 17 版. 北京:人民卫生出版社,2001.
[20] REGINATO A J. Syphilitic arthritis and osteitis [J]. Rheum Dis Clin Nor Ame, 1993,19(2):379-398.
[21] KANDELAKI G, KAPILA R, FERNANDES H. Destructive osteomyelitis associated with early secondary syphilis in an HIV-positive patient diagnosed by Treponema pallidum DNA polymerase chain reaction [J]. AIDS Patient Care STDS, 2007,21(4):229-233.
[22] RIEDNER G, RUSIZOKA M, TODD J, et al. Single-dose azithromycin versus penicillin G benzathine for the treatment of early syphilis [J]. N Engl J Med, 2005,353(12):1236-1244.

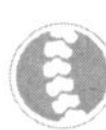

[23] 曹玉璞. 支原体与衣原体感染[M]//方圻. 现代内科学. 北京：人民军医出版社，1995.
[24] JOHNSON S M, BRUCKNER F, COLLINS D. Distribution of Mycoplasma pneumoniae and Mycoplasma salivarium in the synovial fluid of arthritis patients [J]. J Clin Microbiol, 2007,45(3): 953 - 957.
[25] CHAUDHRY R, NISAR N, MALHOTRA P, et al. Polymerase chain reaction confirmed Mycoplasma pnumoniae arthritis: a case report [J]. Indian J Pathol Microbiol, 2003, 46 (3): 433 - 436.
[26] 施桂英，栗占国，袁国华，等. 关节炎概要[M]. 2 版. 北京：中国医药科技出版社，2005.
[27] CALABRESE L H, NAIDES S J. Viral arthritis [M]. Infect Dis Clin North Am, 2005, 19, 963 - 980.
[28] 刘克洲，陈智. 人类病毒性疾病[M]. 北京：人民卫生出版社，2002.
[29] KOHLI R, HADLEY S. Fungal arthritis and osteomyelitis [J]. Infect Dis Clin North Am, 2005, 19(4):831 - 851.
[30] VASSILOPOULOS D, CALABRESE L H. Rheumatologic manifestations of HIV - 1 and HTLV - 1 infections. Cleve Clin J Med, 1998,65(8):436 - 441,2006:26. 1 - 26. 9.
[31] CALABRESE L H, KIRCHNER E, SHRESTHA R. Rheumatic complications of human immunodeficiency virus infection in the era of highly active antiretroviral therapy (HAART): emergence of a new syndrome of immune reconstitution and changting patterns of disease [J]. Semin Arthritis Rheum, 2005,35(3):166 - 174.

第六章
强直性脊柱炎合并内脏病变及药物治疗损伤的处理

强直性脊柱炎(AS)与一些并发症有关,这些并发症显著影响本病的发病率和病死率,并且增加了治疗的复杂性。除了熟知的关节外表现和增加心血管风险外,与AS相关的肺部、肾脏等系统并发症同样值得关注。有些表现已经建立起一条清晰的关联,然而其他相关性仍然不明确。间质性肺炎、肺间质纤维化、继发性感染,以及通气受限是大家熟悉的肺部并发症;肾脏淀粉样变性和免疫球蛋白A(IgA)肾病依然面临治疗上的挑战。

目前AS的治疗手段中,非甾体抗炎药仍然是最基本的药物;较公认的观点认为柳氮磺吡啶对于脊柱关节病(SpA)的外周关节炎症有效,其他慢作用抗风湿口服药物中,甲氨蝶呤、来氟米特及沙利度胺等,也是临床医生经常选择的药物。更可喜的是,近20年来,肿瘤坏死因子抑制剂如依那西普、英夫利西单抗、阿达木单抗、戈利木单抗等相继问世并被应用于AS的治疗,疗效显著。毋庸置疑,随着科技的进步及临床诊治经验的不断丰富,AS患者的预后必将得到显著改善。同时,这些药物的广泛应用对于原本存在包括胃肠、肝胆在内的消化系统疾病等又提出了新的挑战。如对于药物造成的相关消化、泌尿、呼吸等系统脏器损伤的AS患者来讲,医生与患者应共同做出符合患者病情的最佳选择。

第一节　强直性脊柱炎合并消化系统疾病的治疗

一、非甾体抗炎药

即使有最佳的疾病改善治疗和对疾病活动的良好控制,结构性损伤引起的持续性疼痛在炎症性关节炎患者中也很常见,因此可能需要额外治疗疼痛。因为并发症在炎症性

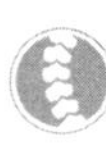

关节炎患者中很普遍，重要的是要考虑并发症，如胃肠道或肝脏疾病，以决定疼痛治疗的最佳药物选择。NSAID 的镇痛作用机制主要是因其抑制环氧合酶(cyclooxygenase, COX)，从而抑制了前列腺素的合成，另外，还可抑制中性粒细胞的趋化作用。COX 具有两种异构体 COX-1 和 COX-2，前者在绝大多数组织中持续表达，介导基本的生理功能状态，如保护胃肠黏膜内层、抑制胃酸分泌、抑制血小板聚集等；后者多由炎症诱导，负责病理性炎症状态下前列腺素的合成。很显然，NSAID 最常见、最明显的毒副作用是消化道黏膜损伤。尽管两类不同的 NSAID 抗感染效果没有本质意义上的差异，但是，因抑制 COX-2 可以起到更加选择性的抗感染、止痛、解热作用，对于消化系统溃疡、长期胃黏膜损伤、修复不良及胃肠疼痛不适、胃肠道出血患者而言，以依托考昔、塞来昔布为代表的 COX-2 抑制剂，应该是优先被推荐的。同样，应用非选择性的 NSAID 后，出现上述情况的患者，也应当考虑改用 COX-2 抑制剂。对于消化道反应较明显，或计划应用及已经应用 NSAID 时间较长的患者，应当加用质子泵抑制剂、消化道黏膜保护剂。

NSAID 是风湿领域应用最广泛的具有潜在肝毒性的药物，是在普通人群中引起转氨酶升高的重要因素。已经有研究者提出关于双氯芬酸肝毒性易感性方面的资料，包括药物特异性、种族特异性反应等。一些药物(如柳氮磺吡啶、硫唑嘌呤、来氟米特)可引起急性肝损伤，而另一些化合物(如甲氨蝶呤)则由于药物之间的相互作用、宿主和环境因素等引起慢性肝损伤。TNF-α 抑制剂英夫利西单抗，与典型的药物诱导性自身免疫性肝炎有关；而其他的生物类抗风湿药物也不免存在潜在肝毒性的可能。药物诱导的肝损伤要排除其他因素，如药物暴露与不良反应之间的暂时性关系，并考虑到内在的风湿性疾病对这一事件的影响。

绝大多数 NSAID 均可引起肝功能异常，而 NSAID 造成肝毒性的风险常被忽略，尤其是在女性和老年患者中。但是目前对每种药物引起肝损害的确切发生率仍然不是十分清楚，可能是 NSAID 代谢产物与肝脏组织的生物大分子结合，使肝细胞膜、细胞器受到损伤，从而引起肝细胞坏死。

由于 NSAID 的化学结构多样化，其对肝脏的损伤和危害的表现方式也是不同的，临床的表现形式不同，包括无症状性的谷丙转氨酶(GPT)、谷草转氨酶(GOT)升高，发生急性肝炎、急性肝衰竭(acute liver failure, ALF)，产生胆管缺失综合征(vanishing bile duct sydrome, VBDS)。例如，有西班牙研究者的报告显示，双氯芬酸作为最常开具的 NSAID 之一，承担着更高的药物性肝损伤风险，预计发生率为 1/9 148，其通常诱发急性肝细胞或混合性肝损伤，还有一些病例可导致自身免疫性肝炎样表现。其损伤机制被认为是来自代谢产物(双氯芬酸-酰基葡萄糖醛酸和双氯芬酸-2,5-醌亚胺)直接导致的细胞损坏或自身免疫损伤。

有研究者分析了选择性 COX-2 抑制剂昔布类引起肝毒性的流行病学特征和昔布类相关肝损害的临床影响。检索数据库包括 PubMed、LILACS、SCIELO，时间跨度从 1999 年 12 月至 2016 年 1 月，目的是探索昔布类在肝毒性事件中的真实作用，并与非选择性 COX 抑制剂进行比较。结果显示，昔布类少有与肝毒性相关事件的报道，即有关塞来昔布和依托考昔引发的肝毒性事件缺乏可靠的数据支持，因为目前的队列研究中通常没有有效地去检测肝脏事件。因此，昔布类诱导的肝损伤似乎是一个不常见的事件，然而也表现出一系列范围广泛的损伤。随着选择性 COX-2 抑制剂药物的应用增加，如罗非昔布、伐地考昔、帕瑞昔布和罗美昔布，不仅已经和更高的心血管风险相关，还和皮肤及严重的肝脏反应有关。但一项来自中国台湾地区从 2001 年至 2010 年为期 10 年的基于人群的新诊断，并且排除已患有冠状动脉疾病的 4 112 病例对照研究结果显示，NSAID 包括塞来昔布、依托考昔(但不包括萘普生和双氯芬酸)和柳氮磺吡啶与 AS 患者的冠状动脉疾病有显著负相关，对照于未用者，冠状动脉疾病发生率均降低。

目前有汇总分析报道，用塞来昔布治疗的患者肝脏不良事件发生率与安慰剂治疗患者和用布洛芬或萘普生治疗患者相似，但低于双氯芬酸。COX-2 抑制剂(如塞来昔布)在临床试验中，与安慰剂相比，未显示明显的肝酶升高。尽管如此，仍有罕见的淤胆型肝炎发生并且需要进行肝移植的病例报道。有关 NSAID 导致肝损伤的研究缺乏回顾性与前瞻性的数据。美国药物诱发肝损伤网络是一个独特的药物肝脏毒性前瞻性登记机构，对所有患者均以一个标准形式进行评估，并且至少随访 6 个月。结果显示：对药物诱发肝损伤中 1 221 个病例进行评判，30 例归因于 8 种不同的 NSAID。他们中平均年龄 52 岁，24 例(80%)是女性，21 例(70%)是高加索人，平均潜伏期 67 d。通常表现的症状和体征是恶心(73%)、黄疸(67%)、尿色加深(67%)。谷草转氨酶、谷丙转氨酶、总胆红素和碱性磷酸酶的血清平均峰值分别是 898 U/L、1 060 U/L、208.6 μmol/L 和 326 U/L。最常见的损伤方式是肝细胞(70%)，自身抗体在 33%的病例中被检测到。双氯芬酸是最常涉及的 NSAID(16/30)，以肝细胞损伤为特征。17 例住院治疗或延长住院治疗，1 例死于因双氯芬酸所致的史-约综合征引起的并发症。结论：肝细胞损伤是 NSAID 肝毒性最常见的形式，双氯芬酸又是其中最常涉及的药物。如果有一定数量可供选择的 NSAID，双氯芬酸仅可以作为其他 NSAID 治疗失败的保留药物。

为研究 NSAID 肝脏代谢和实时确认药物对人体的毒性作用，有学者在灌注的 3D 生物反应体系中，研究了基于人源性肝细胞培养的肝脏毒性体外模型。其中，选择了双氯芬酸这一已知在体内具有肝毒性的药物作为代表研究，利用人源性肝细胞在一个多间隔的生物反应器中进行试验研究。评价了药物的生物转化途径和其对细胞代谢活动、形态及转录谱的作用。结果显示，双氯芬酸代谢产物的形成率在生物反应器暴露于 300 μm 情况下应用 7 d 仍然相对稳定，而暴露于 1 000 μm 的双氯芬酸时，其代谢产物的浓度会显著下降。生物化学数据显示乳酸生成的下降和更大剂量可引起氨分泌的增加，意味着双氯芬酸的剂量依赖性。微阵列分析揭示，随着时间的推移，细胞所呈现的稳定的肝脏表型，并且观察到转录变化与系统的功能检测相一致。结论：数据突出了生物反应技术在体外研究药物肝毒性中的适用性，表明药物代谢的个体差异是导致药物发生不良反应及药物产生疗效的非常重要的原因。此外，细胞色素 P450 基因多态性对药物代谢和毒性都具有重要影响。

有文章综述了 *CYP2C8* 和 *CYP2C9* 酶基因多态性影响布洛芬和双氯芬酸这两种常用

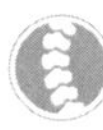

的消炎镇痛药的特性和对临床疗效的影响，描述与来自 *CYP2C8* 和 *CYP2C9* 的变异而影响布洛芬和双氯芬酸的药代动力学有关的最常见的不良反应是肝毒性和胃肠道出血。因此，*CYP* 基因分型可确认为是患者不良反应增加的危险性因素，并且这些患者可以调整药物剂量或接受另一种与布洛芬或双氯芬酸不分享同一代谢途径的 NSAID。然而，在基因分型被常规用于临床实践之前，需要更多的研究来评价这一策略在改善布洛芬和双氯芬酸治疗方面的效益。

有作者在综述炎症性关节炎(RA、PsA、AS 和其他脊柱关节炎)合并胃肠道或肝脏病变的疼痛处理时，在 MEDLINE、EMBASE、Cochrane CENTRAL 检索了截至 2010 年 7 月的文献及 2007—2010 *ACR* 和 *EULAR* 发表的摘要，并对文章的参考文献进行了手工搜索。以随机或准随机对照试验作为疗效评估标准。为了安全起见，作者还考虑了单臂试验、研究前后控制、中断时间序列、队列和病例对照研究，并且是连续 10 例以上病例。疼痛治疗包括对乙酰氨基酚、NSAID、阿片类药物、阿片类似物(曲马多)和神经调节剂(抗抑郁药、抗惊厥药和肌松药)。研究人群包括成年人(年龄＞18 岁)患有类风湿关节炎、银屑病关节炎、AS 或其他脊柱关节炎患者同时伴发胃肠道和(或)肝脏疾病。比较的结果是疼痛、不良反应、生活功能和生活质量。其中，从符合研究条件的 5 项试验中，报告显示，以往罹患胃肠道事件的患者应用 NSAID 治疗后胃肠道发生不良事件的风险更高。

水飞蓟素是抗氧化剂，是从一种名为水飞蓟植物中提炼而成的。水飞蓟素能稳定肝细胞膜，维持肝细胞的完整性，使毒素无法穿透并破坏肝脏，并能加速合成肝脏细胞的脱氧核糖核酸，可预防肝硬化、脂肪肝、胆管炎、牛皮癣等疾病，是目前世界上所发现的对肝脏疾病最具疗效的类黄酮。另外，针对 NSAID 所致的肝脏损伤，目前常采用乙酰半胱氨酸进行治疗。也有研究显示，应用 β-榄香烯和水飞蓟素联合治疗，可对 NSAID 引发的大鼠肝毒性起到保护作用。

二、柳氮磺吡啶

目前共识显示，柳氮磺吡啶对于以外周关节表现为主的 AS 是一种有效的药物，但最近一项随机对照研究报告了柳氮磺吡啶对 AS 中轴性病变的疗效，结果表明，柳氮磺吡啶在中轴性 AS 特别是年轻(年龄＜25 岁)、治疗开始时病程＜4 年，且疾病活动度高(BASDAI＞7，CRP＞50 mg/L)的患者是有效的。这凸显了柳氮磺吡啶在治疗 AS 方面的地位。有应用传统抗风湿药物治疗 PsA 并与应用甲氨蝶呤、柳氮磺吡啶及来氟米特治疗脊柱关节病进行比较的研究，在研究的 73 例患者中，51 例为 PsA，22 例为其他类型的脊柱关节病。在 1 年以上的随访中发现，BASDAI、BASFI 及 WB(wellbeing)方面两组与基线水平相比，均有一致改善，单在两组患者中，柳氮磺吡啶被证实表现出更好的疗效。有一项临床研究发现，一个对 NSAID 有治疗反应的炎症性腰痛患者，如果增加使用柳氮磺吡啶，可能显著增加治疗效果。来自中国台湾、基于人群的一项 10 年的病例对照研究结果显示，NSAID 包括塞来昔布、依托考昔(但不包括萘普生和双氯芬酸)和柳氮磺吡啶与 AS 患者的冠状动脉疾病有显著负相关，与未使用上述药物的对照组相比较，患者冠状动脉疾病的发生率均降低。

柳氮磺吡啶是由 5-氨基水杨酸和磺胺吡啶通过偶氮键合成的，具有治疗溃疡性结肠炎和抗感染的作用。鉴于炎症性肠病与 AS 之间较强的相关性，柳氮磺吡啶被广泛应用于 AS 的治疗。过去数十年应用磺胺药的经历显示，磺胺药是以往所应用的抗菌药中变态反应发生率最高的药物。已报道在人群中磺胺类药物相关的变态反应的发生率为 3.0%，但有研究报道风湿病患者应用 SSZ 相关的变态反应，根据药物激发试验结果发现对柳氮磺吡啶过敏的患者高达 8.8%，因此，对于有磺胺药过敏(史)者应禁用柳氮磺吡啶。

在炎症性关节炎患者柳氮磺吡啶相关的肝毒性方面，一篇来自英国的局部监测严重不良事件的病例系列报告称，严重的不良反应报告已经在过去几年从地方临床医师规律的报告卡中得到求证。因应用柳氮磺吡啶获得肝毒性、符合严重不良反应定义的患者得到确认。两名医师审查了已组织好的病例报告，并通过共识和因果关系评估工具评估因果关系。结果：鉴定 10 例，8 例发生在监控过程中，8 例收住院治疗，2 例肝衰竭病例中，1 例肝移植后死亡。除 1 例外，其余均在治疗后 6 周内发生。7 例患者有 1 例发生皮疹，3 例嗜酸性粒细胞增多，1 例发生间质性肾炎。肝酶结果显示 4 例呈肝细胞型，6 例呈混合型。8 例药物相关的肝毒性被判断为可能或极有可能。长效生长抑素类似物(SSA)引起的严重肝毒性的可能频率估计发生在 0.4%的治疗患者中。结论：柳氮磺吡啶相关严重肝毒性似乎被低估了，在治疗后的前 6 周进行严密监测尤为重要。

氧化应激可能是柳氮磺吡啶毒性一种潜在的机制。有作者在 PubMed 系统检索了截至 2009 年 12 月发表的文章(检索词：柳氮磺吡啶，氧化应激，肾脏作用，肝毒性和男性生育能力)，并且原创性的文章得以审验以后，一篇文章给出了关于柳氮磺吡啶的近期研究和其主要的不良反应方面的综述，强调了潜在的机制。总结专家观点如下：尽管柳氮磺吡啶和 5-氨基水杨酸也清除活性氧，这一方面或能解释其抗炎特征，但与活性氧的反应也可能产生毒性自由基。因此，需具备体内其他抗氧化剂抑制柳氮磺吡啶毒性的能力，这也为柳氮磺吡啶所致肝毒性的防治提供了有价值的线索。所以，针对氧化应激机制的调控可能是预防与治疗由柳氮磺吡啶所致的肝肾毒性的切入点之一。

三、甲氨蝶呤

作为细胞毒类药物，长期使用即使低剂量的甲氨蝶呤治疗类风湿关节炎、AS 等自身免疫病，亦能导致肝脏和血液毒性。近期一项观察性研究，风湿病门诊纳入的病例，甲氨蝶呤≤15 毫克/周，观察至少 2 年，记录了人口统计学、疾病、药物治疗概况以及血液和肝酶水平。204 例入选，转氨酶升高(超过正常上限的 3 倍)者 6.37%，包括 2 例肝活检证实的肝纤维化；约 5.4%出现重度贫血，4.4%出现白细胞减少。进一步的研究发现，甲氨蝶呤所致肝毒性的氧化应激机制与下调过氧化物酶体增殖物激活受体(peroxisome proliferator-activated receptors，PPARs)和核因子 E2 相关因子 2 有关。而 18β-甘草次酸作为欧亚甘草中具有良好前景的生物活性成分，可以抵抗甲氨蝶呤诱导的由于激活核因子 E2 相关因子 2 和 PPARs 而导致的肝损伤，进而减轻炎症、氧化应激和凋亡。

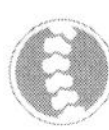

对于甲氨蝶呤的肝毒性预防治疗，近年的动物基础研究发现，维生素C可减轻鼠肾脏和肝脏因甲氨蝶呤诱导的氧化应激。异常产生的活性氧簇一直被怀疑是甲氨蝶呤诱导的肝肾毒性的病理生理学机制。所以，有实验将小鼠随机分为4组：空白对照组、单用单一剂量20 mg/kg的甲氨蝶呤腹腔注射组，以及以上2组中分别加250 mg/kg的维生素C口服3 d组，最后取出肝肾组织做组织学检查：丙二醛含量和超氧化物歧化酶（superoxide dismutase，SOD）、过氧化氢酶（catalase，CAT）和谷胱甘肽过氧化物酶（glutathione peroxidase，GSH－Px）活性。结果：应用甲氨蝶呤，肝肾组织的脂质过氧化作用水平升高，但SOD、CAT和GSH－Px活性水平降低。与生化发现相似，组织病理学检查亦在这两种类型组织中检测到了氧化损伤的证据。所有指标包括肝组织的过氧化氢酶水平在应用维生素C 3 d后均显著恢复。由此观察到，应用维生素C可调节抗氧化剂氧化还原系统，并且降低有甲氨蝶呤诱发的肝肾氧化应激，减轻甲氨蝶呤在小鼠肝肾的不良反应。

甲氨蝶呤除了引起上述酶类（SOD、CAT、GSH－Px、谷胱甘肽还原酶）异常，还能上调诱生型一氧化氮合酶（iNOS）和Cox－2、下调Bcl－2的表达，由此引起caspase－3、caspase－9活性的升高。实验表明，预先应用绿原酸（chlorogenic acid，CGA）治疗可通过降低氧化应激显著减轻甲氨蝶呤引起的肝毒性。CGA抑制iNOS、Cox－2、Bax、Bcl－2，以及caspase－3、caspase－9介导的炎症和凋亡，并改善甲氨蝶呤诱导损伤的组织恢复。因此，这些发现证实了CGA通过减弱促炎性、凋亡介质和提高肝组织抗氧化能力起肝脏保护作用的天然特性。CGA通过对抗甲氨蝶呤诱导的鼠肝脏氧化应激、炎症及凋亡所起的保护作用。因此，CGA的补充可能在消除甲氨蝶呤的毒性方面是有帮助的。

令人感兴趣的是，国内多中心近期的研究结果总结发现，白芍总苷能够降低甲氨蝶呤联合来氟米特治疗类风湿关节炎（RA）所致的肝毒性。来自多家知名医院的数据如下：268例活动性RA，随机分成2组，基础治疗：甲氨蝶呤10毫克/周＋来氟米特20 mg/d；另外，试验组加用白芍总苷1.8 g/d，共12周。结果：总的肝功能异常发生率：试验组显著低于对照组（11.38％ *vs* 23.26％，P＝0.013），其中试验组ALT/AST＞3倍正常上限的发生率亦明显降低（1.63％ *vs* 7.75％，P＝0.022）。结论：白芍总苷显著降低甲氨蝶呤联合来氟米特联合治疗RA引起的肝损伤发生率和严重程度。

众所周知，作为维生素A的受体，维甲酸受体包括视黄醇X受体（RXR）和维甲酸受体（RAR），均高表达于肝脏并通过调节不同的基因而调节重要的生理过程。已有实验证实，甲氨蝶呤可引起大鼠显著的谷胱甘肽（glutathione，GSH）水平降低、SOD活性的下降以及同时伴有的GPT、GOT和丙二醛（malondialdehyde，MDA）水平的升高等状态能够在全反式维甲酸治疗后显著减轻，机制研究发现甲氨蝶呤显著下调RXR－α和RAR－α的表达，并且改变RXR－α外观为非常小的斑点，而全反式维甲酸的应用能增加大鼠肝细胞RXR－α的表达和核转运，借此全反式维甲酸通过维甲酸信号通路的调节途径可减轻大鼠甲氨蝶呤诱导的肝损伤。

还有研究揭示了姜黄素预防甲氨蝶呤诱导的肝毒性和氧化应激作用。随机分组对照研究，在应用单次剂量的甲氨蝶呤20 mg/kg腹腔注射4 d后，检测了血清GPT和GOT

(肝细胞损伤指标),ALP和胆红素(胆道功能标记),白蛋白(反映肝脏合成功能)以及血浆总的抗氧化成分(抗氧化屏障)活性:应用肝脏组织标本测定SOD、CAT和GSH-Px获得氧化应激指标,检测MDA获得脂质过氧化作用指标;肝损伤应用组织病理学评价。结果:甲氨蝶呤显著诱导肝脏损伤,并且降低其抗氧化能力,肝组织显微镜下评价显示,甲氨蝶呤治疗诱导严重的小叶和汇管区变性、门静脉充血,增加肝动脉炎性细胞浸润和坏死,而所有这些组织病理学改变均会被姜黄素(200 mg/kg)减弱,即预先应用姜黄素可通过其显著的抗氧化应激能力起到保肝作用。

近期有研究证实,间充质干细胞对甲氨蝶呤诱导的大鼠肝肾损伤具有显著的治疗作用。口服甲氨蝶呤每周14 mg/kg共2周后,对照组是单用甲氨蝶呤组;3个实验组均在使用甲氨蝶呤后,分别静脉注射2×10^6剂量的骨髓和脂肪来源的间充质干细胞,以及连续口服0.5 mg/kg地塞米松7 d。结果:甲氨蝶呤能显著增加MDA、亚硝酸盐/硝酸盐浓度,但可降低GSH含量及过氧化氢酶活性。此外,甲氨蝶呤引起肾肝生化标志水平的升高。更有,甲氨蝶呤导致肾小管空泡变性和肝细胞坏死,还有在肾、肝组织中观察到caspase-3及核因子-κβ的表达。间充质干细胞治疗后减轻了由甲氨蝶呤诱导的上述不良反应,并且,间充质干细胞改善甲氨蝶呤诱导的肾毒性和肝毒性作用程度要强于地塞米松。此将为干细胞应用于防止药物治疗所致的组织损伤提供基础性研究依据。

四、肿瘤坏死因子-α抑制剂

肿瘤坏死因子-α(TNF-α)抑制剂能否引起自身免疫性肝炎,一直是近年来颇受关注的问题。TNF-α抑制剂已经成为治疗AS、RA及炎性肠病的主流药物。肝损害是TNF-α抑制剂包括英夫利西单抗、阿达木单抗和依那西普等一种预期的不良反应。虽然肝酶的轻度至中度升高在使用这些药物后已被确认,重型肝炎的报道很少。在应用TNF-α抑制剂的治疗过程中,已报道了从轻微的免疫改变到全身性自身免疫性疾病广谱病变情况。因此,在最近的研究中,TNF-α抑制剂被认为是药物引起自身免疫性肝炎的潜在原因。有文章综述了TNF-α抑制剂诱导的肝损伤和自身免疫性肝炎的特点。TNF-α抑制剂有两种肝损伤形式:潜在的慢性乙型肝炎再激活和直接的肝毒性。因此,如相关治疗内容所述,筛查乙型肝炎病毒(HBV)感染是推荐的。如果乙型肝炎表面抗原(HBsAg)阳性,则应该应用口服抗HBV药物预防性治疗。如果HBsAg阴性,但抗-HBc阳性(病毒感染史),则动态监测是推荐的,如病毒再激活发生,立即进行抗病毒治疗。虽然所有TNF-α抑制剂都可引起肝毒性,但是英夫利西单抗在美国药物诱导肝损伤登记网(DILI)案例系列中,却是最常被例证的。这些表现各不相同,包括急性肝炎、温和的胆汁淤积、自身免疫性损伤和急性肝衰竭。有趣的是,有报道在治疗RA时由英夫利西单抗转换成依那西普,及治疗炎症性肠病时由英夫利西单抗转换成阿达木单抗,则是安全的。这可能是基于蛋白质结构的差异所致,因为依那西普来源于类似人IgG1之Fc片段的TNF-α受体,而英夫利西单抗为人化的鼠源性IgG1型单克隆抗体,阿达木单抗则是全人源化的IgG1型单克隆抗体。

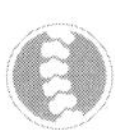

未来更多医疗组及更大系统的整合，特别是伴随着电子病案所提供大数据，将为药物流行病学的研究提供丰富的数据，以帮助明确发生率和危险因素。这一大数据的电子档案也可在研究中识别确认登记注册的病例。随着来自诊断明确的DILI病例的组织和血液标本的逐渐增多，确认DILI诊断和危险性识别标志的机会就增加。全基因组关联分析(genome-wide association studies，GWAS)已正在洞察DILI病理生理学。一些来源于多种药物的与DILI相关的HLA研究强烈提示一种免疫成分导致肝脏损伤。这些免疫成分的认识或许可以成为治疗的靶点，将减弱DILI及阻止ALF的发生。目前为止，对于临床应用而言，还没有GWAS组织得到共同和具体的认可，但是，下一代测序技术和日益增多的标本数量将在接下来的几年内会产生一些诊断测试和危险性评估的标志。

内脏器官损伤的问题在应用TNF抑制剂过程中需要予以特别关注。在临床中，有系统地研究了AS应用依那西普后这一潜在的不良反应的发生率，连续应用至少3个月依那西普治疗的AS患者纳入研究。肝脏疾病定义为肝酶高于正常上限(UNL)的1.5倍，并且归类为：被归类为与依那西普治疗很可能、或许、不可能相关或不相关。患者的肝酶升高和不升高作为预后因素的比较。纳入一共105例，15例患者肝酶升高不止一次。9例的肝病与依那西普很可能相关(5例)或可能相关(4例)。6例肝酶严重升高(>3×UNL)以至于有2例持续停用依那西普。这9例肝病患者与肝酶不高的患者进行了比较。年龄、饮酒等没有差别；然而，肝病患者高体重指数和较高的动脉硬化指数趋势被观察到。6例肝酶升高患者中有5例出现肝脂肪变性。升高的血清转氨酶很可能或可能与依那西普治疗有关，占AS患者的9%。一个肝酶升高增加的风险在较高体重指数的患者中被发现。因此，应该推荐依那西普治疗的患者规律检测肝酶。但也有一项纵向研究结果显示，在应用TNF抑制剂治疗AS 3个月时，检测分析对肝功能试验结果无显著不良影响。

第二节 强直性脊柱炎合并呼吸系统疾病的治疗

为测定AS患者高分辨CT肺部受累的流行情况和异常的分布情况，有作者从Medline数据库截至2009年5月的文献和在风湿病的科学会议(2006—2008年)的摘要回顾中进行了系统综述，对参考文献也进行了手工检索。在选择的264篇文章中，有10篇文章(303个患者)允许从AS胸部高分辨率CT(high resolution CT，HRCT)计算肺部异常的比率，结果显示共有185例(61%)胸部HRCT异常：上叶纤维化21例(6.9%)，肺气肿55例(18.1%)，支气管扩张33例(10.8%)，毛玻璃样衰减34例(11.2%)。观察到最常见的异常是胸膜增厚(52%)、肺实质病变(45%)和小叶间隔增厚(30%)。病程中，仅上叶纤维化的发生率显著增加(3项研究)。胸部HRCT的轻度和非特异性间质异常在AS患者中很常见，即使在疾病早期和无呼吸道症状的患者中也是如此。因此，肺受累是AS的一种公认的关节外表现。同样，如并发间质性肺疾病，最常出现慢性咳嗽症状和爬楼梯或步行上山时呼吸困难。物理检查可显示吸气相爆裂音，肺功能试验证实限制性通气障碍，往往伴有弥散能力降低。高分辨率CT通常足以确认间质性肺疾病的诊断，虽然少数病例可能需要外科肺活检。

甲氨蝶呤和来氟米特也选择应用于AS治疗的病例，但在AS的临床应用相对于类风湿关节炎较少。一篇综述检索了32例来氟米特致间质性肺炎的临床表现：男性13例、女性19例类风湿关节炎患者，均有应用甲氨蝶呤史或间质性肺疾病（ILD）史或两者均有。大多数患者（82%）开始应用来氟米特治疗的前20周发生了来氟米特致间质性肺炎。所有患者应用负荷剂量的来氟米特，大多数罹患间质性肺疾病患者出现早期的来氟米特致间质性肺炎（暴露12周以内）。病例病死率为19%。2例应用来氟米特以前由甲氨蝶呤引起的肺炎病例都死于来氟米特致间质性肺炎。进一步分析发现，以下组患者病死率高：组织学检查示弥漫性肺泡损伤，已有间质性肺疾病和HRCT显示磨玻璃阴影的。消胆胺治疗并未显示临床结果的改变。结论：来氟米特致间质性肺炎通常发生在来氟米特治疗开始前20周。死亡患者的临床特征：预先存在间质性肺疾病，HRCT显示磨玻璃阴影，组织学检查示弥漫性肺泡损伤，这些会是预后不良的指标。患者需要意识到这种罕见的并发症。已确定的来氟米特诱导间质性肺疾病的风险因素包括预先存在的间质性肺疾病、吸烟、低体重、使用负荷剂量。所以，来氟米特不应该使用于以前由甲氨蝶呤引起的肺炎患者，应谨慎使用于具有间质性肺疾病的RA患者。

资料显示，肿瘤坏死因子-α抑制剂治疗的RA患者中，间质性肺炎的患病率为0.5%～3%；然而，TNF-α抑制剂增加或减少间质性肺疾病风险的证据存在着争议。治疗相关间质性肺疾病的出现是一个矛盾的不良事件，应提醒患者注意这个由生物制剂或改变病情抗风湿药治疗所致的罕见但严重的并发症。

事实上，有关治疗RA的传统抗风湿药物和生物制剂诱发或加重的间质性肺疾病的回顾性分析，为AS的治疗药物选择提供了相关案例佐证。有学者通过在Medline、Embase和Cochrane从1975到2013年7月检索，2010—2012年年度的ACR和EULAR会议摘要，进行了系统的文献回顾。文献检索确定了有关甲氨蝶呤32篇文章，来氟米特12篇，金制剂3篇，硫唑嘌呤1篇，柳氮磺吡啶4篇，TNF-α抑制剂27篇（31例），利妥昔单抗3篇，托珠单抗5篇和阿巴西普1篇。羟氯喹或阿那白滞素均无案例发现。指出在RA中，来氟米特和TNF-α抑制剂相关间质性肺疾病之间的共同点：间质性肺疾病是一种少见的严重不良事件，大多发生在治疗开始后的前20周，导致呼吸困难主要是在老年患者，可能是致命的。虽然没有可以从个案报道和观察性研究中确定明确的因果关系，但这些数据支持在接受生物治疗或非生物抗风湿药物治疗时，对RA患者预先存在的间质性肺疾病进行肺随访。除了如先前所述的甲氨蝶呤，越来越多的证据强调，来氟米特、TNF-α抑制剂、利妥昔单抗和托珠单抗可能诱发肺炎或加重RA相关的已有间质性肺疾病。虽然如此，识别RA治疗和间质性肺疾病诱发的毒性之间的因果关系具有明显的困难，部分原因是因为它是一种罕见的疾病。同样，我们认为，治疗AS并发间质性肺疾病或AS治疗过程中出现进行性改变的间质性肺疾病，应当引起足够重视。

其实，早有报道显示了在Medline上检索的从1990年1月至2006年12月期间所确

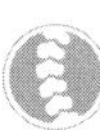

定的继发于TNF靶向治疗后的自身免疫病病例。确认的233例继发于各类TNF靶向治疗后的自身免疫治疗病的病例(113例血管炎,92例狼疮,24例间质性肺病,其他4例),其中,187例(83%)RA、17例克罗恩病、7例AS、6例银屑病关节炎、5例幼年类风湿关节炎及3例其他疾病应用了TNF-α抑制剂。每组继发性自身免疫病的病例分别有应用英夫利西单抗、依那西普、阿达木单抗等不同的TNF-α抑制剂。白细胞破碎性血管炎是血管炎中最多见的类型,紫癜是最常见的皮肤损伤。一个非常重要的发现是与TNF-α抑制剂相关的血管炎中1/4患者具有皮肤外受累。在TNF-α抑制剂相关的间质性肺疾病中,2个特点需要重视:尽管停止TNF-α抑制剂治疗,预后仍然差,可能联合甲氨蝶呤起到了辅助作用。总之,皮肤血管炎、狼疮及间质性肺疾病是TNF-α抑制剂常见的相关自身免疫病。

TNF-α抑制剂不仅被广泛应用于治疗炎症性风湿病,也用于治疗肺外结节病。TNF-α在结节性肉芽肿的发生和持续中起主要作用。然而,应用TNF-α抑制剂的过程中发生了肺结节病、肉芽肿,其具有结节病临床和影像学特征的肉芽肿发生。1名54岁AS患者接受了2年的依那西普治疗。他因支气管炎的症状伴有双侧肺结节的影像学证据和右上肺浸润而收住院。即使患者在科室用于依那西普之前已经接受3个月的预防性利福平和异烟肼治疗,TNF-α抑制剂治疗也停止。支气管肺泡灌洗排除感染,特别是结核。胸部CT扫描显示双肺结节伴支气管血管周围微小结节和纵隔淋巴结肿大。外科手术肺活检发现非干酪性肉芽肿,所有数据支持肺结节病的诊断。尽管中断依那西普已经10个月,患者症状依然存在,应用糖皮质激素治疗使得临床、功能和放射学方面得以改善。本病例报告强调了研究TNF-α抑制剂在肺部并发症的重要性。首先要排除结核,但结节病样肉芽肿的诊断也必须考虑到。还有应用与英夫利西单抗/硫唑嘌呤治疗相关的药物诱导性肺泡炎的报道。在呼吸道方面,已观察到病毒、细菌(真菌)及机会性感染的增加。近来对同时应用免疫抑制剂治疗或潜在的肺部疾病发生严重纤维性肺泡炎的罕见病例进行陆续报告。如有1例没有基础性肺病的严重寻常型银屑病和播散性神经性皮炎患者,随着应用英夫利西单抗和硫唑嘌呤治疗,出现了药物诱导的肺泡炎。这两种药物停用后,获得了临床和肺功能的稳定,在加用泼尼松后引起病情的迅速改善。虽然肺损伤的病理生理仍不清楚,但作者还是建议谨慎应用,并在应用前和开始应用TNF-α抑制剂后密切关注影像学变化,特别是对于那些存在基础性肺病或联合用药肺毒性药物的患者。

第三节　强直性脊柱炎合并泌尿系统疾病的治疗

对乙酰氨基酚是一种全球范围内广泛使用的镇痛剂,可导致肾损害。NSAID如利尿剂、氨基糖苷类一样被报道可引起肾毒性。已知大约有35%的肾毒性可导致肾功能衰竭。氨基糖苷类抗生素作用于近端小管,而NSAID会与远端小管发生反应,从而导致电解质的异常产生。许多NSAID据报道会引起肾毒性,但在多数情况下,这些药物是患者无法避免的。因此，人们试图尽量减少这些药物的剂量，以消除其不良反应。但目前尚未能找到有益的剂量水平。

以双氯芬酸钠为例来了解 NSAID 相关肾毒性的机制。双氯芬酸钠作为一种 NSAID 在体内诱导的肾毒性可能涉及氧化应激介导的大量染色体组 DNA 断裂和细胞凋亡。双氯芬酸钠的中毒剂量可引起人和实验动物的肾毒性。有研究为确定双氯芬酸钠所致肾毒性是否涉及氧化应激和凋亡型基因组 DNA 断裂，如果是这样，双氯芬酸钠诱导的氧化应激和 DNA 断裂是否能导致小鼠肾脏细胞凋亡。雄性 ICR 小鼠，随意喂食，给予肾毒性剂量的双氯芬酸钠喂养（100、200、300 mg/kg），24 h 后处死，收集血液，评估肾损伤（尿素氮）、脂质过氧化（丙二醛）、SOD 活性（氧化应激标志物）。取肾组织进行定量和定性分析，确定 DNA 损伤的程度和类型，病理组织学评价不同类型肾细胞的核内凋亡特征。结果表明，双氯芬酸是一种强大的肾毒剂（100、200、300 mg/kg 时，与对照组相比，尿素氮分别增加 4.7、4.9 和 5.0 倍）和强烈的氧化应激诱导剂（丙二醛含量显著增加）。双氯芬酸钠诱导的氧化应激也成倍增加伴随着大量的肾脏 DNA 断裂（100、200、300 mg/kg 与对照组相比，分别增加 3、8、10 倍）。观察到 MDA 水平和 SOD 活性的增加呈剂量依赖性，这表明氧化应激和肾毒性之间的联系。通过凝胶电泳定性分析 DNA 片段显示一个 DNA 阶梯，表明 Ca^{2+} 和 Mg^{2+} 内切酶活化。肾组织病理学检查发现大量的凋亡细胞核贯穿在近端和远端小管细胞衬里。总的来说，这些数据表明，双氯芬酸钠引起的肾毒性可能与活性氧簇导致氧化应激和大量的基因组 DNA 断裂有关，而这两个自由基介导的事件可能最终转化为体内肾脏凋亡的细胞死亡，并揭示双氯芬酸钠起到 DNA 活化的作用。

柳氮磺吡啶由肠道细菌转化为磺胺吡啶和临床活性代谢产物 5－氨基水杨酸（5－ASA），其疗效与在肠腔内 5－ASA 浓度成正比。常见报道的肾并发症是化学结构相似的 5－ASA 衍生物美沙拉嗪，但不是众所周知的柳氮磺吡啶不良反应。有报告应用柳氮磺吡啶治疗超过 10 年的 1 例 72 岁老年克罗恩病患者出现了严重的急性肾损伤（血清肌酐 9.7 mg/dl）。肾脏超声检查显示结石和患者随后自发排尿排出大量的结石，这些结石是由柳氮磺吡啶的代谢物合成的。在停用柳氮磺吡啶治疗并应用静脉输液水化后，患者体内的肾结石得以清除，血清肌酐浓度降到 3.1 mg/dl。患者肾功能最终回到基线水平。这种情况表明，肾脏并发症，特别是肾结石的实际发病率可能被报道得低了，但在炎症性肠病应用 SSA 治疗的患者中，有潜在的严重现象，且患者的水化状态可能在此过程中起重要作用。

如前所述，维生素 C_3 的抗氧化还原系统可调节管理和降低由甲氨蝶呤诱导的大鼠肾脏和肝脏的氧化应激反应，即维生素 C_3 可以改善甲氨蝶呤对大鼠肝、肾组织的毒性作用。槲皮素是一种具有抗氧化、抗炎作用的药物，实验证实，它通过抗氧化作用可降低甲氨蝶呤诱导的氧化应激及其导致大鼠肾组织的结构和功能损伤，故槲皮素有望缓解甲氨蝶呤诱导的肾毒性。同样，有人在研究了热休克蛋白（heat shock protein，HSP）的药理学诱导对损伤后恢复正常细胞功能的影响后，进一步研究了蜂胶在甲氨蝶呤诱导的肾毒性中对 HSP－70 的表达影响和蜂胶在这一毒性中的直接预防作用。病理检查发现，甲氨蝶呤引

 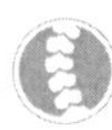

起上皮脱落进入肾小管，管腔扩张，微血管和肾小体拥塞伴肾小囊腔模糊，凋亡细胞数和HSP－70的表达增加。蜂胶可阻止凋亡细胞数的增加和HSP－70的表达，同时改善肾脏形态学。因此，蜂胶在阻止肾脏损伤方面是一种强有力的抗氧化剂和自由基清除剂。

为明确AS中肾脏疾病的临床、组织学特征和生物学特征，有回顾性分析报道了AS的肾脏受累的流行病学、病理学、对TNF－α阻断剂的反应。回顾了2008年11月至2009年11月诊断为AS的681例患者的病历，对基线特征、实验室和尿检结果进行复习、审查。确认了患者的蛋白尿或血尿，并对其危险因素进行了分析。在知情同意后，6名患者接受了肾活检，以确定蛋白尿或血尿的原因。对纳入的681例患者中，男性547例，女性134人；81％是人类白细胞抗原B27阳性，8％尿异常表现(蛋白尿占5.9％，血尿占2.8％，两者都有占0.7％。)。周围性关节炎和葡萄膜炎的发生率分别为29％和18.6％。有蛋白尿和无蛋白尿患者的免疫球蛋白A(IgA)和尿酸水平有显著差异，这两组之间红细胞沉降率(ESR)、总胆固醇、肌酐、C反应蛋白(CRP)水平没有显著的差异；在有和无血尿的患者中，IgA、尿酸、红细胞沉降率、总胆固醇、肌酐与CRP水平也无显著差异。6例蛋白尿＞1 g/d的患者进行肾活检，2例确诊为IgA肾病，1例淀粉样变性和3例非特异性肾小球性肾病。淀粉样变性患者以严重蛋白尿为主要特征，对于肾淀粉样变和其他最初肌酐水平正常的其他肾小球肾炎患者，TNF－α抑制剂治疗可解决蛋白尿，但对于初始肾功能不全的患者，情况并非如此。肾脏受累是AS并不少见的并发症，预后取决于肾脏病理。血清尿酸和IgA水平可预测AS的肾脏受累。在确认尿沉渣异常的病例中，需要肾活检来确定预后并决定治疗方案。血清肌酐基线水平对预测治疗反应非常重要。

TNF－α抑制剂的使用与自身免疫的诱导有关(系统性红斑狼疮、血管炎、结节病或结节病样肉芽肿)。有报道一个广泛的银屑病患者接受18个月的阿达木单抗治疗后出现肾衰竭和阳性狼疮标志而没有经典的狼疮性肾炎患者。他被肾脏活检证实为IgA肾炎，在终止阿达木单抗和应用激素治疗后恢复得很好。因此，临床上需警惕TNF－α抑制剂治疗会加重IgA肾小球肾炎急性肾损伤和在银屑病患者中诱导狼疮自身抗体。

第四节　强直性脊柱炎合并心血管系统疾病的治疗

类风湿关节炎(RA)合并的心血管疾病病死率和发病率已经有了令人信服的记录，但这些数据在脊柱关节病中却较为有限。从已发表的研究表明，患者的脊柱关节病可使其患心血管疾病的风险增加。风险可能是多因素的，关系到慢性全身性炎症和高患病率的传统心血管危险因素。脊柱关节病患者的心血管风险管理需要疾病活动的最优控制，并联合传统的对心血管危险因素的靶向干预。

一项针对我国台湾地区的队列研究报道了炎症性风湿性疾病患者冠状动脉旁路移植术的效果。炎症性风湿性疾病患者冠状动脉粥样硬化发生的危险性增加。为了研究哪些炎症性风湿性疾病对心脏冠状动脉旁路移植术后病死率和心脏其他结果造成不良影响。

该研究确定了 2000—2010 年之间 40 639 名初次接受冠状动脉旁路移植术的成人患者，其中罹患类风湿关节炎 101 例，系统性红斑狼疮 56 例，强直性脊柱炎 73 例。对手术死亡率的优势比(OR)、总死亡率的危险比(HR)以及冠状动脉旁路移植术后心脏不良后果(即心肌梗死、再次血运重建)与三种疾病之间的关系做了预测。结果：纠正各种潜在的混杂因素后，系统性红斑狼疮是一种手术死亡率的独立预测因子，而 AS 具有轻微手术死亡率相关性。在随访期间，系统性红斑狼疮对总死亡率而言是一个显著的独立预测因子，可能会增加再次血运重建的风险。无论是风湿性关节炎还是 AS 都与总死亡率和不良的心脏预后无显著相关性。这一研究可能有助于外科医生和内科医生认识到在进行冠状动脉旁路移植术和随访观察时，关注源于系统性红斑狼疮和 AS 的潜在风险。

因 COX-2 具有参与血压调节等生理功能，一些 NSAID，包括 COX-2 选择性抑制剂，与某些临床试验或观察性研究中增加的心血管事件有关。故有文献对应用塞来昔布治疗患者的随机临床试验的荟萃分析，了解其心血管事件的危险性。为确定塞来昔布是否影响心血管风险，在塞来昔布临床试验数据库中，对应用塞来昔布、安慰剂或非选择性 NSAID 治疗的患者分析他们心血管事件的发生率。其中，根据抗血小板试验协作规定，定义终点非致死性心肌梗死、非致死性卒中和心血管死亡。患者数据来源于骨关节炎、RA、AS、腰痛和阿尔茨海默病的研究。这项荟萃分析包括：①7 462 例患者使用塞来昔布 200～800 mg/d 共 1 268 患者年，安慰剂治疗的 4 057 例患者的 585 患者年；②19 773 例患者塞来昔布 200～800 mg/d 共 5 651 患者年，13 990 例非选择性非甾体抗炎药(双氯芬酸、布洛芬治疗的比较，萘普生、酮洛芬、洛索洛芬)共 4 386 患者年。心血管事件是由一个 3 人专家终点委员会裁定，他们事先对治疗组及研究不知情。综合分析，心血管事件发生率在塞来昔布治疗组和安慰剂组之间，或塞来昔布和非选择性非甾体抗炎药治疗组之间没有显著差异。塞来昔布的剂量、阿司匹林的使用，或 CV 风险因素的存在并没有改变这些结果。总之，这些研究未能证明塞来昔布相对于安慰剂会增加心血管风险，并证实塞来昔布与非选择性非甾体抗炎药相比，心血管事件发生率相当。

来自另一常用的 COX-2 选择性抑制剂依托考昔有关的血栓性心血管事件的Ⅱb/Ⅲ期临床试验汇总分析中，试验组依托考昔(≥60 mg/d)、传统的非甾体抗炎药萘普生(1 000 mg/d)、布洛芬(2 400 mg/d)、双氯芬酸(150 mg/d)，或安慰剂。获得了与塞来昔布相似的结果。

炎性关节病，包括 RA、AS 和银屑病关节炎(psoriatic arthtitis, PsA)，对全球医疗保健系统是一个相当大的负担。炎性关节病与增加的心血管相关疾病的发病率和病死率相关。有假设提出 CV 疾病风险的增加能够被有血栓形成倾向相匹配的血液参数的变化反映出来。有作者进行了广泛的文献检索识别这些参数。通过搜索 PubMed(1970—2013)进行以下关键词搜索原创文章：RA、AS、PsA 或滑膜积液。这些关键词结合反映动脉粥样硬化工程的关键词：动脉粥样硬化形成，心血管疾病，凝血、纤溶、血管内皮细胞、血小板平均体积、血小板计数、血小板微粒，以及大块血栓形成和血栓。已发表的研究指出，在慢性炎症性疾病中，存在大量的血液相关的过程有助于血栓形成倾向。这些包括血小板量

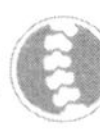

的增加、持续低水平血小板活化、与白细胞相互作用、促炎性细胞因子的形成、局部内皮细胞的活化和凝血活性的增加。接受甲氨蝶呤或 TNF－α 抑制剂治疗的患者似乎导致这些凝血参数正常化。因此，这个分析从血液参数改变引起血栓的倾向入题，首次提供了认识炎症性关节炎可加重心血管疾病的机制。另有作者就慢性炎症性关节疾病患者的动脉粥样硬化性心血管疾病，也进行了文献的概述。标准化病死率与一般人群相比，在炎性关节疾病分别增加：RA 1.3～2.3，AsP 1.6～1.9 和 PsA 0.8～1.6。这种过早死亡主要是由动脉粥样硬化事件引起的。在 RA，这个心血管风险堪比 2 型糖尿病。传统的心血管危险因素往往存在，并且生理功能改变的后果部分地与基础的炎性关节病相关。同样，慢性全身性炎症反应本身是一个独立的心血管危险因素。应用传统的合成药物、靶向合成药物及生物慢作用抗风湿药最优控制疾病的活动，会减少过多的风险。高活动度的炎症和抗感染治疗改变了传统的心血管危险因素，如脂类。鉴于炎性关节疾病患者上述心血管负担，心血管风险管理是必要的。目前，这个 CV 风险管理还缺乏常规关注。患者、全科医生、心脏病专家、内科医师和风湿病专家需要了解在炎性关节病中 CV 风险实质的增加情况，应共同努力及时启动与现行指南和风湿性疾病活动的最优控制相符合的 CV 风险管理，CV 筛选和治疗策略需要在常规护理中实施。

（郭成山）

参考文献

[1] MERCIECA C，VAN DER HORST-BRUINSMA I E，BORG A A. Pulmonary，renal and neurological comorbidities in patients with ankylosing spondylitis；implications for clinical practice [J]. Curr Rheumatol Rep，2014，16(8)：434.

[2] BESSONE F，HERNANDEZ N，ROMA M G，et al. Hepatotoxicity induced by coxibs：how concerned should we be [J]? Expert Opin Drug Saf，2016，15(11)：1463－1475.

[3] WU L C，LEONG P Y，YEO K J，et al. Celecoxib and sulfasalazine had negative association with coronary artery diseases in patients with ankylosing spondylitis：A nation-wide，population-based case-control study [J]. Medicine (Baltimore)，2016，95(36)：e4792.

[4] SONI P，SHELL B，CAWKWELL G，et al. The hepatic safety and tolerability of the cyclooxygenase-2 selective NSAID celecoxib：pooled analysis of 41 randomized controlled trials [J]. Curr Med Res Opin，2009，25(8)：1841－1851.

[5] SCHMELTZER P A，KOSINSKI A S，KLEINER D E，et al. Drug-Induced Liver Injury Network (DILIN). Liver injury from nonsteroidal anti-inflammatory drugs in the United States [J]. Liver Int，2016，36(4)：603－609.

[6] KNÖSPEL F，JACOBS F，FREYER N，et al. In vitro model for hepatotoxicity studies based on primary human hepatocyte cultivation in a perfused 3D bioreactor system [J]. Int J Mol Sci，2016，17(4)：584.

[7] KRASNIQI V，DIMOVSKI A，DOMJANOVIĆ I K，et al. How polymorphisms of the cytochrome P450 genes affect ibuprofen and diclofenac metabolism and toxicity [J]. ArhHig Rada Toksikol，

2016,67(1):1-8.

[8] RADNER H, RAMIRO S, BUCHBINDER R, et al. Pain management for inflammatory arthritis (rheumatoid arthritis, psoriatic arthritis, ankylosing spondylitis and other spondylarthritis) and gastrointestinal or liver comorbidity [J]. Cochrane Database Syst Rev, 2012,1:CD008951.

[9] KELANY M E, ABDALLAH M A. Protective effects of combined β-caryophyllene and silymarin against ketoprofen-induced hepatotoxicity in rats [J]. Can J Physiol Pharmacol, 2016,94(7): 739-744.

[10] KHANNA SHARMA S, KADIYALA V, NAIDU G, et al. A randomized controlled trial to study the efficacy of sulfasalazine for axial disease in ankylosing spondylitis [J]. Int J Rheum Dis, 2018, 21(1):308-314.

[11] ROUSSOU E, BOURAOUI A. Real-life experience of using conventional disease-modifying anti-rheumatic drugs (DMARDs) in psoriatic arthritis (PsA). Retrospective analysis of the efficacy of methotrexate, sulfasalazine, and leflunomide in PsA in comparison to spondyloarthritides other than PsA and literature review of the use of conventional DMARDs in PsA [J]. Eur J Rheumatol, 2017, 4(1):1-10.

[12] MOGHIMI J, REZAEI A A, GHORBANI R, et al. Efficacy of an acquainted drug in the treatment of inflammatory low back pain: sulfasalazine under investigation [J]. Drug Des DevelTherm, 2016, 10:3065-3069.

[13] WU L C, LEONG P Y, YEO K J, et al. Celecoxib and sulfasalazine had negative association with coronary artery diseases in patients with ankylosing spondylitis: A nation-wide, population-based case-control study [J]. Medicine (Baltimore), 2016,95(36):e4792.

[14] CILDAG S, SENTURK T. Sulfasalazine-Related Hypersensitivity Reactions in Patients With Rheumatic Diseases [J]. J Clin Rheumatol, 2017,23(2):77-79.

[15] JOBANPUTRA P, AMARASENA R, MAGGS F, et al. Hepatotoxicity associated with sulfasalazine in inflammatory arthritis: A case series from a local surveillance of serious adverse events [J]. BMC Musculoskelet Disord, 2008,9:48.

[16] LINARES V, ALONSO V, DOMINGO J L. Oxidative stress as a mechanism underlying sulfasalazine-induced toxicity [J]. Expert Opin Drug Saf, 2011,10(2):253-263.

[17] DUBEY L, CHATTERJEE S, GHOSH A. Hepatic and hematological adverse effects of long-term low-dose methotrexate therapy in rheumatoid arthritis: An observational study [J]. Indian J Pharmacol, 2016,48(5):591-594.

[18] MAHMOUD A M, HUSSEIN O E, HOZAYEN W G, et al. Methotrexate hepatotoxicity is associated with oxidative stress, and down-regulation of PPARγ and Nrf2: Protective effect of 18β-Glycyrrhetinic acid [J]. Chem Biol Interact, 2017,270:59-72.

[19] SAVRAN M, CICEK E, DOGUC D K, et al. Vitamin C attenuates methotrexate-induced oxidative stress in kidney and liver of rats [J]. Physiol Int, 2017,29:1-11.

[20] ALI N, RASHID S, NAFEES S, et al. Protective effect of Chlorogenic acid against methotrexate induced oxidative stress, inflammation and apoptosis in rat liver: An experimental approach [J]. Chem Biol Interact, 2017,272:80-91.

[21] XIANG N, LI X M, ZHANG M J, et al. Total glucosides of paeony can reduce the hepatotoxicity caused by Methotrexate and Leflunomide combination treatment of active rheumatoid arthritis [J]. Int Immunopharmacol, 2015,28(1):802-807.

[22] EWEES M G, ABDELGHANY T M, ABDEL-AZIZ A A, et al. All-trans retinoic acid mitigates

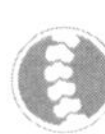

methotrexate-induced liver injury in rats: relevance of retinoic acid signaling pathway [J]. Naunyn Schmiedebergs Arch Pharmacol, 2015,388(9):931 - 938.

[23] MOGHADAM A R, TUTUNCHI S, NAMVARAN-ABBAS-ABAD A, et al. Pre-administration of turmeric prevents methotrexate-induced liver toxicity and oxidative stress [J]. BMC Complement Altern Med, 2015,15:246.

[24] GAD A M, HASSAN W A, FIKRY E M. Significant curative functions of the mesenchymal stem cells on methotrexate-induced kidney and liver injuries in rats [J]. J Biochem Mol Toxicol, 2017,31(8):doi:10.1002/jbt.21919.

[25] EFE C. Drug induced autoimmune hepatitis and TNF - α blocking agents: is there a real relationship [J]? Autoimmun Rev, 2013,12(3):337 - 339.

[26] VAN DENDEREN J C, BLOM G J, VAN DER HORST-BRUINSMA I E, et al. Elevated liver enzymes in patients with ankylosing spondylitis treated with etanercept [J]. Clin Rheumatol, 2012, 31(12):1677 - 1682.

[27] CAPKIN E, KARKUCAK M, COSAR A M, et al. Treatment of ankylosing spondylitis with TNF inhibitors does not have adverse effect on results of liver function tests: a longitudinal study [J]. Int J Rheum Dis, 2015,18(5):548 - 552.

[28] EL MAGHRAOUI A, DEHHAOUI M. Prevalence and characteristics of lung involvement on high resolution computed tomography in patients with ankylosing spondylitis: a systematic review [J]. Pulm Med, 2012,2012:965956.

[29] ATZENI F, BOIARDI L, SALLÌ S, et al. Lung involvement and drug-induced lung disease in patients with rheumatoid arthritis [J]. Expert Rev Clin Immunol, 2013,9(7):649 - 657.

[30] CHIKURA B, LANE S, DAWSON J K. Clinical expression of leflunomide-induced pneumonitis [J]. Rheumatology (Oxford), 2009,48(9):1065 - 1068.

[31] SIEMION-SZCZEŚNIAK I, BARTOSZUK I, BARTOSIEWICZ M, et al. Acute interstitial pneumonia in patient with rheumatoid arthritis treated with leflunomide [J]. Pneumonol Alergol Pol, 2014,82(6):568 - 575.

[32] ATZENI F, BOIARDI L, SALLÌ S, et al. Lung involvement and drug-induced lung disease in patients with rheumatoid arthritis [J]. Expert Rev Clin Immunol, 2013,9(7):649 - 657.

[33] ATZENI F, GRILLO E, MASALA I F, et al. Do anti-TNF blockers increase the risk of lung involvement in patients with ankylosing spondylitis or psoriatic arthritis? a systematic review [J]. Isr Med Assoc J, 2016,18(3 - 4):154 - 155.

[34] ROUBILLE C, HARAOUI B. Interstitial lung diseases induced or exacerbated by DMARDS and biologic agents in rheumatoid arthritis: a systematic literature review [J]. Semin Arthritis Rheum, 2014,43(5):613 - 626.

[35] RAMOS-CASALS M, BRITO-ZERÓN P, MUÑOZ S, et al. Autoimmune diseases induced by TNF-targeted therapies: analysis of 233 cases [J]. Medicine (Baltimore), 2007,86(4):242 - 251.

[36] OCHI S, NANKI T, KANEKO H, et al. Successful treatment of ankylosing spondylitis coexisting with pulmonary sarcoidosis by infliximab [J]. Clin Exp Rheumatol, 2009,27(4):698 - 699.

[37] KERJOUAN M, JOUNEAU S, LENA H, et al. Pulmonary sarcoidosis developing during treatment with etanercept [J]. Rev Mal Respir, 2011,28(3):360 - 364.

[38] EL-HAG K, DERCKEN H G, PRENZEL R, et al. Drug-induced alveolitis associated with infliximab/azathioprine therapy [J]. P neumologie, 2008,62(4):204 - 208.

[39] HICKEY E J, RAJE R R, REID V E, et al. Diclofenac induced in vivo nephrotoxicity may involve

oxidative stress-mediated massive genomic DNA fragmentation and apoptotic cell death [J]. Free Radic Biol Med, 2001,31(2):139 - 152.
[40] DURANDO M, TIU H, KIM J S. Sulfasalazine-induced crystalluria causing severe acute kidney injury [J]. Am J Kidney Dis, 2017,70(6):869 - 873.
[41] YUKSEL Y, YUKSEL R, YAGMURCA M, et al. Effects of quercetin on methotrexate-induced nephrotoxicity in rats [J]. Hum Exp Toxicol, 2017,36(1):51 - 61.
[42] ULUSOY H B, ÖZTÜRK I, SÖNMEZ M F. Protective effect of propolis on methotrexate-induced kidney injury in the rat [J]. Ren Fail, 2016,38(5):744 - 750.
[43] LEE S H, LEE E J, CHUNG S W, et al. Renal involvement in ankylosing spondylitis: prevalence, pathology, response to TNF-a blocker [J]. Rheumatol Int, 2013,33(7):1689 - 1692.
[44] WEI S S, SINNIAH R. Adalimumab (TNF α Inhibitor) therapy exacerbates IgA glomerulonephritis acute renal injury and induces lupus autoantibodies in a psoriasis patient [J]. Case Rep Nephrol, 2013,2013:812781.
[45] MATHIEU S, MOTREFF P, SOUBRIER M. Spondyloarthropathies: an independent cardiovascular risk factor [J]? Joint Bone Spine, 2010,77(6):542 - 545.
[46] LAI C H, LAI W W, CHIOU M J, et al. Outcomes of coronary artery bypass grafting in patients with inflammatory rheumatic diseases: an 11-year nationwide cohort study [J]. J Thorac Cardiovasc Surg, 2015,149(3):859 - 866.
[47] WHITE W B, WEST C R, BORER J S, et al. Risk of cardiovascular events in patients receiving celecoxib: a meta-analysis of randomized clinical trials [J]. Am J Cardiol, 2007,99(1):91 - 98.
[48] CURTIS S P, KO A T, BOLOGNESE J A, et al. Pooled analysis of thrombotic cardiovascular events in clinical trials of the COX - 2 selective Inhibitor etoricoxib [J]. Curr Med Res Opin, 2006, 22(12):2365 - 2374.
[49] BEINSBERGER J, HEEMSKERK J W, COSEMANS J M. Chronic arthritis and cardiovascular disease: altered blood parameters give rise to a prothrombotic propensity [J]. Semin Arthritis Rheum, 2014,44(3):345 - 352.
[50] AGCA R, HESLINGA S C, VAN HALM V P, et al. Atherosclerotic cardiovascular disease in patients with chronic inflammatory joint disorders [J]. Heart, 2016,102(10):790 - 795.
[51] EL MAGHRAOUI A. Extra-articular manifestations of ankylosing spondylitis: prevalence, characteristics and therapeutic implications [J]. Eur J Intern Med, 2011,22(6):554 - 560.
[52] CALVO-RÍO V, BLANCO R, SANTOS-GÓMEZ M, et al. Golimumab in refractory uveitis related to spondyloarthritis. Multicenter study of 15 patients [J]. Semin Arthritis Rheum, 2016,46(1):95 - 101.
[53] AHN I E, JU J H, KANG K Y, et al. The silent progression of metastatic malignancy during the treatment with soluble tumor necrosis factor receptor [J]. Clin Rheumatol, 2010, 29(2): 225 - 227.

第七章
强直性脊柱所致精神障碍的治疗

强直性脊柱炎(AS)是一种慢性炎性疾病,累及骶髂关节、中轴骨,有时也可累及外周关节、关节周围的附属组织以及内脏器官。AS的患病率、致残率均较高,尤其多数在18～22岁发病,严重影响患者、家庭及社会生产力,易对患者的心理产生不良影响。据国外报道,75%的AS患者有精神障碍的表现,其中有抑郁表现者占43%。慢性下腰痛患者重症抑郁的患病率是普通人群的3～4倍。在确诊后的2～4年逐渐出现抑郁症状的风险很高。国内报道318例患者中焦虑症的检出率为42.7%,抑郁症的检出率为41.4%,焦虑和抑郁共病的检出率为30.3%;且女性、年龄>27岁、病程≥6年的AS患者抑郁症和焦虑症的检出率更高。

第一节　病因与发病机制

一、细胞因子

焦虑、抑郁和AS之间的密切关系已经很明确,但是具体的解释还有争议。焦虑和抑郁会明显地影响疾病的发展、转归,疾病引起的慢性疼痛和抑郁通过反复的恶性循环相互影响,使得疾病的症状和不良情绪长期共存。长期处于焦虑、抑郁的消极状态下,机体淋巴细胞增殖减少,自然杀伤细胞活性降低,血液循环中白细胞和抗体的数量改变,导致免疫功能减退,易感染而加重AS症状。研究显示,抑郁与患者的症状严重程度相关。促炎症反应细胞因子尤其是IL-1、IL-6和TNF-α可导致抑郁,这些研究结果引发了相当多的关于风湿疾病中细胞因子所起作用的讨论。

二、心理因素

恐惧-回避信念在慢性疼痛患者因病致残中起着相当重要的作用。恐惧-回避理论认为:恐惧-回避行为引起恶性循环,患者认为疼痛正在破坏患病部位,因而当疼痛持续时他们避免过多的运动;结果患者会把肌肉紧张时引起的肌肉牵拉感当作疼痛。随着时间的推移,这种机制通过疼痛的神经传导通路投射到大脑的相应区域,通过中枢致敏作用使引起痛觉的外周刺激需要量逐渐减少;周围神经感觉区也比以前增加,以感知更大范围的疼痛。这种机制的结果就是,局部的病理过程被弱化,而痛觉和痛觉感知区域被强化;继发于这种变化,在做简单任务时恐惧-回避行为通过疼痛环路产生明显的疼痛,导致症状自我强化。这就形成一种理论假设,患者在没有局部病理过程的部位感觉到疼痛,而在这个区域形成中枢疼痛环路。有研究者进行了一项关于 AS 患者焦虑和抑郁症状产生的心理中介因素的研究,结果显示,伴有抑郁、焦虑的 AS 患者与不伴抑郁、焦虑的 AS 患者相比,其应对方式、心理控制源等差异均有统计学意义。

第二节 临床表现

一、适应性反应

确诊 AS 对多数患者来说是一种心理应激,适度的心理应激对个体的成长、发育有利,而且对人体健康和功能都有积极的促进作用;但心理应激超过个体的承受能力,则可使个体出现情绪反应。多数情况下这种不良情绪反应会逐渐减轻或消失;但部分患者的负性情绪持续存在,对其躯体、心理和社会功能带来显著负面影响,并且会彻底破坏患者的日常生活,使其生活质量显著下降。

二、情绪反应

AS 患者的心理症状主要表现为焦虑、抑郁、恐惧及疲劳。

1. 焦虑

AS 患者的焦虑具体表现为:①紧张、害怕、不安和痛苦等主观体验;②有时会易激惹,无故发怒;③精神运动性不安(坐立不安、心神不定);④骨骼肌紧张、颤抖、两手湿冷、心悸、胸闷气短、心前区不适或疼痛、呼吸频率加快等。短期的焦虑反应可以增强患者对下一步情况的预期,并做好充分的准备,同时促使患者寻求帮助以及采用积极的应对策略,但是持续性、病理性的焦虑反应会发展为焦虑症,破坏患者的社交及工作能力。大多数患者不懂得慢性病的概念,而是以每一天的变化来判断病情的好转或恶化。当治疗效果暂时不明显时,患者极易产生焦虑情绪,对医生产生不信任感,反过来加重 AS 症状,降低患者应对疾病和疼痛的能力。

2. 抑郁

抑郁是最常见的、也是最易被忽视的心理症状。隐匿性抑郁在 AS 患者中比较多见,患者的情绪低下和忧郁症状并不明显,突出表现为各种躯体不适症状,如躯体疼痛、心悸、

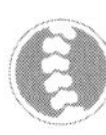

胸闷、中上腹不适、气短、出汗、消瘦、失眠等。AS 患者多为青壮年，由于疾病的原因耽误了学习和工作，疼痛、僵直及畸形限制了患者的躯体活动，慢性疲乏又可进一步引起躯体功能障碍，生活需要他人帮助。AS 的这些症状使患者感到自主性和自尊心强烈受损，对康复失去信心，易出现抑郁情绪。患者的主要表现有：情绪低落，自我评价过低，感觉前途一片黑暗；丧失对生活、工作的热情和乐趣，常闭门独居；思维迟缓、记忆力减退；强烈的无用感、无价值感、无助感，甚至自杀。

3. 恐惧

恐惧是面临现实的或想象中的危险，或即将受到伤害时所产生的害怕体验。AS 患者的恐惧通常伴有回避倾向，对疼痛的恐惧导致患者逃避其认为与疼痛发生或加剧有关的活动（如体力、社交和职业），即使躯体上可能已经康复。在急性发作期这种反应是适应性的，休息可促进恢复，但在康复期继续保持逃避态度则会导致能力丧失和焦虑。主要表现有：失去理智不知所措，四处求医丧失信心；不承认事实，过度担心，疑惑心理导致不断求证。

4. 疲劳

疲劳是亚健康人群最常见的表现，不同程度地影响人们的生活质量。30％～70％的风湿性疾病患者报告有疲劳，50％存在疲劳的患者认为他们的医生对这一症状未予充分关注，只能独自与疲劳斗争，但他们很少能够成功控制疲劳。

疲劳包括 3 种模式：神经肌肉患者的肌无力，躯体疾病所致的疲乏，精神性的疲劳。AS 患者的精神疲劳属于心理症状，其特征是反应迟钝、处理日常工作的能力降低，劳动能力降低；睡眠后通常不能恢复体力，患者常诉早晨最疲倦。患者体验到“我不想做任何事”，当提供活动的机会时，患者会说“我不喜欢参加”。大多数研究表明，抑郁是疲劳最强的预测因素，但同时研究也一致表明抑郁独立于疲劳，与疾病的活动性或实验室炎性指标不相关。

5. 下腰痛

疼痛和僵直是 AS 患者的主要症状。一些前瞻性研究显示，恐惧情绪导致下腰痛患者的症状持续存在。Sieben 等进行的一项关于急性下腰痛的前瞻性系列研究显示，25％的患者在前 2 周恐惧水平非常高，1 年之后这些患者出现更多残疾症状，因此应该在疾病早期识别出恐惧-逃避信念。Grotle 等在挪威奥斯陆进行了一项关于 50 例慢性下腰痛患者的恐惧情绪调查，采用恐惧-回避信念问卷分别在患者就诊的第 3、6、9 和 12 个月时进行评估，结果发现慢性下腰痛患者的工作恐惧和躯体活动恐惧得分高于急性患者；并且急性组工作恐惧得分是 1 年后疼痛和残疾的有效预测因子，慢性躯体活动恐惧得分是残疾的有效预测因子。

第三节　强直性脊柱炎患者常见心理异常评估工具

精神和生物医学分属不同的医疗范畴，诊治方法差异较大。医生和患者都更愿意用躯体疾病解释症状，且习惯于依靠实验室检查诊断疾病，而精神症状目前尚缺乏确凿的实验室检查方法，对于风湿科医生来说最简便的方法还是使用心理量表评估对患者进行初步诊断。以抑郁量表为例，熟练掌握之后，评估一个患者大约需要 5 min 的时间。

一、症状与情绪问卷

对于 AS 患者心理症状的研究最初主要集中于焦虑和抑郁情绪，普遍采用心理评估的方法对 AS 患者进行问卷调查。使用较多的问卷包括：焦虑自评量表（SAS）、抑郁自评量表（SDS）、贝克抑郁问卷（BDI）、医院焦虑抑郁量表（HADS）、90 项症状自评量表（SCL－90）等。侧重于对焦虑和抑郁进行横断面研究，分析其在 AS 患者中的分布，症状的严重程度，以及与炎症指标、Bath AS 疾病活动指数、功能指数、测量指数的相关性。近年来研究者逐渐开始重视 AS 患者的疲劳和睡眠障碍，因为这些症状与生活质量以及工作能力联系更密切；经常使用的调查问卷有：情绪状态测试的疲劳量表（fPOMS）、疲劳量表（FS－14）、疲劳评定量表（FAI）、匹兹堡睡眠质量指数（PSQI）、阿森斯失眠量表（AIS）。

二、生活质量问卷

各式各样的生活质量量表有几百种，针对 AS 患者应用较多的问卷有：健康调查简表（SF－36）、强直性脊柱炎生活质量问卷（AS－QOL）、世界卫生组织生活质量测定量表（WHO－QOL）等。生活质量评价的应用，使健康测量发生了从物质到精神，从客观到主观的转变，充分反映了健康与生理、心理和社会之间的密切关系。

第四节　诊断与治疗

一、诊断标准

1）已经确诊强直性脊柱炎的患者，如发现抑郁焦虑、失眠、疲劳感、下腰痛等，应考虑本病。

2）排除其他重性精神疾病。

二、治疗

患者同时具有躯体疾病和不同程度的精神障碍，两者交互存在、互相影响，以共病形式存在。躯体疾病带来的不适使患者情绪障碍加重，而严重的焦虑/抑郁情绪也会使得躯体疾病加重，最终导致疾病呈现慢性化、长期化、复杂化，给临床诊断与治疗带来极大困难。

（一）病因治疗

重视躯体疾病治疗。

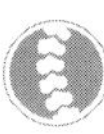

（二）对症治疗

针对精神症状选择药物治疗，如有焦虑、抑郁情绪分别选用新型抗抑郁或抗焦虑治疗，药物剂量以小剂量为宜。

（三）综合治疗

重视问诊，采用综合治疗方案。由于对精神类药物的不熟悉，或担心此类药物的不良反应，多数风湿科医生未给予足量、足疗程的精神药物治疗。国外同样存在此类问题，Schulberg 等调查发现，即使临床医生被调查者告知需要对抑郁症患者进行治疗，但仍有 1/4 的患者没有得到治疗；且在给予治疗的患者中，使用抗抑郁剂治疗的只占 60%，其中仅有 43%给予足量、足疗程的抗抑郁剂治疗。对明确伴有心理症状的 AS 患者，应当采用兼顾躯体和心理的综合治疗方案。

（四）重视联络会诊

个体的躯体、精神和社会状态密切相关，躯体状况不良可以影响精神健康；反过来，心理症状，如抑郁或焦虑，也可以导致躯体状况恶化。患者同时具有躯体疾病和不同程度的精神障碍，两者交互存在、互相影响，以共病形式存在。躯体疾病带来的不适使患者情绪障碍加重，而严重的焦虑/抑郁情绪也会使得躯体疾病加重，最终导致疾病呈现慢性化、长期化、复杂化，给临床诊断与治疗带来极大困难。因此，AS 的治疗需要不同学科间的联络会诊，以提高对精神症状的识别能力，并改善治疗效果，最终提高患者的整体健康水平。

总之，AS 患者所致精神障碍应当引起风湿科医生的重视，真正树立起生物-心理-社会医学模式理念，不能绝对地将躯体疾病和精神疾病分开。不仅要提高对心理症状的认识，同时应逐步建立一整套规范化诊断流程，掌握使用心理学量表快速筛查精神疾病的方法以及掌握必要的心理治疗方法。

（吴东辉　罗国志）

参考文献

［1］SHEN C C, HU L Y, YANG A C, et al. Risk of psychiatric disorders following ankylosing spondylitis: a nationwide population-based retrospective cohort study [J]. J Rheumatol, 2016,43(3):625 - 631.

［2］WU J J, PENFOLD R B, PRIMATESTA P, et al. The risk of depression, suicidal ideation and suicide attempt in patients with psoriasis, psoriatic arthritis or ankylosing spondylitis [J]. PJ Eur Acad Dermatol Venereol, 2017,31(7):1168 - 1175.

［3］孙卓，冀肖健，文琼芳，等. 强直性脊柱炎患者临床特征和生活质量的性别差异[J]. 解放军医学院学报，2017，38(4)：301 - 305.

［4］DURMUS D, SARISOY G, ALAYLI G. Psychiatric symptoms in ankylosing spondylitis: their relationship with disease activity, functional capacity, pain and fatigue [J]. Compr Psychiatry, 2015,62:170 - 177.

［5］李晏，黄烽. 不容忽视强直性脊柱炎患者的精神心理异常[J]. 中华风湿病学杂志，2012，16(2)：

73－76.
[6] 黄烽. 强直性脊柱炎[M]. 北京：人民卫生出版社，2011：9－10.
[7] 李晏，张胜利，朱剑，等. 盐酸度洛西汀治疗强直性脊柱炎伴抑郁患者的对照研究[J]. 中华医学杂志，2013，93(13)：966－969.
[8] DAVIS M C, ZANTRA A J, YOUNGER J, et al. Chronic stress and regulation of cellular markers of inflammation in rheumatoid arthritis: implications for fatigue [J]. Brain Behav Immunol, 2008, 22(1)：24－32.
[9] MEESTERS J J, BREMANDER A, BERGMAN S, et al. The risk for depression in patients with ankylosing spondylitis: a population-based cohort study [J]. Arthritis Res Ther, 2014，16(5)：418－422.
[10] 杨建辉，黄延寿，刘淼，等. 强直性脊柱炎抑郁症状的临床调查[J]. 中国神经精神疾病杂志，2004，30(6)：467.

第八章 强直性脊柱炎眼部受累时的管理与治疗

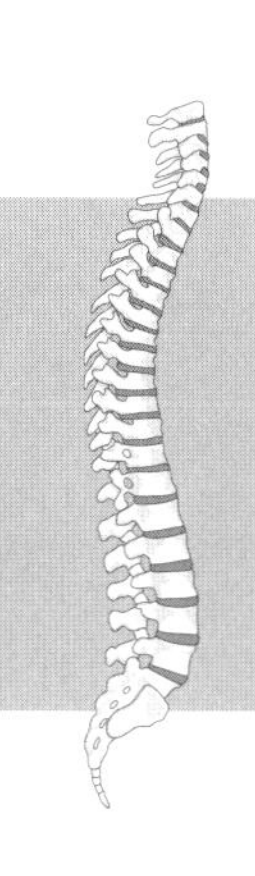

第一节 强直性脊柱炎合并急性前葡萄膜炎的治疗

强直性脊柱炎(AS)最常见的眼部表现为急性前葡萄膜炎(acute anterior uveitis, AAU),发生于40%的AS患者,男性比女性更常见,通常发生在20～40岁的成年人。据估计,大约1/3的AAU患者同时合并AS,并且在西方国家中50%的AAU患者可能是人类白细胞抗原(human leukocyte antigen, HLA)-B27阳性者。

葡萄膜炎包括一组不同的葡萄膜(虹膜、睫状体和脉络膜)炎症,然而经常与相邻结构如玻璃体、视网膜、视神经的炎症有关。大多数患者年龄在20～50岁(但是儿童幼年性特发性关节炎与葡萄膜炎密切相关),可导致失明并造成重大的社会经济后果。葡萄膜炎分为前、中、后和全葡萄膜炎,前葡萄膜炎(anterior uveitis, AU)是最常见的亚型。AU也叫虹膜炎或虹膜睫状体炎。发病可以是突然或隐匿,过程为自限性或持续存在性,病程为急性或复发性或慢性。葡萄膜炎可分为:①感染,如单纯疱疹病毒、水痘-带状疱疹病毒、巨细胞病毒、弓形虫、结核分枝杆菌、梅毒螺旋体和白念珠菌;②非感染性的仅眼睛受累或一个相关的全身性疾病,如HLA-B27相关性疾病、结节病、白塞病、多发性硬化;③伪装疾病,如原发性玻璃体视网膜B细胞淋巴瘤可以模仿葡萄膜炎的症状。虽然累及眼球后部的葡萄膜炎(中、泛、后葡萄膜炎)更容易导致视力丧失,但有小部分AS患者合并AU为难治性,且对治疗反应欠佳而导致失明。Verhagen等人报告9%(20/212)的患者因葡萄膜炎而视力永久受损或至少一只眼睛失明,中位数为9.7年。

一、症状

AAU一般表现为眼睛疼痛、发红、畏光。眼睛不粘连,视力通常是模糊不清而不是急剧下降。虽然两只眼睛都会受到影响,但通常一次只累及一只眼睛。AAU 第一发作经常被误诊为结膜炎;因此,当患者在眼科就诊时,病情可能已经相当严重。复发是普遍的,有一项研究显示首次发作<5 年的患者平均复发时间为 1.1±0.8 年,首次发作>5 年的患者平均复发时间为 0.8±0.6 年,提示随着病程延长,复发可能变得不那么频繁。与 AS 相关的 AAU 往往具有典型的模式,葡萄膜炎在同一眼睛反复发作,然后影响到另一眼睛,最后切换回原来受累的眼睛,"转换器"或"单侧交替"模式(表 8-1)。在患者之间和同一患者的复发严重程度可能有所不同,复发之间的时间变化很大。患者也可能觉得眼睛轻微的感觉/刺痛作为复发的先兆症状。有些患者会说压力会导致复发。

表 8-1 AS 中 HLA-B27 阳性及 HLA-B27 阴性 AAU 的比较

特点	HLA-B27 阳性 AAU	HLA-B27 阴性 AAU
偏侧性	单侧交替	双侧
葡萄膜炎的模式	急性/复发	慢性
KPs	少量	中量/大量
在前房纤维沉积物	是	否
前方积脓	是	否

二、检查

AAU 使用裂隙灯才能准确诊断。角膜周围发红,小的不规则形状的瞳孔会高度提示 AAU。独特的体征有角膜后沉着物(keratic precipitates, KPs),前方细胞和耀斑,虹膜后粘连(posterior synechia, PS)。KPs 是炎症细胞沉积在角膜内面(角膜内皮细胞)。这些体征在不同类型的 AU 可以有不同的形状和分布,而在 HLA-B27 相关的 AAU(表 8-1),KPs 的特点是小(细)。血-房水屏障(虹膜静脉内皮细胞)的破坏使白细胞漏入清亮、无色的液体。使用裂隙灯观察,可见前房内更多的细胞与炎症的增加有关(在眼房水周围漂浮的白色小点),这可以用经过验证的评分系统进行分级(表 8-2)。在严重 AAU 发作时,有很多细胞在眼房水里,它们沉积在前房的底部形成的白色沉积物称为前房积脓(图 8-1)。前房积脓的主要鉴别诊断是 HLA-B27 相关的 AAU 和白塞病相关的葡萄膜炎。白蛋白也漏入眼房水中,使它变成乳浊/不透明,这就是所谓的耀斑。眼房水越不透明,血-房水屏障破坏引起的耀斑就越多,这也是可以分级的(表 8-3)。严重耀斑发作导致纤维蛋白凝块沉积在前房,是 HLA-B27 相关的 AAU 的特点(图 8-2)。虹膜后粘连是虹膜和前囊膜之间的粘连。这导致一个小而形状不规则的瞳孔(图 8-3)。在正常的眼睛中,虹膜位于晶状体前囊上。当虹膜发炎和眼房水充满越来越多的蛋白质,虹膜附着于晶状体前囊时可导致瞳孔形状不规则。除非这些粘连能解除,否则瞳孔将维持这种形状,不能正常扩张。

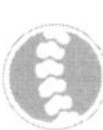

表 8-2　使用裂隙灯对前房细胞进行分级

前房细胞(数量)	分　级
0	0
1～5	+0.5
6～15	+1.0
16～25	+2.0
26～50	+3.0
＞50	+4.0

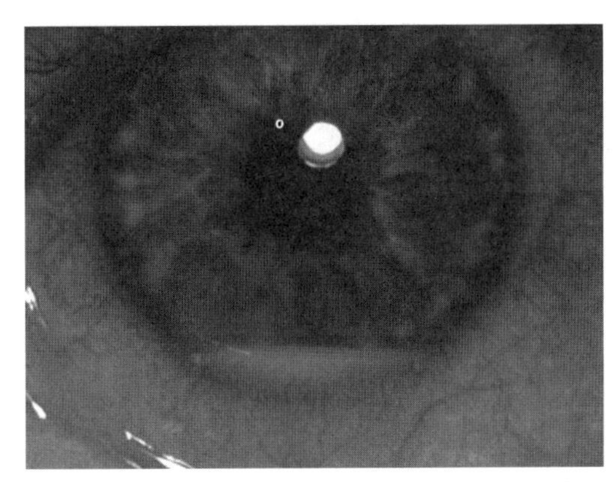

图 8-1　HLA-B27 阳性 AAU 患者前房积脓(白细胞的白色沉淀)

表 8-3　使用裂隙灯对前房耀斑进行分级

描　述	分　级
无	0
微弱	+1.0
中等	+2.0
显著	+3.0
强烈(纤维蛋白)	+4.0

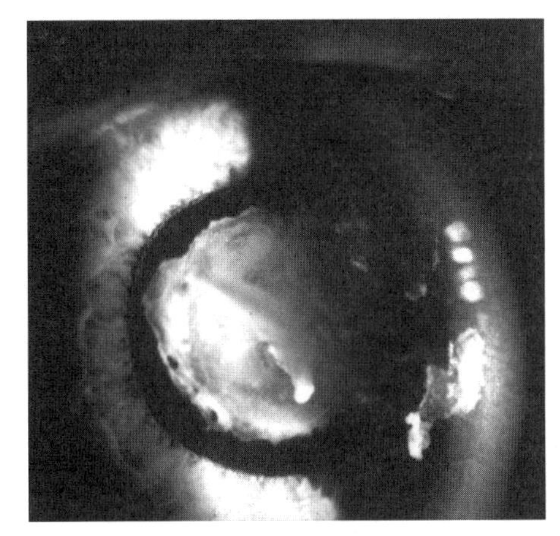

图 8-2　纤维蛋白凝块出现在 HLA-B27 阳性的 AAU 患者前房

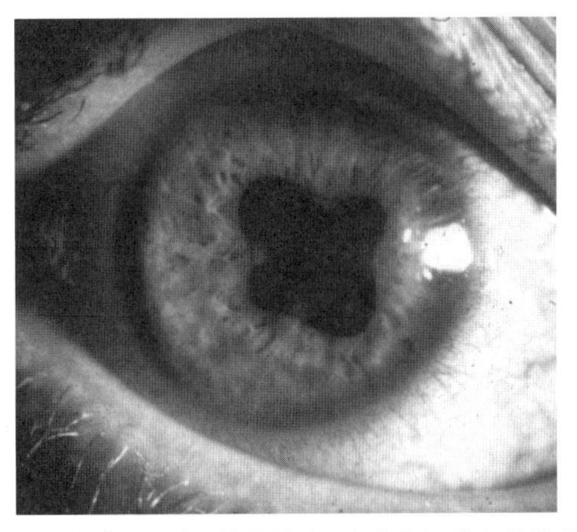

图 8-3　不规则形状的粘连(瞳孔在虹膜和晶状体前囊之间)

三、治疗

标准的治疗方法是多次使用局部糖皮质激素以恢复血水屏障来清除前房细胞和耀斑。1%醋酸泼尼松龙滴眼液，每1～2 h使用一次，根据发作的严重程度即前房细胞及耀斑数量，6～8周后逐渐减少。还需给予扩张瞳孔药物，如1%盐酸环喷托酯，通常1天3次。通过扩张瞳孔(散瞳作用)，可以防止虹膜后粘连的形成，虹膜将进一步远离晶状体前囊以及松弛刚刚形成的PS(它不会打破长期存在的PS)而使瞳孔变圆了。它还麻痹睫状肌(停止调节睫状肌麻痹作用)从而减少疼痛，但会造成视物模糊，特别在阅读时。一旦停止滴眼时，环喷托酯的作用在24 h内逐渐消失。在严重的情况下可能有纤维蛋白沉积在前房和前房积脓，且常常发生在患者第一次AAU发作时，在这种情况下球结膜下注射0.1%倍他米松和麦屈卡因2号(含盐酸普鲁卡因、硫酸阿托品、肾上腺素酒石酸)来扩张瞳孔是必须的。如果多次使用局部糖皮质激素疗效欠佳，可能需要短期口服泼尼松龙(每天40～60 mg，连续1周)。然而，AAU的大多数案例连续使用局部糖皮质激素和睫状肌麻痹剂均治疗成功。随着AAU的反复发作，一些患者的病程可能会改变，进展到慢性病程时需要进行长期治疗。少数患者对常规治疗没有反应，需要全身治疗，倾向于全身应用糖皮质激素，甚至是免疫抑制剂及生物制剂。

四、AAU的眼部并发症

1. 继发性眼压增高/继发性青光眼

有几种机制可能导致眼压升高，即眼压>21 mmHg(1 mmHg=0.133 kPa)(正常范围10～21 mmHg)，可能导致不可逆转的视神经和视野损伤，即青光眼。其中两个机制已被详细阐述。

2. 瞳孔阻滞“青光眼”

如果虹膜完全粘连在晶状体前囊上，即360°虹膜后粘连可能发生在AAU反复发作后，然后在睫状体产生的眼房水无法通过虹膜和晶状体前囊之间经过瞳孔进入前房。这导致眼房水在虹膜后面聚集，弯曲向前进入前房，称为虹膜膨隆。当眼压迅速增加到约50 mmHg时，一般有剧烈疼痛、视力减退、发红、角膜模糊等不适。初始治疗是使用内科方法来降低眼压和治疗葡萄膜炎。确定性治疗是使用掺钕钇铝石榴石激光在虹膜上开一个洞，让房水进入前房。

3. 糖皮质激素引起的眼压升高

这在眼科文献中常常被错误地称为“类固醇反应者”。开始局部用糖皮质激素几周后(通常是有效的)，约30%的患者会出现眼压升高(>21 mmHg)。糖皮质激素通过抑制小梁网内的细胞外基质物质的降解和(或)在小梁网细胞间交联肌动蛋白纤维来减少房水外流。原发性开角型青光眼常有家族病史。眼压的升高是渐进的，很少大于40 mmHg；因此，眼睛不会变红或疼痛，也就是说，患者一般无法意识到眼压升高。需要长期每日局部用糖皮质激素的患者必须定期接受眼压检查，任何眼压的升高均需治疗以防止不可逆的

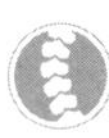

青光眼性视神经病变的发展。除了瞳孔阻滞性青光眼，降低眼压的主要治疗方法是内科治疗。如果糖皮质激素诱导的葡萄膜炎需要治疗时，可用处方药效不那么强的局部用糖皮质激素，如0.5%氯替泼诺。如果一种药物不能将眼压降低到可接受的水平，则可以联合使用降低眼压的滴剂，如β受体阻滞剂、前列腺素类似物、碳酸酐酶抑制剂和α_2受体激动剂等滴眼液。尽管联合使用滴眼液，眼压不能降得足够低，或有证据提示渐进性青光眼视神经病变，这种情况下需施行手术，或在手术部位行小梁切除术联合丝裂霉素C或引流阀/管手术。手术方式的选择往往根据术者的喜好。

4. 白内障

葡萄膜炎的反复发作可能导致晶状体通透性改变，引起晶状体混浊，即白内障。这通常是后囊下型和发生在视轴上的晶状体后面。这意味着进入眼睛的光线会冲击到混浊的区域，使光线分散，产生眩光的症状。体积小的白内障即可引起眩光，患者常常抱怨在开车时被阳光或车灯所迷惑。白内障是否做手术往往取决于患者的眩光程度。白内障手术(包括植入人工晶状体的白内障超声乳化术)可以很好地恢复视力，但手术可能在技术上具有挑战性，严格的术前和术后控制葡萄膜炎是必要的(图8-4)。

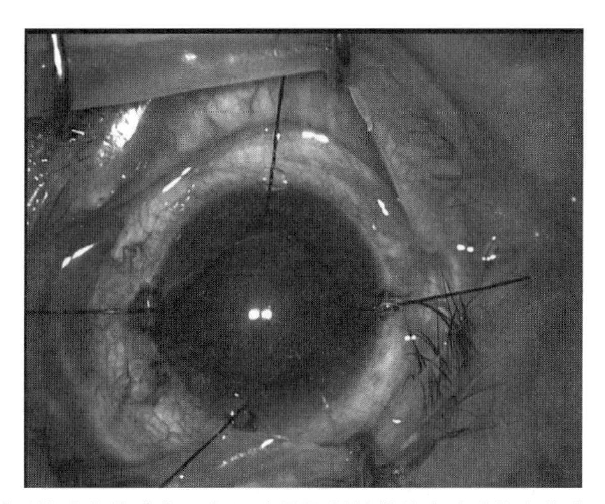

图8-4　虹膜后粘连葡萄膜炎手术(4个聚丙烯拉钩扩大瞳孔使白内障手术得以进行)

5. 黄斑囊样水肿

黄斑囊样水肿(cystoid macular edema，CMO)是葡萄膜炎患者视力丧失的主要原因之一。虽然常常作为葡萄膜炎并发症影响眼后段，其被认为是AS相关的AAU中比较少见的并发症。它通常发生在开始治疗后3～4周，其时AU已经稳定，眼睛是白色的和无疼痛。液体积聚在视网膜黄斑区，尤其是黄斑中心凹，导致视力明显下降。黄斑是视网膜最敏感的部分，充满圆锥细胞，负责中央(阅读)视觉。黄斑中心凹是无血管的，是黄斑最薄最重要的部分。黄斑水肿使用光学相干断层扫描(optical coherence tomography，OCT)来评估，这是一种非接触、无创的医学成像技术。利用OCT，反射光用于形成眼睛高精度的二维和三维图像(最常见的是视网膜)。最常用的方法是观察黄斑和中心凹的细节(后者的正常厚度约为 250 mm)。机器的大小不比普通裂隙灯大得多,1 min 内就能得到详细的扫描图。治疗 CMO 最常见的方法是球周注射糖皮质激素曲安奈德 40 mg。

五、预防复发

目前仍无法预测 AAU 在何时及哪只眼睛复发。一些患者在停止治疗数周后可能会复发,或者也可能长达几十年后才复发,这使得对治疗的评估成为问题。传统的免疫抑制剂已应用于难治性患者。柳氮磺吡啶已被证明可以减少葡萄膜炎的频率和严重程度,但目前研究样本量均很小。甲氨蝶呤也可以减少葡萄膜炎复发的次数,但这项研究的患者更少($n=9$)。大多数发表的研究已经涉及 TNF-α 抑制剂如英夫利西单抗、阿达木单抗和依那西普,戈利木单抗和赛妥珠单抗也有少量病例报道。依那西普似乎没有其他 TNF-α 抑制剂有效。在应用 TNF-α 抑制剂治疗的 AS 患者中,葡萄膜炎发生率似乎有所降低。Cobo-Ibanez 等人报道,使用英夫利西单抗治疗前的患者葡萄膜炎发生率为每 100 患者年 61.73 例,治疗后下降到每 100 患者年 2.64 例。使用依那西普治疗的患者,发生率从治疗前的每 100 患者年 34.29 例到开始治疗后每 100 患者年 60 例。两组间葡萄膜炎发生的这种改变有显著差异($P=0.041$)。在英夫利西单抗治疗中,10 例患者中只有 1 例出现新的葡萄膜炎。在依那西普治疗中,10 例患者中有 6 例出现新的葡萄膜炎。Guignard 等人进行了一个回顾性研究,使用抗 TNF 治疗的所有脊柱关节病患者在 1 个中心(1997 年 12 月到 2004 年 12 月)至少有 1 例葡萄膜炎发作。每 100 患者年的葡萄膜炎发作例数在 TNF-α 抑制剂治疗之前和期间比较,每个患者都是自身对照。在治疗前 15.2 年(平均)和 TNF-α 抑制剂治疗期间 1.2 年均进行患者随访。使用所有 TNF-α 抑制剂治疗前和治疗期间葡萄膜炎发作平均数分别为每患者 6.3 和 0.2 次。使用所有 TNF-α 抑制剂治疗前和治疗期间葡萄膜炎发作分别为每 100 患者年 51.8 和 21.4 次($P=0.03$),使用依那西普分别为每 100 患者年 54.6 和 58.5 次($P=0.92$),使用英夫利西单抗分别为每 100 患者年 47.4 和 9 次($P=0.008$),使用阿达木单抗分别为每 100 患者年 60.5 和 0 次($P=0.04$)。这项研究的局限性在于它是回顾性的,葡萄膜炎发作完全基于病例报告。Rudwaleit 等人评估阿达木单抗对活动期 AS 患者葡萄膜炎发作频率影响。他们确认了 1 250 例既往由眼科专家诊断过葡萄膜炎的活动期 AS 患者,入组到多国、开放性、随机临床研究。使用阿达木单抗治疗期间,葡萄膜炎发作率在所有患者中降低 51%,在有葡萄膜炎病史的 274 例患者中降低 58%,在近期有葡萄膜炎病史的 106 例患者中降低 68%,在有症状的葡萄膜炎的 28 例患者中较基线降低 58%,在 43 例慢性葡萄膜炎患者中降低 58%,阿达木单抗治疗期间葡萄膜炎发作临床表现较轻。作者认为阿达木单抗对活动期 AS 患者葡萄膜炎发作有预防作用,包括近期有葡萄膜炎发作病史的患者。Braun 等人从 4 个在 AS 中使用 TNF-α 抑制剂药物的安慰剂对照研究(2 个使用依那西普以及 2 个使用阿达木单抗)分析数据,以及 3 个开放性研究用以预测葡萄膜炎发作(一般定义为"由 1 个眼科专家诊断"的研究)患病率和发病率。在安慰剂组萄膜炎发作的频率是每 100 患者年 15.6 次(95% CI:7.8~27.9),而使用 TNF-α 抑制剂后患者平均仅有每 100 患者

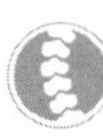

年6.8次(P=0.01)。英夫利西单抗治疗比依那西普治疗的患者葡萄膜炎发作频率更少(分别为每100患者年3.4次,每100患者年7.9次)。吴等人进行了一项荟萃分析,评价TNF-α抑制剂治疗对AS患者关节外表现发作频率的效果。在AS患者中,与安慰剂组相比,TNF-α抑制剂治疗组与更少的葡萄膜炎相关(风险比:0.35,95% CI:0.15~0.81,P=0.01)。他们的结论是TNF-α抑制剂治疗能预防AS患者葡萄膜炎复发或新发,并可能是这些患者的可行性选择。

全身性使用强大的免疫调节剂预防通常不会威胁视力且导致不可预测的葡萄膜炎复发,需权衡治疗的潜在不良反应和成本效益分析。Gao等人评估使用TNF-α抑制剂治疗AS患者的葡萄膜炎发作率,并审查葡萄膜炎的经济负担。经济分析表明在法国和德国继发于AS的葡萄膜炎发作与相当大的治疗成本相关。医生估计AS相关的葡萄膜炎的直接医疗费用为1410欧元(德国)和1812欧元(法国)。除非AS推荐使用常规治疗,否则对于那些常规治疗反应差的葡萄膜炎患者,生物制剂治疗似乎是合适的。使用强大的系统免疫调节剂来防止通常不会威胁视力且不可预测的葡萄膜炎的复发,应与治疗的潜在不良反应和成本效益分析相平衡。

六、就诊

虽然在大于80%病例中,风湿症状先于葡萄膜炎首次发作,AAU发作时患者首先到眼科医生就诊并不少见。由于延误诊断在AS患者中是很常见的,眼科医生扮演一个重要角色,因为其可能是第一个怀疑AS的医生。一种以新的证据为基础的算法称为都柏林葡萄膜炎评价工具(Dublin uveitis evaluation tool, DUET),它已经提出了指导眼科医生的具体建议,即建议伴有全身相关症状的AAU患者到风湿科就诊。使用这个简单的应用算法,40%(29/72)有特发性AAU的患者是未确诊的脊柱关节病。DUET算法具有极好的灵敏度(96%)和特异性(97%),阳性似然比为41.5,阴性似然比为0.03。

第二节　强直性脊柱炎合并巩膜炎的治疗

巩膜炎也与AS相关,最常见的是前巩膜炎。巩膜炎的发病率为4%~20%,与血清阴性关节病相关。Karia等人曾报道一例75岁AS患者出现手术引起的坏死性巩膜炎病例,那是发生在普通的白内障囊外摘除及后房型人工晶状体植入术后3年,患者临床表现为眼睛疼痛和垂直复视。

巩膜炎是一种罕见且极其痛苦的和潜在的致盲性眼部疾病,是红眼病鉴别诊断的一部分。本病是一组异质性疾病,定义为不透明的眼球外壁或巩膜发炎。这可能是由于局部或全身性感染或免疫介导性疾病。约40%的患者与全身性疾病相关,其中大部分是风湿病,如AS、类风湿关节炎(RA)、肉芽肿血管炎、复发性多软骨炎、系统性红斑狼疮、结节病、结节性多动脉炎、炎症性肠病、银屑病关节炎和痛风。这是中年妇女中最常见的情况,

50%的情况下是双侧的,但双眼可能不会同时受到影响。它常常累及相邻结构如巩膜外层、角膜及葡萄膜。视力丧失在约10%的患者中发生,也可能发生在没有经充分治疗的前述严重疾病患者中。巩膜炎是根据位置来分类的,约90%为前巩膜炎。

一、前巩膜炎

前巩膜炎可进一步按以下方式分类。①分布:弥漫性,其中巩膜水肿区域通常占据前巩膜的一个或多个象限(图8-5b),有时可能是轻度的和自限性的,并且无须治疗即可消退,或结节状,有一个或多个局部突出巩膜的增厚区域(结节)(图8-5c),此种情况通常与角膜受累有关,通常表现为基质角膜炎。②破坏:坏死或非坏死。最严重的类型是坏死性前巩膜炎伴发炎,出现由周围充血水肿巩膜环绕的白色无血管区,可能导致巩膜坏死,从而可以威胁到眼球的完整性。坏死性疾病也可能在没有炎症的情况下发生,最值得注意的是穿孔性巩膜软化症(图8-6),其中巩膜破坏一般不会带来疼痛,并且与明显的炎症迹象无关。本病虽然名为穿孔性巩膜软化症,但不会发生眼球穿孔。

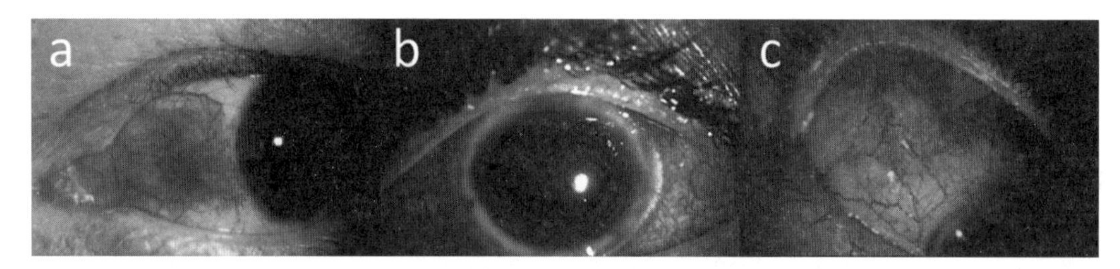

(a)巩膜炎,(b)弥漫性前巩膜炎(c)结节性前巩膜炎

图8-5 前巩膜炎的分类

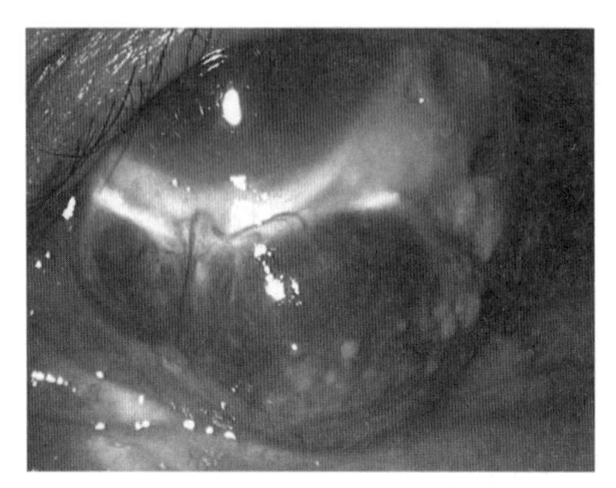

图8-6 坏死性巩膜炎和巩膜扩张

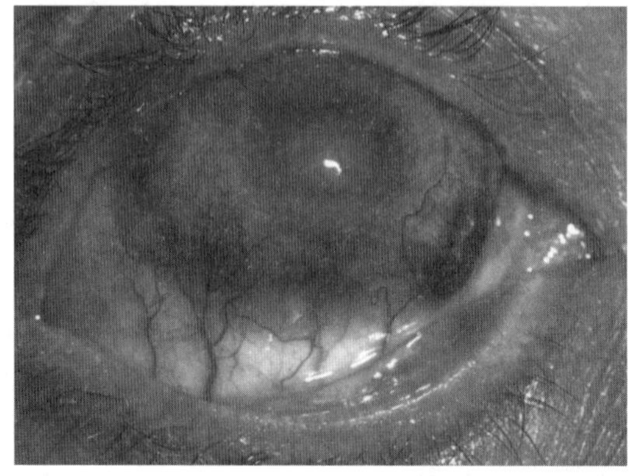

图8-7 坏死性前巩膜炎后出现巩膜变薄与蓝色/黑色变色

通常,巩膜炎的疼痛是比较严重的,根据人眼睛的解剖结构,一般疼痛是位于球后(眼睛的后面)的位置,疼痛可放射至额颞区。这种疼痛有点像颞动脉炎和三叉神经痛的疼痛。在清晨时,当患者从睡梦中被叫醒是非常痛苦的一件事情。此时,眼球可能非常柔

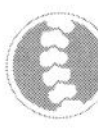

软，患者常常用手遮着眼睛和太阳穴，害怕检查眼睛。患者视力往往是正常的，没有渗出（区别于结膜炎，会引起不适）和畏光（除非伴有角膜炎或AU）。

病情活动的前巩膜炎表现为在巩膜上强烈的红色或暗红色。在一些非活动性疾病的情况下，有巩膜是蓝色/黑色的表现，这提示巩膜从以前的活动性巩膜炎变薄而成（图8-7）。这种颜色是由于底层的蓝/黑葡萄膜组织（脉络膜、巩膜）通过半透明巩膜显示出来。高达50%有结节性巩膜炎的患者显示巩膜变薄。由于眼球形状的改变，这种变薄最终会导致高度的散光。这会导致视力下降，用眼镜很难矫正。发红和巩膜变薄的程度，在房间光线或日光下要比裂隙灯的卤素光下更容易被观察到。

如果一个患者抱怨眼睛很痛苦和眼睛出现白色，则应考虑诊断为巩膜炎。如果有视力下降，则可能是后巩膜炎；也可以让患者轻轻抬起自己的上眼睑。如果在眼睛上方有强烈的红色区域则提示前巩膜炎，其不明显是因为隐藏在上眼睑，或者也可能与轻微上眼睑下垂有关。

AU相关的出现提示疾病已处于晚期。

前巩膜炎的眼部并发症包括溃疡性角膜炎、急性间质性角膜炎、硬化性角膜炎、白内障、散光、青光眼和眼球穿孔。所有这些都可能导致视力的完全性丧失。

二、后巩膜炎

后巩膜炎比较少见，但如果未被诊断，则对视力是一种潜在的威胁。后巩膜炎与全身性疾病有关，多达1/3的病例可能由于更明显的前巩膜炎症或因为有孤立的后巩膜疾病而被忽视，因此，当眼睛看起来有白色（往往有严重的症状），有轻度/重度深部疼痛（可能是指额头和下巴），视力下降和远视漂移（加厚后巩膜推动视网膜向前，眼睛变得远视，即远视眼）。这可能与眼睑水肿、眼球突出、眼睑退缩、眼球运动受限伴复视、浅前房、脉络膜皱褶、环形脉络膜脱离、渗出性视网膜脱离、黄斑水肿和视盘水肿有关。

三、巩膜炎的治疗

轻度非坏死性前巩膜炎可口服非甾体抗炎药，特别是氟比洛芬酯，但坏死性疾病几乎总是需要使用全身性糖皮质激素。在某些特殊情况下，糖皮质激素也可以外用或者结膜下注射。当眼部炎症不能控制需升级到系统性治疗时，应与风湿病专家协商。这通常是使用加入改善病情抗风湿药物（DMARD），如甲氨蝶呤、硫唑嘌呤和霉酚酸酯。如果临床上还不能完全缓解，则需要使用生物制剂，如TNF-α抑制剂，偶尔也可以使用环磷酰胺冲击治疗。威胁视力的炎症，如坏死性巩膜炎或角膜消融，需要立即使用甲强龙冲击抢救治疗。在临床实践中，我们采取连续3d使用1 000 mg甲强龙冲击治疗，紧接着开始或增加口服糖皮质激素的疗程（除DMARD/生物制剂疗法之外）。然而，针对巩膜炎的治疗缺乏高质量的随机对照试验。通常只能通过减轻疼痛和发红来判断患眼是否有改善。

（谭锦辉）

参考文献

[1] MONNET D, BREBAN M, HUDRY C, et al. Ophthalmic findings and frequency of extraocular manifestations in patients with HLA-B27 uveitis: a study of 175 cases [J]. Ophthalmology, 2004, 111(4):802-809.

[2] PATHANAPITOON K, DODDS E M, CUNNINGHAM E T, et al. Clinical spectrum of HLA-B27-associated ocular inflammation [J]. Ocul ImmunolInflamm, 2017,25(4):569-576.

[3] ROTHOVA A, VAN VEENEDAAL W G, LINSSEN A, et al. Clinical features of acute anterior uveitis [J]. Am J Ophthalmol, 1987,103(2):137-145.

[4] KOPPLIN L J, MOUNT G, SUHLER E B. Review for disease of the year: epidemiology of HLA-B27 associated ocular disorders [J]. Ocul Immunol Inflamm, 2016,24(4):470-475.

[5] DE SMET M D, TAYLOR S R, BODAGHI B, et al. Understanding uveitis: the impact of research on visual outcomes [J]. Prog Retin Eye Res, 2011,30(6):452-470.

[6] JABS D A, NUSSENBLATT R B, ROSENBAUM J T, et al. Standardization of uveitis nomenclature for reporting clinical data. results of the first international workshop [J]. Am J Ophthalmol, 2005,140(3):509-516.

[7] DESCHENES J, MURRAY P I, RAO N A, et al. International Uveitis Study Group (IUSG): clinical classification of uveitis [J]. Ocul Immunol Inflamm, 2008,16(1):1-2.

[8] VERHAGEN F H, BROUWER A H, KUIPER J J, et al. Potential predictors of poor visual outcome in human leukocyte antigen-B27-associated uveitis [J]. Am J Ophthalmol, 2016,165: 179-187.

[9] CHANG J H, MCCLUSKEY P J, WAKEFIELD D. Acute anterior uveitis and HLA-B27 [J]. Surv Ophthalmol, 2005,50(4):364-388.

[10] TOMLINS P J, SIVARAJ R R, RAUZ S, et al. Long-term biocompatibility and visual outcomes of a hydrophilic acrylic intraocular lens in patients with uveitis [J]. J Cataract Refract Surg, 2014,40 (4):618-625.

[11] MUÑOZ-FERNÁNDEZ S, HIDALGO V, FERNÁNDEZ-MELÓN J, et al. Sulfasalazine reduces the number of flares of acute anterior uveitis over a one-year period [J]. J Rheumatol, 2003,30(6): 1277-1279.

[12] BENITEZ-DEL-CASTILLO J M, GARCIA-SANCHEZ J, IRADIER T, et al. Sulfasalazine in the prevention of anterior uveitis associated with ankylosing spondylitis [J]. Eye (Lond), 2000,14(Pt 3A):340-343.

[13] MUÑOZ-FERNÁNDEZ S, GARCÍA-APARICIO A M, HIDALGO M V, et al. Methotrexate: an option for preventing the recurrence of acute anterior uveitis [J]. Eye (Lond), 2009,23(5): 1130-1133.

[14] COBO-IBÁÑEZ T, DEL CARMEN ORDÓÑEZ M, MUÑOZ-FERNÁNDEZ S, et al. Do TNF-blockers reduce or induce uveitis [J]? Rheumatology (Oxford), 2008,47(5):731-732.

[15] GUIGNARD S, GOSSEC L, SALLIOT C, et al. Efficacy of tumour necrosis factor blockers in reducing uveitis flares in patients with spondylarthropathy: a retrospective study [J]. Ann Rheum Dis, 2006,65(12):1631-1634.

[16] RUDWALEIT M, RØDEVAND E, HOLCK P, et al. Adalimumab effectively reduces the rate of

 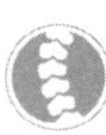

anterior uveitis flares in patients with active ankylosing spondylitis: results of a prospective open-label study [J]. Ann Rheum Dis, 2009,68(5):696 - 701.

[17] BRAUN J, BARALIAKOS X, LISTING J, et al. Decreased incidence of anterior uveitis in patients with ankylosing spondylitis treated with the anti-tumor necrosis factor agents infliximab and etanercept [J]. Arthritis Rheum, 2005,52(8):2447 - 2451.

[18] WU D, GUO Y Y, XU N N, et al. Efficacy of anti-tumor necrosis factor therapy for extra-articular manifestations in patients with ankylosing spondylitis: a meta-analysis [J]. BMC Musculoskeletal Disorders, 2015,16(1):1 - 9.

[19] WENDLING D, JOSHI A, REILLY P, et al. Comparing the risk of developing uveitis in patients initiating anti-tumor necrosis factor therapy for ankylosing spondylitis: an analysis of a large US claims database [J]. Curr Med Res Opin, 2014,30(12):2515 - 2521.

[20] LIM L L, FRAUNFELDER F W, ROSENBAUM J T. Do tumor necrosis factor inhibitors cause uveitis? A registry-based study [J]. Arthritis Rheum, 2007,56(10):3248 - 3252.

[21] RAFFEINER B, OMETTO F, BERNARDI L, et al. Inefficacy or paradoxical effect? Uveitis in ankylosing spondylitis treated with etanercept [J]. Case Rep Med, 2015,2014:471319 - 471319.

[22] KIM M, WON J Y, CHOI S Y, et al. Anti-TNFα treatment for HLA - B27 positive ankylosing spondylitis-related uveitis [J]. Am J Ophthalmol, 2016,170:32 - 40.

[23] GAO X, WENDLING D, BOTTEMAN M F, et al. Clinical and economic burden of extra-articular manifestations in ankylosing spondylitis patients treated with anti-tumor necrosis factor agents [J]. J Med Econ, 2012,15(6):1054 - 1063.

[24] WACH J, MAUCORT-BOULCH D, KODJIKIAN L, et al. Acute anterior uveitis and undiagnosed spondyloarthritis: usefulness of Berlin criteria [J]. Graefes Arch Clin Exp Ophthalmol, 2015,253(1):115 - 120.

[25] KHAN MA, HAROON M, ROSENBAUM JT. Acute anterior uveitis and spondyloarthritis: more than meets the eye [J]. Curr Rheumatol Rep, 2015,17(9):59.

[26] HAROON M, O'ROURKE M, RAMASAMY P, et al. A novel evidence-based detection of undiagnosed spondyloarthritis in patients presenting with acute anterior uveitis: the DUET (Dublin Uveitis Evaluation Tool)[J]. Ann Rheum Dis, 2015,74(11):1990 - 1995.

[27] WAKEFIELD D, DI GIROLAMO N, THURAU S, et al. Scleritis: Immunopathogenesis and molecular basis for therapy [J]. Prog Retin Eye Res, 2013(35):44 - 62.

[28] KARIA N, DORAN J, WATSON S L, et al. Surgically induced necrotizing scleritis in a patient with ankylosing spondylitis [J]. J Cataract Refract Surg, 1999,25(4):597 - 600.

[29] CUNNINGHAM JR ET, MCCLUSKEY P, PAVESIO C, et al. Scleritis [J]. Ocul Immunol Inflamm, 2016,24(1):2 - 5.

[30] AKPEK E K, THORNE J E, QAZI F A, et al. Evaluation of patients with scleritis for systemic disease [J]. Ophthalmology, 2004,111(3):501 - 506.

[31] WATSON P G, HAYREH S S. Scleritis and episcleritis [J]. Br J Ophthalmol, 1976,119(8):1715 - 1715.

[32] LAVRIC A, GONZALEZ-LOPEZ J J, MAJUMDER P D, et al. Posterior scleritis: analysis of epidemiology, clinical factors, and risk of recurrence in a cohort of 114 patients [J]. Ocul Immunol Inflamm, 2016,24(1):6 - 15.

[33] ARTIFONI M, ROTHSCHILD P R, BRÉZIN A, et al. Ocular inflammatory diseases associated with rheumatoid arthritis [J]. Nat Rev Rheumatol, 2013,10(2):108 - 116.

[34] AGRAWAL R, LEE C S, GONZALEZ-LOPEZ J J, et al. Flurbiprofen: a nonselective cyclooxygenase (COX) inhibitor for treatment of noninfectious, non-necrotizing anterior scleritis [J]. Ocul immunol inflamm, 2015,24(1):35 - 42.
[35] SOHN E H, WANG R, READ R, et al. Long-term, multicenter evaluation of subconjunctival injection of triamcinolone for non-necrotizing, noninfectious anterior scleritis [J]. Ophthalmology, 2011,118(10):1932 - 1937.
[36] SEN H N, SUHLER E B, AL-KHATIB S Q, et al. Mycophenolate mofetil for the treatment of scleritis [J]. Ophthalmology, 2003,110(9):1750 - 1755.
[37] SEN H N, SANGAVE A, HAMMEL K, et al. Infliximab for the treatment of active scleritis [J]. Can J Ophthalmol, 2009,44(3):e9 - e12.
[38] SUHLER E B, LIM L L, BEARDSLEY R M, et al. Rituximab therapy for refractory orbital inflammation: results of a phase 1/2, dose-ranging, randomized clinical trial [J]. Jama Ophthalmol, 2014,121(10):1885 - 1891.
[39] KHAN I J, BARRY R J, AMISSAH-ARTHUR K N, et al. Ten-year experience of pulsed intravenous cyclophosphamide and methylprednisolone protocol (PICM protocol) in severe ocular inflammatory disease [J]. Br J Ophthalmol, 2013,97(9):1118 - 1822.
[40] GALOR A, THORNE J E. Scleritis and peripheral ulcerative keratitis [J]. Rheum Dis Clin North Am, 2007,33(4):835 - 854,vii.
[41] MCCLUSKEY P J, WAKEFIELD D. Prediction of response to treatment in patients with scleritis using a standardized scoring system [J]. Aust N Z J Ophthalmo, 1991,19(3):211 - 215.
[42] SEN H N, SANGAVE A A, GOLDSTEIN D A, et al. A standardized grading system for scleritis [J]. Ophthalmology, 2011,118(4):768 - 771.

第九章
强直性脊柱炎围手术期处理

围手术期(perioperative period)是围绕手术的一个全过程,从患者决定接受手术治疗开始,到手术治疗结束直至基本康复,包含手术前、手术中及手术后的一段时间,具体是指从确定手术治疗时起,直到与这次手术有关的治疗基本结束为止,时间在术前 5~7 d 至术后 7~12 d。强直性脊柱炎(AS)患者也可能罹患外科疾病,需要手术治疗,在围手术期处理时有外科的一些一般处理,同时因为服用治疗 AS 的药物,服用不同的药物,也有一些不同的要求。

按照手术的时限性,外科手术分为急症手术、限期手术和择期手术。本章主要讨论择期手术围手术期的处理。

第一节　围手术期的一般处理

“工欲善其事,必先利其器”,手术前的准备工作做得越好,才能尽量避免手术中出现意外情况,才能保证手术能顺利完成,术后恢复快。手术前,要对患者的全身情况有足够多的了解,查出可能影响手术及术后恢复的各种潜在因素,如心理和营养状态,各器官、系统功能等。一定要详细询问病史,全面地进行体格检查,还需要评估重要脏器的功能,评估患者手术耐受力,发现问题,术前及时纠正,术中、术后加以防治。

一、心理准备

手术前患者可能会出现恐惧、紧张、焦虑等情绪,医护人员要用恰当的言语和安慰的口气对患者作出适度的解释,使患者能最大限度地配合手术及术后的康复。对于手术的必要性及可能出现的不良反应、并发症及意外情况,术后预后估计等,医护人员要向患者家属详细解释,取得他们的信任和同意,协助做好患者的心理准备工作,配合整个治疗顺利进行。对于心理恐惧、焦虑,经医护人员劝解仍较明显者,可以考虑请心理医生及时干预。对于截肢等手术，术后出现难以接受者，也需尽早请心理医生干预。

二、生理准备

术前要尽可能纠正低白蛋白血症及贫血。低白蛋白血症可引起组织水肿，影响愈合。低白蛋白血症和贫血都会降低患者的免疫力，增加病死率及术后感染的风险，要尽可能地纠正；在营养支持的基础上，必要时需要静脉滴注白蛋白及浓缩红细胞。对于 AS 合并有溶血性贫血的患者，注意输注红细胞时要选择洗涤红细胞。

术后需要床上大小便的患者要在术前就开始练习床上大小便；对于吸烟患者，术前 2 周开始要戒烟。为防止手术过程中因麻醉导致的呕吐、误吸，术前 8～12 h 开始禁食，术前 4 h 开始禁水。

手术前夜，对于紧张、焦虑的患者，可给予适当的镇静剂，以保证良好的睡眠。如发现患者有与疾病无关的体温升高，或女性月经来潮等情况，应延迟手术日期。进手术室前，要排尽尿液；估计手术时长，或是盆腔手术，应留置导尿管，使膀胱处于空虚状态。对于术后需要胃肠营养支持或其他疾病需要的，术前放置胃管。如果患者有活动义齿，术前应取下，以免麻醉或手术过程中脱落而造成误咽或误吸。

对于有糖尿病、心脑血管疾病、肾脏疾病等的患者，需要请相关科室会诊，共同评估手术的风险并对药物等进行调整。对于服用阿司匹林的患者，术前最好停用 10～14 d。

第二节　围手术期用药

AS 患者可能长期服用糖皮质激素，非甾体抗炎药（NSAID），柳氮磺吡啶、沙利度胺、甲氨蝶呤、羟氯喹、来氟米特等慢作用药，抗肿瘤坏死因子－α（TNF－α）抑制剂等，需要分别予以恰当处理。

一、糖皮质激素

糖皮质激素在 AS 患者中的使用不如 NSAID 广泛，主要用于 NSAID 难以控制的炎症。体内产生的糖皮质激素主要是皮质醇。皮质醇主要由肾上腺皮质的束状带和网状带分泌的。糖皮质激素的分泌可表现为基础分泌和应激分泌两种情况。基础分泌是指在正常生理状态下的分泌，应激分泌是在机体发生应激反应时的分泌，两者均受下丘脑-腺垂体-肾上腺皮质轴的调节。下丘脑分泌的是促肾上腺皮质激素释放激素（corticotropin releasing hormone，CRH），腺垂体分泌的是促肾上腺皮质激素（adrenocorticotropic hormone，ACTH）。在生理状态下，当血中糖皮质激素浓度增大时，可反馈抑制腺垂体 ACTH 细胞和下丘脑 CRH 神经元的活动，使 ACTH、CRH 的合成和释放减少，且 ACTH 细胞对 CRH 的敏感性下降，使血中糖皮质激素降低，这种反馈机制有利于维持血液中糖皮质激素的稳态。临床上长期大剂量应用糖皮质激素，可通过反馈抑制 CRH 与 ACTH 的合成和分泌，导致患者肾上腺皮质束状带和网状带的萎缩，自身糖皮质激素分泌功

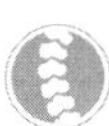

能减退或停止。如果这时突然停药，可因体内糖皮质激素突然减少而出现急性肾上腺皮质功能减退的严重后果，严重者可出现肾上腺危象。因此，长期使用糖皮质激素的患者要逐渐减量停药。当机体受到应激原刺激时，下丘脑 CRH 神经元分泌增强，刺激腺垂体 ACTH 分泌，最后引起肾上腺皮质激素的大量分泌，以提高机体对伤害性刺激的耐受能力。

正常生理条件下，身体每天产生 10～12 mg 皮质醇。中等度应激时，每天产生 25～50 mg 皮质醇；重大应激时，每天可释放高达 75～150 mg 皮质醇进入血液循环。应激事件去除后，24～48 h 后皮质醇会回落至正常水平。外源性的糖皮质激素会负反馈抑制下丘脑 CRH 的分泌，从而导致垂体 ACTH 分泌减少，最后导致肾上腺皮质功能不全。最后医源性的肾上腺皮质功能不全会导致肾上腺萎缩。每天服用 20 mg 泼尼松，连续使用 5 d，可出现肾上腺皮质功能不全。通过 ACTH 刺激试验的评估发现，长期服用糖皮质激素的患者，停药后肾上腺皮质功能恢复需要近 1 年时间。

既往对于怀疑存在肾上腺皮质功能不全的患者在手术前后给予 200～300 mg 氢化可的松，但是 Salem 等对既往大量文献分析后认为应该根据不同的情况选择不同剂量的糖皮质激素。他们认为要考虑如下因素：围手术期服用糖皮质激素的剂量，糖皮质激素治疗的围手术期时程，手术过程的应激程度。

严重的肾上腺皮质功能不全时可能同时存在醛固酮缺乏。醛固酮水平低下可能导致恶心、呕吐、低血压。醛固酮受肾脏分泌的肾素-血管紧张素调节，不受皮质类固醇相关的肾上腺抑制的影响。继发性肾上腺功能不全可能表现为精神症状、肌肉疼痛、疲劳感、低血压、低血糖和低血钠。

围手术期糖皮质激素的应激剂量应该要模拟生理反应状态下皮质醇分泌的水平。表 9-1 是长期服用糖皮质激素的患者根据不同的外科手术大小所推荐使用的应激剂量。

表 9-1　不同手术应激强度下糖皮质激素的使用

手术应激强度及糖皮质激素的使用	手　术
小手术/小应激 手术当天 25 mg 氢化可的松或相当剂量的其他糖皮质激素	腕管松解术 腱鞘切除术 膝关节镜 锤状指矫正术 第一跖趾关节融合术
中等强度手术/中等度应激 手术当天要 50～75 mg 氢化可的松或相当剂量的其他糖皮质激素	髋关节置换术 膝关节置换术 肩关节置换术 肘关节置换术 掌指关节置换术 肌腱移位手/腕关节重建术 第一跖趾关节融合以及前足重建术 局部骨移植的足中部关节融合术 腹腔镜手术 肺活检

（续表）

手术应激强度及糖皮质激素的使用	手　术
重大手术/严重应激 手术当天 100～150 mg 氢化可的松，或相当剂量的其他糖皮质激素，术后 1～2 d 减量至术前的剂量	双膝关节置换术 踝关节置换术 关节置换术的修复术 髂嵴移植的踝关节或后足融合术 关节融合及肌腱移位的复杂足重建术 脊柱手术 开放性腹腔手术

所有长期服用糖皮质激素的患者围手术期间都需要使用常规剂量的糖皮质激素。对于每天服用 5 mg 泼尼松或相当于 5 mg 泼尼松剂量的糖皮质激素的患者，如果手术在 1 h 或只是局部麻醉，可不用额外增加糖皮质激素的剂量。如果手术是比较小的应激过程，如膝关节镜手术，手术当天需要 25 mg 氢化可的松，也可以静脉给予 5 mg 甲泼尼龙。如果手术是中等强度的应激过程，如前交叉韧带重建或简单的关节置换术，手术当天及第 2 天需要 50～75 mg 氢化可的松，或静脉给予 10～15 mg 甲泼尼龙。复杂手术的严重应激，如双侧的关节置换术、涉及脊柱的手术，手术当天需要 100～150 mg 氢化可的松，也可以静脉给予 20～30 mg 甲泼尼龙，术后 1～2 d 减量至术前的剂量。危重疾病情况下血压下降，如严重创伤，需要每 6～8 d 给予 50～100 mg 氢化可的松或 0.18 mg/(kg・h)持续静脉泵入，并且每天给予 50 μg 氟氢可的松直到休克纠正，这个过程可能持续数天到数周。可以用血容量和血钠水平来评估肾上腺功能不全患者糖皮质激素替代治疗的反应。

围手术期停用了肿瘤坏死因子抑制剂，这个时候可以用泼尼松 5～10 mg 来替代控制炎症。需要注意的是，同时使用某些抗真菌药及克拉霉素，可能会提高糖皮质激素的水平。

二、非甾体抗炎药

非甾体抗炎药(NSAID)对 AS 的疼痛及晨僵有效(A 级证据)，如果给药长达 1 年之久，脊柱活动度和急性时相反应蛋白都可能改善，每日或按需给药均可。选择性环氧合酶-2(cyclooxygenase-2，COX-2)抑制剂和传统 NSAID 疗效相似(A 级证据)。NSAID 是大部分 AS 患者治疗的药物之一，围手术期需要调整用药。

NSAID 因其疗效好且不良反应小已被广泛用于抗炎、解热和镇痛治疗。NSAID 的作用机制是抑制环氧合酶，从而抑制前列腺素合成酶，使花生四烯酸不能转变成前列腺素、前列环素和血栓烷。抑制前列腺素等的合成，就减轻了疼痛和炎症，但同时也带来了不良反应。环氧合酶(cyclooxygenase，COX)中至少存在 2 种异构体，分别为 COX-1 和 COX-2。COX-1 在胃、小肠、血小板和肾脏中产生。COX-1 的产物对于维持胃肠道细胞保护、血管内平衡和肾脏功能是很重要的。COX-2 是局部炎症诱导下由巨噬细胞和滑膜细胞在炎症过程中产生的。COX-2 的产物导致了局部的肿胀和疼痛。NSAID 对于 COX-

 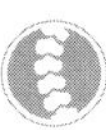

1 和 COX－2 抑制强度不同，塞来昔布是选择性 COX－2 抑制剂，对于血小板的 COX－1 无抑制作用。

围手术期 COX－1 抑制剂最主要的不良反应是术中及术后手术伤口以及胃肠道的出血。研究表明所有非选择性 NSAID 在手术前都要停用。为了减少手术风险，建议手术前至少停用相关药物 5 个半衰期以上。表 9－2 是各种 NSAID 的药物半衰期及术前停用时间。

表 9－2　NSAID 药物名称及半衰期

药名	商品名	半衰期(h)	术前停用时间
布洛芬	美林/雅维	1.6～1.9	10 h
萘普生	Naprosyn Aleve	12～15	3 d
双氯芬酸	扶他林/凯扶兰	2	10 h
吲哚美辛	Indocin	4.5	1 d
吡罗昔康	费啶	30	6.25 d
依托度酸	罗丁	6～7	1.5 d
萘丁美酮	瑞力芬	24～29	6 d
美洛昔康	莫比可	15～20	5 d
塞来昔布	西乐葆	11	0 h

现在市场上使用的选择性 COX－2 抑制剂主要是塞来昔布。COX－2 的优势在于不抑制 COX－1，不影响血小板的功能。由于这个原因，塞来昔布可以用于使用抗凝剂如华法林的患者，不会增加出血的风险。那么塞来昔布在围手术期使用是否安全呢？研究表明塞来昔布可以用于术后的镇痛治疗。对于全膝关节置换术后的患者，有研究者发现在标准的鸦片类制剂术后镇痛的基础上加用塞来昔布，能大大减轻疼痛，改善患者情绪，并且可以减少 40％鸦片类药物的使用；而且，他们发现相对于安慰剂组，塞来昔布组没有增加出血的风险。

围手术期使用 NSAID 确定能预防关节置换术后异位骨化形成。异位骨化形成的风险在 AS 患者和银屑病关节炎患者会提高。临床严重异位骨化概率增高的原因有：关节置换术后异位骨化形成的病史，同时实行双侧手术，既往手术史，原发病关节周围严重的骨质增生。异位骨化的预防措施包括：术前手术部位接受剂量为 800 Gy 的放射治疗，或术后 24～48 h 开始 7～10 d 的 NSAID 药物治疗。常用吲哚美辛 25 mg，1 日 3 次，但会增加术后出血的风险，从 1.5％增加至 3.2％。塞来昔布似乎和吲哚美辛一样有效，但不良反应减少。

三、抗风湿药

（一）柳氮磺吡啶

柳氮磺吡啶是具有抗感染作用的 5－氨基水杨酸和具有抗菌作用的磺胺嘧啶的共轭化

合物，两者通过偶氮键相连。1938 年，柳氮磺吡啶由斯德哥尔摩的 Svartz 在瑞典 Pharmacia 制药公司的合作下完成，主要用于风湿性多关节炎。柳氮磺吡啶对 AS 外周关节炎有显著疗效，但对中轴关节作用不明显。

关于围手术期柳氮磺吡啶使用的安全性的数据很少。Den Broeder 对 1 219 名类风湿关节炎患者围手术期伤口感染的研究显示，柳氮磺吡啶能减少感染的发生，对感染有保护作用。柳氮磺吡啶的半衰期是 6～12 h，主要通过肾脏排泄。肾功能不全时要考虑减量或停用柳氮磺吡啶。柳氮磺吡啶影响叶酸的吸收和代谢，对于长期的营养不良导致叶酸缺乏可能的患者，也要慎用柳氮磺吡啶。

（二）沙利度胺

沙利度胺有特异性免疫调节作用。它能抑制单核细胞产生肿瘤坏死因子－α（TNF－α），也能协同刺激人 T 淋巴细胞、辅助 T 细胞应答，还可抑制血管形成和黏附分子活性。我国的研究表明 AS 使用沙利度胺者中 80％的患者症状得以改善。围手术期使用沙利度胺安全性方面数据很少。笔者认为，因为沙利度胺抑制 TNF－α 的生成，也会增加围手术期感染的风险，最好术前停用。沙利度胺的半衰期是 5 h，因此，至少术前 1 d 要停用。

（三）甲氨蝶呤

甲氨蝶呤是叶酸类似物，通过抑制二氢叶酸还原酶抑制嘌呤、嘧啶核苷酸的合成，使活化淋巴细胞合成和生长受阻。甲氨蝶呤用于 AS 已有较长时间。常用剂量为每周 7.5～15 mg，不管是口服还是皮下注射给药，都是每周 1 次。

关于围手术期甲氨蝶呤使用问题，20 世纪 90 年代的报道，有截然不同的两方意见。一方认为使用甲氨蝶呤会增加术后感染率，影响伤口愈合，停药不会导致疾病复发，建议围手术期停用；另一方则认为甲氨蝶呤不增加术后感染率及伤口愈合，停药反而会导致疾病活动度增加，不建议停用。Carpenter 报道了一个小样本的前瞻性研究，将准备接受整形手术的患者分成两组，一组继续使用甲氨蝶呤，一组在术前及术后 1 周停用甲氨蝶呤。19 名停用甲氨蝶呤者术后没有感染发生，而继续使用甲氨蝶呤的 13 人中有 4 人发生了严重的感染。因而 Carpenter 认为围手术期需要停用甲氨蝶呤。与此相反，Perhala 等报道了一个 10 年的关于类风湿关节炎的回顾性研究，认为围手术期继续使用和停用甲氨蝶呤，感染和发生率、伤口愈合情况都没有统计学差异。

21 世纪报道了一项大型的、组织良好的前瞻性研究的结果，可能能回答围手术期停用还是继续使用甲氨蝶呤的问题。Grennan 及其同事随机招募了 388 名风湿病患者，分成 3 组，第一组围手术期继续使用甲氨蝶呤，第二组术前和术后 2 周停用甲氨蝶呤，第三组术前没有接受甲氨蝶呤治疗。继续使用甲氨蝶呤组感染及并发症的发生率更低（$P<0.003$），这组患者术后病情无加重的情况发生。没有继续使用甲氨蝶呤的患者术后 8％疾病活动度有增加。术前没有使用甲氨蝶呤组 4％的患者疾病活动度增加（$P=0.04$）。2009 年报道了一个对近 20 年文献研究的结果显示围手术期使用甲氨蝶呤是安全的。

围手术期哪些患者要停用甲氨蝶呤？肾功能不全会增加甲氨蝶呤的毒性，轻度肾功能不全患者接受中、大手术时，建议停用甲氨蝶呤。如果术后出现了肾功能不全，也要及时停用甲氨蝶呤，并且采取措施尽快改善肾脏功能。甲氨蝶呤的毒性主要表现为口腔溃疡和骨髓抑制，叶酸的使用可以减少甲氨蝶呤的毒性，长期服用甲氨蝶呤的患者最好补充叶酸。术后感染的患者也需要及时停用甲氨蝶呤。对于老年患者及血糖控制不佳的糖尿病患者，肾脏功能易受损，最好在术前 1 天停用甲氨蝶呤，术后待肾功能稳定后再使用。

（四）羟氯喹

羟氯喹是 1940 年研制出来预防和治疗疟疾的药物，其作用机制是通过改变细胞溶酶体的酸碱值（pH），减弱巨噬细胞的抗原递呈功能和 IL－1 的分泌功能，也通过减少淋巴细胞活化来发挥作用。羟氯喹在类风湿关节炎、系统性红斑狼疮使用较广泛，也可用于 AS 患者。羟氯喹曾被用于预防术后血栓形成，现在主要用于风湿病的治疗。大量的证据证明，围手术期使用羟氯喹是安全的，除了禁食的患者，围手术期没有停用羟氯喹的理由。

（五）来氟米特

来氟米特通过其活性代谢物发挥作用，抑制次黄嘌呤单核苷酸脱氢酶抑制鸟嘌呤核苷酸，使活化淋巴细胞合成受阻。由于肠肝循环及胆汁循环，其半衰期为 15～18 d。来氟米特主要用于存在外周关节炎的 AS 患者。

围手术期使用来氟米特安全性方面的资料较少，根据有限的报道，认为来氟米特可能增加感染的风险，延迟手术愈合。对于小手术，来氟米特还是可以继续使用的。对于择期大手术，最好术前 2 个半衰期，也就是术前 4 周停用来氟米特。对于需要快速降低来氟米特水平的，可以口服考来烯胺 8 g，1 日 3 次，24 h 后期活性代谢产物大约可下降 40％，48 h 可下降 49％～65％。口服考来烯胺 11 d 后来氟米特即可被完全清除。

四、TNF－α 抑制剂

TNF－α 抑制剂治疗的发展是 AS 治疗领域的一个里程碑。3 种 TNF－α 抑制剂：英夫利西单抗、依那西普、阿达木单抗对 AS 有效（A 级证据）。英夫利西单抗是人 IgG1 和鼠 IgGFab 段嵌合的单克隆抗体。在 0 周、2 周、6 周各用一次后，每 6～8 周应用 3～5 mg/kg。依那西普是一种重组的 75 kD TNF 受体 IgG1 融合蛋白，皮下注射每周 1 次（50 mg）或 2 次（25 mg）。阿达木单抗是一种人源单克隆抗体，隔周皮下注射 40 mg，不要求甲氨蝶呤联合治疗。

有研究报道使用 TNF－α 抑制剂可以使患者术中及术后感染风险增加，增加程度与患者的一般情况及手术类型有关。因此，正在使用 TNF－α 抑制剂的患者在遇到手术相关情况时要特别小心。

对于择期手术，法国风湿病学会建议在没有其他感染风险因素存在的情况下，应在术前至少 2 周停用依那西普、至少 4 周停用英夫利西单抗及阿达木单抗。对于存在其他感染风险因素的条件下，如下消化道的污染手术、假体植入手术、患者有感染病史、皮肤有开放性伤口、合并有糖尿病、正在使用糖皮质激素治疗等，建议停用 TNF－α 抑制剂更长的时间，至少要 4～5 个药物半衰期，具体可以参考表 9－3。TNF－α 抑制剂在术后没有感染的情况下，手术伤口完全愈合后才可以继续使用，一般建议至少要 2 周。如果是假体植入手术，更应格外谨慎。

表 9-3 术中污染风险的高低与 TNF-α 抑制剂应该停用的时间

药物	半衰期	术中污染风险的高低			
		低（2个半衰期）	中等（3个半衰期）	高（4个半衰期）	极高（5个半衰期）
依那西普	70 h	约1周至10 d	约2周至15 d	约20 d至3周	约25 d至4周
英夫利西单抗	10 d	约20 d至3周	约4周至30 d	约40 d至6周	约50 d至8周
阿达木单抗	15 d	约4周至30 d	约6周至45 d	约8周至60 d	约10周至75 d

对于急诊手术，术前应立即停用 TNF-α 抑制剂。在合并有其他感染风险因素存在的情况下，如下消化道污染手术等，建议预防性使用抗感染药物，并在术后密切观察病情。术后在没有感染的情况下，在手术伤口完全愈合及停用抗感染药物后才可以继续使用 TNF-α 抑制剂。

应特别注意的是，脾脏切除手术或功能性无脾均会导致患者感染机会增加。这部分患者在使用 TNF-α 抑制剂时感染机会更高，因此建议患者长期使用苄星青霉素预防感染，但要注意不能使用磺胺甲基异噁唑来预防感染，特别是联合使用了甲氨蝶呤的患者，因为磺胺甲基异噁唑会增加甲氨蝶呤的血液毒性。脾脏切除还会损伤机体接种疫苗的效果，因此这部分患者在使用疫苗时，建议使用结合型疫苗预防肺炎、脑膜炎及流感，建议每年均进行一次流感疫苗接种。

脾脏切除后的患者必要时仍可在术后使用 TNF-α 抑制剂，但必须是在手术伤口完全愈合以后，而且在使用 TNF-α 抑制剂后，要长期使用苄星青霉素预防感染。

五、中草药制剂

在中国，中草药制剂使用还是比较普遍的。患者不征得医生同意可能就在术前、术中或术后使用中草药制剂。有些中草药制剂可能会带来很大的不良反应，我们一定要警惕。银杏可抗血小板活性，导致出血风险增加，术前 36 h 要停用。人参会降低抗凝剂的疗效，同时也会抑制血小板功能，要在术前 7 d 停用。为了保证患者顺利度过围手术期，医生一定要详细询问患者中草药的使用情况，告知其危害，取得患者的理解和配合。

（吴系美）

参考文献

[1] ASHERSON R A, CERVERA R, PIETTE J C, et al. Catastrophic antiphospholipid syndrome: clues to the pathogenesis from a series of 80 patients [J]. Medicine (Baltimore), 2001,80(6):355-376.

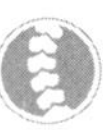

[2] ERKAN D, BATEMAN H, LOCKSHIN M D. Lupus anticoagulant-hypoprothrombinemia syndrome associated with systemic lupus erythematosus: report of 2 cases and review of literature [J]. Lupus, 1999,8(7):560 - 564.

[3] ASHERSON R A, CERVERA R, DE GROOT P G, et al. Catastrophic antiphospholipid syndrome: international consensus statement on classification criteria and treatment guidelines [J]. Lupus, 2003,12(7):530 - 534.

[4] VILA P, HERNÁNDEZ M C, LÓPEZ-FERNÁNDEZ M F, et al. Prevalence, follow-up and clinical significance of the anticardiolipin antibodies in normal subjects [J]. Thromb Haemost, 1994,72(2):209 - 213.

[5] STEPHENSON M D. Frequency of factors associated with habitual abortion in 197 couples [J]. Fertil Steril, 1996,66(1):24 - 29.

[6] ROSENDAAL F R. Thrombosis in the young: epidemiology and risk factors: a focus on venous thrombosis [J]. Thromb Haemost, 1997,78(1):1 - 6.

[7] KAUL M, ERKAN D, SAMMARITANO L, et al. Assessment of the 2006 revised antiphospholipid syndrome classification criteria [J]. Ann Rheum Dis, 2007,66(7):927 - 930.

[8] AVCIN T, TOPLAK N. Antiphospholipid antibodies in response to infection [J]. Curr Rheumatol Rep, 2007,9(3):212 - 218.

[9] CHOUHAN V D, COMEROTA A J, SUN L, et al. Inhibition of tissue factor pathway during intermittent pneumatic compression: a possible mechanism for antithrombotic effect [J]. Arterioscler Thromb Vasc Biol, 1999,19(1):2812 - 2817.

[10] GALLI M, LUCIANI D, BERTOLINI G, et al. Lupus anticoagulants are stronger risk factors for thrombosis than anticardiolipin antibodies in the antiphospholipid syndrome: a systematic review of the literature [J]. Blood, 2003,101(5):1827 - 1832.

[11] TRAPPE R, LOEW A, THUSS-PATIENCE P, et al. Successful treatment of thrombocytopenia in primary antiphospholipid antibody syndrome with the anti-CD20 antibody rituximab—monitoring of antiphospholipid and anti-GP antibodies: a case report [J]. Ann Hematol, 2006,85(2):134 - 135.

[12] GRENNAN D M, GRAY J, LOUDON J. Methotrexate and early postoperative complications in patients with rheumatoid arthritis undergoing elective orthopaedic surgery [J]. Ann Rheum Dis, 2001,60(3):214 - 217.

[13] SHAULIAN E, SHOENFELD Y, BERLINER S, et al. Surgery in patients with circulating lupus anticoagulant [J]. Int Surg, 1981,66(2):157 - 159.

[14] VINET E, RICH E, SENÉCAL J L. Thromboembolism complicating the treatment of lupus anticoagulant hypoprothrombinemia syndrome [J]. J Rheumatol, 2006,33(10):2088 - 2090.

[15] KRAAI E P, LOPES R D, ALEXANDER J H, et al. Perioperative management of anticoagulation: guidelines translated for the clinician [J]. J Thromb Thrombolysis, 2009,28(1):16 - 22.

[16] GEERTS W H, BERGQVIST D, PINEO G F, et al. Prevention of venous thromboembolism: American College of Chest Physicians Evidence-Based Clinical Practice Guidelines (8th Edition) [J]. Chest, 2008,133(6 Suppl):S381 - S453.

[17] VAIDYA S, SELLERS R, KIMBALL P, et al. Frequency, potential risk and therapeutic intervention in endstage renal disease patients with antiphospholipid antibody syndrome: a multicenter study [J]. Transplantation, 2000,69(7):1348 - 1352.

第十章
强直性脊柱炎的手术治疗

手术治疗强直性脊柱炎患者的目的是减轻疼痛、提高功能。为矫正矢状面平衡，在行脊柱截骨后行髋关节置换术是最常见的外科干预措施。

大多数AS患者不需要进行外科手术治疗，手术治疗适用于严重的固定屈曲畸形、脊柱骨折和脊柱椎间盘炎。AS导致的固定屈曲畸形并不是都需要矫正，伴有严重疼痛和神经功能障碍的固定屈曲畸形是手术的适应证。

当患者脊柱出现代偿性屈曲时常引起疼痛，特别是在颈椎保留一定的活动度出现过度前凸时。由于患者的脊柱处于融合固定的状态，在没有出现骨折和椎间盘炎时一般很少出现神经功能障碍。只有那些严重的屈曲畸形使患者不能向前直视，对日常生活带来严重限制的病例才需要手术矫正畸形。对脊柱严重的屈曲畸形同时伴有髋关节固定的屈曲畸形的病例，当髋关节有足够的活动度时，可以代偿脊柱的畸形，因此在进行脊柱矫正手术之前需先行髋关节置换手术。

第一节　脊柱矫正术

脊柱矫正术术前对患者脊柱的整体畸形情况和脊柱的平衡状况进行评价，有助于帮助术者选择最佳的截骨位置。术前应确定脊柱畸形的主要位置，在此位置截骨可以获得最大的矫正效果。

胸腰椎后凸畸形的患者可以分为两类，一类是单纯胸椎存在后凸畸形，颈椎和腰椎前凸正常，另一类是整个胸腰椎存在后凸畸形，腰椎前凸消失。对第一类患者只需要在胸椎的主要畸形部位进行截骨来矫正畸形，对第二类患者建议使用腰椎的伸展性截骨来矫正畸形。现在常用的截骨方式主要有开张型截骨、闭合型截骨和闭合-开张型截骨，以前两种方式较为常用，同时配合以坚强的内固定和植骨融合。国内积水潭医院主要采用的是

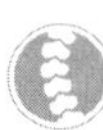

经椎弓根的闭合楔形截骨的方式，术中采用微型电动磨钻磨除双侧椎弓根，然后经椎弓根在椎体内行楔形截骨，在截骨完成后闭合截骨面，行椎弓根螺钉内固定。此种截骨方式在椎体内即可完成，避免了经椎间盘截骨导致术后椎间孔变小易产生神经根的嵌压。此种方法使脊柱短缩，避免了对脊髓和前方血管的牵拉，且截骨后接触面为松质骨，稳定性强易于术后愈合。该方法使用微型磨钻进行截骨，有利于术中对截骨面的止血，减少术中的出血量，且使用磨钻避免了使用骨刀等器械进行截骨时因震动产生脊髓损伤的可能性，但需要术者有熟练使用磨钻的经验。因 AS 患者多存在明显的骨质疏松，不能提供坚强内固定所需的骨质，因此有时需要延长固定的节段以分散应力降低内固定失效的风险。因 AS 患者脊柱强直，截骨处应力集中，因此术中需要进行可靠的植骨融合，以降低术后植骨不愈合、假关节形成和内固定失效的风险。因椎体的宽度有限，因此单椎体截骨所能提供的矫正度数有限，国内经验一般最大矫正度数在 40°左右，有时为矫正更大屈曲畸形需进行多椎体截骨。据文献报道，截骨手术的并发症主要有脊髓损伤、神经损伤、术后肺炎、肺栓塞等，手术麻醉风险大，因此术前对患者的全身情况需做全面评估和详细准备。此外，术后截骨处不愈合，内固定失效也有报道，这要求手术过程中对植骨融合应予以足够的重视，术后应密切随访观察。

脊柱截骨术是一项技术要求很高的操作，手术医生必须进行很好的训练并有适当的经验，同时应该熟悉多种手术的方法。

一、Smith-Peterson 截骨术

Smith-Peterson 截骨术也称为开张型截骨术，该术式由 Smith-Peterson 等人于 1945 年提出。截骨范围仅限于上下关节突、棘突、椎板，不包括椎体截骨。Smith-Peterson 截骨术是对脊柱畸形程度较轻患者进行矫形的一个极好方法。可通过峡部和小关节突将骨质去除。如果先前已进行融合，应小心将融合的骨质去除，直至显露黄韧带和硬膜囊。必须进行对称性切除，以防止出现冠状面上的畸形、切除骨质下方的韧带也有助于防止出现硬膜囊的褶曲或医源性的椎管狭窄。每单节段进行 10 mm 的截骨，即可获得大约 10°的矫形。根据所需矫正度数的大小可适当增加或减少截骨的节段，但应避免进行过度的截骨，因为这样可能导致椎间孔的狭窄压迫神经和由于前柱张力过大损伤前方大血管。对于椎间盘退变的患者，由于椎间盘活动度的减少可能会限制截骨后应获得的矫形程度。

二、椎弓根切除截骨术

椎弓根切除截骨术(Pedicle subtraction osteotomy，PSO)就是常说的闭合型截骨，后路切除椎板、椎弓根、横突，楔形截除前方椎体，直达前方骨皮质。最适于有达 4 cm 以上的显著矢状面失衡及椎间盘活动消失或椎间盘融合的患者。由于椎弓根切除截骨术避免了进行多阶段的截骨，因此要比 Smith-Peterson 截骨术安全得多。通常情况下，进行单节段的后路截骨后可获得 30°～40°矫正，更好的是在畸形的水平进行截骨。如果畸形的水平有脊髓，也可进行椎弓根切除截骨术，但应该避免侵扰脊髓。但缺点是若在单节段矫形度数

过大，可能造成椎管在矢状位上成角，易发生脊柱失稳，另一方面易造成脊髓过度的短缩堆积，加大神经损伤的风险。Thomason 及 Thiranont 和 Netrawichien 介绍了一种在椎板和椎弓根切除后进行截骨的技术。在他们的技术中采用加压性的内固定器械，以及可同时屈曲头部和足部的手术床。应注意避免压迫硬膜或造成冠状位畸形。一旦矫形和骨松质移植完成后就要进行唤醒实验。后来学者在闭合型截骨术式上衍生出了开张-闭合型截骨，即先行闭合截骨再继续在截骨段正向下压，从而截骨椎上下端脊柱会以短缩的中柱为矫正轴，折断前方皮质骨而张开，此术式可获得更大的矫形度数，平均约 42°，最大可获得 60°矫正。

三、蛋壳截骨术

蛋壳截骨术由 Heining 等于 1985 年提出，需要采用前、后联合入路进行操作，其核心是通过椎弓根将椎体的松质骨或椎间盘楔形去除，使椎体后部只剩下一层骨皮质。通常用于偏离中线达 10 cm 的严重的矢状位或冠状面的失衡。这是一种技术的短缩手术，包括前路去松质骨，随后切除后侧的附件结构，进行内固定、畸形矫形和融合。后来王岩等将传统的全脊椎切除术与蛋壳截骨术相结合并进行改良，发展成为脊柱去松质骨截骨术，提出单节段脊柱去松质骨截骨术可取得与双节段椎弓根切除截骨术相似的矫正效果。

第二节　腰椎截骨术

1945 年，Smith-Peterson、Larson 和 Aufranc 介绍了一种脊柱截骨术，用来矫正常在 AS 和有时在类风湿关节炎中发生的脊柱屈曲畸形。此后，其他作者也介绍了类似的手术方法。Smith-Peterson 介绍的手术方法是一期完成的，而其他作者介绍的方法则分两期完成，其中一期是在直视下切断前纵韧带，而不是像 Smith-Peterson 方法，通过采用轻柔的手法矫正畸形，同时使前纵韧带自行断裂。

当屈曲畸形严重时，使患者视野受到限制，仅能看到脚附近的很小区域，行走非常困难，这可通过患者下颌-额部连线与地面垂线的角度清楚地显示出来。呼吸完全变成膈式呼吸，肋缘压迫上腹部的内容物，胃肠道症状很常见，可发生吞咽困难和肠道梗阻。除了改善功能外，通过矫正畸形来改善外观对患者来说也是非常重要的。当畸形严重时，由于软组织挛缩和存在损伤主动脉、下腔静脉和支配下肢的主要神经的危险，因此手术应当分 2 个或者多个阶段进行。按照 Law 的观点，手术通常可以获得 25°～45°的矫正，不论在功能上还是在美观上都得到了明显改善。最初的手术致死率约为 10%，但是后来的临床报道中未发生死亡或严重并发症。

最安全、有效的手术体位是侧卧位，侧卧位的优点在于：①容易将明显畸形的患者放置在手术台上；②排除了因前额抵靠在手术台上造成已僵硬的颈椎受伤的危险；③由于保持了通畅的气道和自由的通气交换，使麻醉易于控制；④由于出血可从切口深处流出而

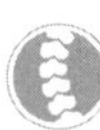

不是流向深处，因此手术操作较容易。我们同意这是进行该类手术最安全和最有效的体位。Adams 使用精细的三点压力装置使脊柱过伸，Simmons 介绍了一种让患者在局部麻醉下侧卧位进行的手术。在截骨完成后，患者转向俯卧位，在一氧化氮和芬太尼麻醉下，小心地切断前纵韧带。

截骨通常在腰椎水平进行，因为此处椎管容积较大，并且截骨处位于脊髓末端以远。使腰椎形成前凸以代偿胸椎形成的后凸，脊柱的活动并不增加。截骨方法包括：从椎板和椎弓根范围切除棘突；单纯地楔形切除棘突至椎间孔；"人"字形切除椎板和棘突；或者联合前方张开楔形截骨和接着切除后方棘突和椎板。

在上腰椎截骨术后平均获得 40°～80°的矫形，矫形后采取内固定维持。手法折骨在韧带钙化的患者中最有效。这种操作的并发症有高血压、胃肠功能损伤、神经损伤、尿道感染、心理障碍、硬膜撕裂脑脊液漏和逆向射精及很罕见的主动脉断裂。

第三节 颈椎截骨术

对于颈胸畸形的患者，下颌骨常常贴近胸骨使得张口和咀嚼非常困难。颈胸部的后凸畸形通常可以通过腰椎截骨而获得满意的效果，腰椎截骨可获得代偿性腰椎前凸，从而恢复直立的姿势。

在下列情况下也可以进行颈椎截骨：①为了将下巴抬离胸骨，改善外观，提高进食和向前看的能力；②为防止由于头部受到重力向前的作用，而引起寰枢椎及颈椎半脱位和脱位；③为了解除气管和食管扭曲畸形，避免发生呼吸困难和语言困难；④为了预防脊髓束受到过度牵拉而引起神经损伤。

畸形的位置和前纵韧带骨化的程度决定了截骨平面。Law 已经成功地在 C3 与 C4、C5 与 C6 及 C6 与 C7 之间进行了截骨。他常常采用 Wilson 和 Straub 设计的用于腰骶融合的钢板进行脊柱内固定。棘突钢丝或单独使用 Halo 固定架也是有效的方法。在 Simmons 介绍的截骨术中，应首先进行椎管减压，减压范围要进入到神经根孔。在减压和椎弓根下部切除后，进行伸展性的操作。手术时患者坐在牙科椅上，身体向前倾斜，双臂放在手术台上，手术时必须避免过度矫形，以防止气管和食管被过度牵拉而产生阻塞。如果单独使用 Halo 架固定，那么矫形的程度要小一些，以改善术后神经系统的症状。如果采用内固定来增加术后颈椎的稳定性，那么应进行再手术已调整矫形的位置。Halo 架要穿戴 3 个月，然后再使用"费城式"颈领或相似的支具 6～8 周。

第四节 脊柱骨折和其他

AS 患者由于脊柱处于强直状态，无活动性，即使是发生轻微的损伤，也很容易发生骨折。这种骨折是继发于全面的骨质疏松和脊柱韧带骨化的病理性骨折，脊柱因为广泛融合失去正常的弹性而不能吸收损伤的能量。骨折最常发生在胸腰结合部，其次是颈中段，由于骨量减少和畸形的存在，X线有时很难发现这种骨折，CT有助于诊断隐性骨折。严重的AS骨折极不稳定，前方和后方韧带结构的骨化使脊柱变成一个僵硬的环，因此不会发生单柱骨折，一旦发生即为三柱骨折，极不稳定。AS脊柱骨折伴随神经损伤的发生率高，有文献报道此类骨折合并脊髓损伤的发生率是普通人的2倍。由于骨折的不稳定性，对此类骨折应积极采用手术治疗，且因为骨质疏松的存在，较传统的骨折固定要延长手术固定的节段，同时注重术中的植骨融合。有些学者建议同时行前路植骨融合，术中也可以用骨折部位做后凸畸形的矫正。术后需要使用支具外固定直至骨折的完全愈合。

AS患者发生脊柱骨折时，通常很严重且可危及生命。这些患者的脊柱骨量减少并有融合节段，使得患者尤其是在受到微小创伤的时候易于发生骨折。椎间盘骨化、异位骨、硬化症导致的解剖变形使得脊柱骨折在X线片上难以发现，因这些骨折容易漏诊，应由主治医师判断有AS的患者在创伤后是否有骨折。脊柱的防范及一个姿势的固定使得调整患者姿势是很困难的。进行CT或MRI检查通常是必要的。骨折常常发生在下颈椎，而且一般是不稳定的，发现得也较晚。在后期出现神经功能损伤的表现之前，持续性疼痛可能是唯一的临床表现。已经出现后凸畸形的患者发生骨折时，其畸形可能会突然得到改善，但不幸的是，急诊救治的医务人员并不清楚患者以前存在的畸形。对于AS患者，如果出现任何可察觉的脊柱对线的异常，即便患者只有很轻微的损伤，也应考虑到有骨折的可能。对这种患者的标准治疗是将患者颈部固定在发现时的位置上，因为后伸位能够引起突然的神经损伤。椎间隙前部变宽可能是唯一的X线所见，可产生非常不稳定的结构，易于产生脱位，造成晚期神经损伤且愈合较慢。MRI或矢状位CT影像重建均有助于诊断。

对于AS患者的骨折进行外科固定是有挑战性的。对于颈椎骨折，因为骨质量较差，因此推荐前后路或长后路内固定。胸腰段的骨折可以根据骨折节段行长后路内固定。最近，经皮长节段的内固定手术方法已被应用。与这些手术相关的发病率和致死率很高，因为很多AS患者并存其他疾病。

据报道，在AS患者中脊柱椎间盘炎的发生率为5%，有的学者报道可以高达23%。脊柱椎间盘炎可以无症状，但大多数患者会出现疼痛伴有畸形加重。现在大部分学者认为脊柱椎间盘炎是由于骨折慢性骨不愈合所形成的假关节。脊柱椎间盘炎的治疗原则与急性骨折类似，但应注意脊柱椎间盘炎在假关节部位是否存在局部狭窄，如存在狭窄可能需要在手术固定的同时行减压手术。

AS患者累及颈椎常见的问题为寰枢椎半脱位，不稳定的枢椎下方的骨折畸形，寰枕关节破坏，固定的颈椎或颈胸连接处后凸畸形。由于颈椎坚固融合导致枕颈连接处应力增加。此外，横韧带炎症反应和其骨性附着点的充血也容易导致寰枢椎半脱位。对其明显神经压迫症状的寰枢椎不稳定患者需行手术治疗，建议使用Brooks法或Gallie法。如伴有寰枢椎不稳定的AS患者的颈椎保留有一定的活动度，在术中可同时应用Magerl法，以加强寰枢椎的固定强度，提高融合率。但如果此类患者的颈椎僵直在前凸位，在施行

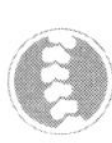

Magerl手术时可能因缺乏入针角度而导致手术无法进行。当寰枕关节破坏时，即使轻微的持续的活动也可导致剧烈的疼痛，当药物治疗和颈托固定不能控制疼痛时，要进行枕颈融合术，具体术式建议采用枕颈钢丝固定或枕颈钢板固定。AS患者出现颈椎后凸畸形，可导致视野显著受限，严重的可出现开口困难和颌触胸畸形。颈胸连接处的骨折容易被漏诊导致继发的颈椎后凸畸形，对严重的后凸畸形可采用截骨术矫正后凸畸形，但此术式难度较大，风险高，需做好详细的术前评估和设计，并由有经验的医师施行。

第五节　髋关节置换术

人工全髋关节置换术可明显增加髋关节活动度，改善髋关节功能，矫正髋关节畸形，提高患者的生活质量，是治疗AS髋关节受累强直的有效方法，而个体化手术方案的设计包括假体位置的正确安放、手术入路的选择、术中软组织松解与平衡等，这些是此手术疗效的关键。深圳市第二人民医院骨关节科尚宏喜等统计并随访了本院2009年1月至2015年12月AS行全髋关节置换手术者共29例、36侧髋关节，术前患者髋关节活动度平均为35.5°(0°～110°)，术后总的活动度平均为181.8°(55.5°～210.6°)，其中平均屈髋91.2°；髋关节屈曲畸形程度由术前平均的29.0°降到术后的平均6.1°；经过手术Harris评分也由术前的15.8分提高到术后平均92.7分，疗效明显。

一、手术要点

(一) 术前准备

入院后完善术前评估、各项检查，并请相关科室及麻醉科会诊处理患者的其他基础疾病，以确定麻醉方式、手术顺序、假体类型及术中假体安装的位置，将身体各项生命指标控制在较为理想的状态。麻醉大多采用经口气管内插管全麻，部分采用硬膜外麻醉，对于颈项强直者采用经鼻腔气管内插管全麻。

(二) 手术方法

手术体位一般采取侧卧位，保持并固定骨盆于中立位，术中充分暴露股骨颈后，对股骨颈进行二次截骨：第一次在股骨小转子上1.0～1.5 cm处，内收内旋使髋关节脱位；第二次参照髋臼边缘对股骨颈进行截骨，截除多余部分，充分显露手术视野。术中主要是要分清髋臼与股骨头的界限，彻底切除或松解髋关节周边挛缩的软组织，进一步显露髋臼，尽可能不行股骨大粗隆截骨，避免增加术后并发症。根据脊柱、骨盆畸形情况调整臼杯前倾及外展的角度。而对髋关节已骨性强直，且手术中发现髋臼与股骨头融合为一体者，可选择保留臼底部的一层股骨头骨质，以增加臼底部骨床的骨量。

(三) 术后处理

术后均常规引流24～48 h，术后立即预防性使用抗生素及NSAID镇痛。并于双大腿之间放置三角垫，保持外展30°～40°；为减少出血并减轻炎症反应，术后常用冰袋冷敷等物理治疗；应用药物以预防深静脉血栓，嘱患者行直腿抬高及踝关节屈伸功能锻炼；术后第1天可于床上坐起，术后第2天可扶助行器下地站立行走；术后定期随访复查。

（四）AS合并髋关节强直的治疗策略

多年的研究报道表明，当今AS合并髋关节骨性强直患者行人工全髋关节置换术是明确有效的治疗手段。由于AS髋关节病变症状严重，对日常生活影响大，而随着AS病程越长，病变软组织挛缩越严重，手术难度就越大，术后恢复也越困难。而对于年轻患者，因为其髋关节使用率高、活动度较大，行人工全髋关节置换术后更易在早期出现假体磨损及其他并发症，这也导致术后翻修率提高。所以，对于AS患者合并髋关节骨性强直患者应综合多个方面，如从关节置换术后的好处、远期功能恢复等因素设计出合理的个体化治疗方案。

AS患者行全髋关节置换手术的好处：重建稳定髋关节生物力学解剖结构，恢复髋关节的运动功能，去除关节囊附着点的纤维软骨、慢性免疫性炎症刺激，缓解髋关节炎性疼痛症状，提高AS患者社会生存能力和生活质量。本组的手术指征是严重疼痛、关节强直、畸形及功能障碍，置换后随访患者的生活质量均得到明显改善。而对于手术时间的选择，根据经验：一般在发病确诊后、患者35～40岁后可行全髋关节置换；出现疼痛剧烈，关节僵硬经药物治疗后，红细胞沉降率＜20 mm/h，C反应蛋白（CRP）＜5 mg/L，耐受，即可行全髋关节置换；双侧患者，条件允许下可同时行双侧全髋关节置换，也可视情况先做畸形明显并最痛的一侧；如分次手术，文献多认为手术时间间隔以3～6个月为宜，笔者建议以具体病情为依据进行决定。

（五）手术方法及相关处理

术中患者多采用二次截骨的方法，主要是因为在AS患者中，若髋关节受损，在晚期其关节软骨被破坏、消失，进而导致股骨头与髋臼融为一体，两者的真正分界线较难确定。传统的截骨方法难以准确判断真正髋臼的位置，也难以正确掌握髋臼的成形方向。因此，在术中作者采用的是二次截骨的方法，首先在股骨小转子上方1.0～1.5 cm处进行截骨，使髋关节脱位，然后对股骨颈进行第2次截骨，截除股骨颈多余的部分以利于手术视野的显露，也有初步股骨颈截骨后再次标准截骨的二次截骨方法，笔者认为视术中情况和术者手术经验而定。

对于术中软组织松解的选择，由于长期纤维性或骨性融合的髋关节周围韧带组织粘连、挛缩，手术需要恢复肢体长度及患肢活动度等，需要行软组织松解，可采取以下几种方式：①屈曲位强直，关节前面软组织需大量松解；②对＞45°的屈曲挛缩，需注意坐骨神经、股神经等牵拉伤，避免立即伸直患肢；③伸直位强直，术中行有限软组织松解；④一般需松解的肌肉为内收肌、缝匠肌、髂胫束、股直肌、髂腰肌；⑤彻底松解后仍然残留屈曲，术后牵引；⑥术中可结合Shuck试验、Drop-Kick试验、稳定试验等判断软组织的平衡及紧张度。

术中髋臼的处理及定位为术中难点，髋臼准确定位对功能恢复至关重要，股骨颈截骨后暴露的股骨头中心可参考髋臼中心，同时参考闭孔上缘及坐骨，以此3点结合患者体位

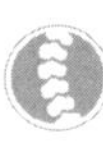

定位髋臼，必要时行X线透视定位；术中锉除部分股骨头后，显露髋臼内下方臼壁，显露髋臼壁、马蹄窝、横韧带等，以确定髋臼大小及深度；其中完全骨性强直，髋臼周围骨质疏松或存在骨质囊性变，真臼质量差时不强求打磨至真臼；而纤维强直或部分骨性强直，需打磨至真臼；尽量保留髋臼骨量至关重要，避免髋臼磨锉过多，可利用锉除的股骨头松质骨植骨，行反转打压，以加强髋臼壁强度。所以如果髋臼处理不当，如将髋臼假体置入残留股骨头上，术后易出现松动；如术中未辨明髋臼真实位置，导致置入假体过高，术后下肢可出现短缩。为更准确地处理髋臼，其中骨盆倾斜度也尤为重要，当患者体位改变时，骨盆倾斜度发生变化，因此术中骨盆位置变动是假体植入不准确的原因之一，应将骨盆牢固固定于中立位。

术后早期功能锻炼对于患者恢复尤其重要，术后制订综合镇痛方案，定期监测SR/CRP，必要时给予药物控制炎症；患肢置于髋关节外展位、双下肢抬高3周；术后当天进行股四头肌、踝关节等功能锻炼；术后第2天开始扶助行器下地活动。

综上所述，AS患者的髋关节骨性强直具有独特的病理特点，个体化设计、精稳准的髋关节置换手术，是治疗AS髋关节骨性强直的有效方法，可明显增加髋关节活动度，矫正髋关节畸形，提高患者生活质量。就目前的研究来说，人工全髋关节置换术是恢复髋关节功能的明确、有效的治疗手段。

第六节　预后和康复

AS是一种炎症性疾病，主要引起疼痛和进行性僵硬，对该疾病应予以足够的重视，争取做到早期诊断。通过应用NSAID可以很好地控制疼痛和僵硬感，但药物治疗的目的是使患者能够参加正规的运动锻炼计划，定期做运动锻炼对减少或防止畸形和残废是最重要的治疗方法。嘱患者必须直立行走，定期做背部的伸展运动。睡硬板床并去枕平卧，避免卷曲侧卧。劝患者戒烟，定期做深呼吸运动以维持正常的胸廓扩展度。游泳是AS患者最好的运动方式。经常性的运动锻炼和使用NSAID已经成功地治疗了大多数患者，但仍有部分患者需使用糖皮质激素和抗风湿药物（如柳氮磺吡啶、甲氨蝶呤等）。

对早期患者应予以NSAID治疗以控制炎症，避免炎症对关节造成进行性破坏，导致晚期出现脊柱强直。对早期患者应予以合理的指导，包括保持适当的姿势和伸展锻炼以预防脊柱畸形的出现。对晚期患者出现严重的脊柱弯曲畸形，可采用外科手术矫正畸形，以更好地改善和提高AS患者的生活质量。

（尚宏喜　任小蓉　钟　庆）

参考文献

[1] 李其一,金今,翁习生,等.全髋关节置换治疗强直性脊柱炎 24 例[J].中国组织工程研究与临床康复,2010,14(22):4056-4059.

[2] KRZYSZTOF P, WOJCIECH S, WIESLAW K, et al. Total hip replacement in treatment of patients with deformity of the hip caused by ankylosing spondylitis [J]. Chirurgia Narzadow Ruchui Ortopedia Polska, 2011,75(5):321-325.

[3] 高志国,于建华,徐世玺.强直性脊柱炎全髋关节置换术的常见问题及其处理[J].中华骨科杂志,2000,20(12):728-731.

[4] GOYAL R, SINGH S, SHUKLA R N, et al. Management of a case of ankylosing spondylitis for total hip replacement surgery with the use of ultrasound-assisted central neuraxial blockade [J]. Indian J Anaesth, 2013,57(1):69-71.

[5] HYDERALLY H A. Epidural hematoma unrelated to combined spinal-epidural anesthesia in a patient with ankylosing spondylitis receiving aspirin after total hip replacement [J]. AnesthAnalg, 2005,100(3):882-883.

[6] 陈立民,潘世奇,侯明明,等.全髋关节置换治疗强直性脊柱炎髋关节强直 27 例分析[J].中国矫形外科杂志,2008,16(23):1832-1833.

[7] 曾春,宋炎成,蔡道章,等.全髋关节置换术治疗强直性脊柱炎髋关节骨性强直的临床研究[J/CD].中华关节外科杂志:电子版,2010,4(1):63-68.

[8] 廉永云,裴福兴,杨静,等.强直性脊柱炎的人工全髋关节置换术(附 18 例/31 髋中期随访分析)[J].中国矫形外科杂志,2004,12(21):1623-1626.

[9] ZHENG G Q, ZHANG Y G, CHEN J Y, et al. Decision making regarding spinal osteotomy and total hip replacement for ankylosing spondylitis: experience with 28 patients [J]. Bone Joint J, 2014,96-B(3):360-365.

[10] YANG P, WANG C S, WANG K Z, et al. Selection of femoral prosthesis in total hip replacement for ankylosing spondylitis [J]. Di Yi Jun Yi Da Xue Xue Bao, 2005,25(12):1468-1473.

[11] 张亮,徐辉,郭晓忠,等.人工全髋关节置换术治疗强直性脊柱炎的中期疗效[J].中国修复重建外科杂志,2014,1(28):1-6.

[12] 陈铿,唐勇,黄霖,等.非骨水泥型全髋关节置换术治疗强直性脊柱炎髋关节病变的疗效分析[J/CD].中华关节外科杂志:电子版,2009,3(1):59-61.

[13] 施桂英,栗占国,袁国华,等.关节炎概要[M].2 版.北京:中国医药科技出版社,2005:517-520.

[14] ASHERSON R, ERVERA R, DE P, et al. Catastrophic antiphospholipid syndrome: international consensus statement on classification criteria and treatment guidelines [J]. Lupus, 2003,12(7):530-534.

[15] VAIDYA S, SELLERS R, KIMBALL P, et al. Frequency, potential risk and therapeutic intervention in end-stage renal disease patients with antiphospholipid antibody syndrome: a multicenter study [J]. Transplantation, 2000,69(7):1348-1352.

[16] COMPAIN C, MICHOU L, ORCEL P, et al. Septic arthritis of the hip with psoas abscess caused by Non-typhi Salmonella infection in an immunocompetent patient [J]. Joint Bone Spine, 2008,75(1):67-69.

[17] GROMNICA-IHLE E, OSTENSEN M. Pregnancy in patients with rheumatoid arthritis and inflammatory spondylarthropathies [J]. Z Rheumatol, 2006,65(3):209.

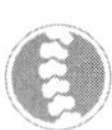

[18] DEMIRBILEK H, AYDOĞDU D, OZÖN A. Vitamin D—deficient rickets mimicking ankylosing spondylitis in an adolescent girl [J]. Turk J Pediatr, 2012,54(2):177-179

[19] S. TERRY CANALE, JAMES H. BEATY. 坎贝尔骨科手术学(第12版)[M]. 王岩主译. 北京:人民军医出版社,2013:1568-1572.

[20] 尚宏喜,吴天顺,蓝涛,等. 强直性脊柱炎29例行人工全髋关节置换治疗回顾分析[J]. 中华关节外科杂志(电子版),2017,11(5):531-535.

第十一章
强直性脊柱炎的中医治疗

第一节 中医对强直性脊柱炎的认识

一、病名

古代中医没有强直性脊柱炎(AS)的病名,但在2000多年前已有类似本病临床特征的记载,如成书于秦汉时期的《黄帝内经》中就有关于“踝厥”“骨痹”“肾痹”等病名的描述,与AS的临床表现颇多相似之处。

《灵枢·经脉》中的“踝厥”病,症状是“项如拔,脊痛,腰似折”“髀不可以曲,腘如结”。“髀”是指大腿,包括胯部。翻译成现代文就是“颈项强直,脊背疼痛,腰痛像骨折了一样”“大腿及髋部不能弯曲,膝关节僵硬”,前者类似AS中轴型的表现,后者类似外周型的特征。

《素问·痹论》中的“肾痹”病,特征是“善胀,尻以代踵,脊以代头”。“善胀”是“易于强直僵紧”的意思,“尻”是尾骶骨,“踵”指足跟,“脊”在这里指上部胸椎。就是讲肾痹病的表现是,身体易于强直僵紧,由于脊柱畸形,行动时尾骶部着地(代替了足跟),脊背弯曲向上,与本病晚期的特征性表现极为相似。

现代中医一般将本病归属于“肾痹”“大偻”等病的范畴。

二、病因病机

中医学认为,AS主要是筋、骨的病变,因而与肾、肝两脏关系最为密切。肾藏精,而骨髓是由肾精所化生,骨骼的生长、发育、修复,均依赖肾精的滋养。因此,如果肾精充足,则骨髓充盈,骨骼充实健壮,反之则骨骼出现病变。《素问·痿论》:“肾气热则腰脊不举,骨枯而髓减,发为骨痿。”《素问·宣明五气篇》说:“肝主筋”,这是因为肝的气血能布散到筋,

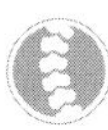

发挥濡养作用。如果肝的气血不足，筋得不到充足的濡养，就会发生病变，出现筋脉拘急、关节屈伸不利的症状。就其病因来说，主要有三：

1. 先天不足

肾为先天之本，藏精而主骨。本病多由先天禀赋不足，肾精亏虚，肾阳衰弱，不能充骨生髓，温养督脉。督脉行于脊背而通于肾，总督诸阳。督脉空虚，脊柱失养，抗邪无力，从而成为本病发生的内因。现代认为本病与遗传因素密切相关，和中医的先天不足有相似之处。

2. 后天失调

七情太过，或劳力过度，或房事不节，均可损害肝肾，伤及筋骨，致使外邪入侵而触发本病。

3. 外感六淫

六淫是指风、寒、暑、湿、燥、火等六种外感病邪，而本病与风寒湿热四邪关系最为密切。肝肾亏虚、正气不足之人，若久居潮湿之地，或汗出当风，或贪凉卧露，使风寒湿热之邪乘虚而入，凝滞筋骨关节，而成寒湿痹证或湿热痹证。若病程日久，湿热或寒湿之邪留注关节，阻滞经络，使气血运行不畅而导致瘀血发生，出现关节肿胀、畸形、挛缩，筋脉拘急等病症。现代认为本病与感染等环境因素有关。

综上所述，本病是在肝肾亏虚、正气不足的基础上，感受风寒湿热等外邪而发病，其性质属于本虚标实。以肝肾亏损、督脉空虚为本，风寒湿热之邪留滞、气血运行不畅、瘀血阻滞经络为标。初期以风寒湿热等邪实为主，久病则以肾督亏虚、痰瘀阻络为主要病变。

第二节　强直性脊柱炎的中医治疗方法

一、治疗特点

（一）强调辨证论治

辨证论治是中医学最鲜明的一个特点，是中医认识疾病和治疗疾病的基本原则，是中医学对疾病的一种特殊处理方法，也是与西医学辨病治疗的根本区别所在。证，又称证候，是医生将通过问、望、闻、切四诊搜集的资料，与患者的体质、生活的环境、心理状态和生活习惯等相结合，进行全面分析而得出的结论。证是生命整体功能异常的反映，不仅反映了疾病的情况，而且反映了生病的人的情况。论治就是根据辨证的结果，采用相应的中医治疗法则。

1. 辨证

就 AS 而言，主要是辨别寒热虚实和痰湿、瘀血。

（1）寒证　是因寒邪引起或机体功能衰退所产生的证候。寒证突出的一个表现就是怕冷，手脚四肢冷，关节怕凉发凉，喜欢吃喝热的东西，大便比较稀，舌质淡，舌苔白。寒证又有虚寒证和实寒证的区别。

(2) 热证　是因热邪引起或机体的功能过度亢盛所产生的证候，表现为怕热、发热、关节触之灼热、口渴喜冷饮、大便秘结、小便短赤、舌质红、苔黄。热证亦分实热和虚热。

(3) 虚证　是因身体的功能减退所产生的证候，常见于慢性消耗性疾病。虚证多为病程较长的患者，表现为身体虚弱、精神萎靡、全身乏力、腰膝酸软、行走无力、不任劳累、脉细弱无力等。

(4) 实证　是指邪气过盛、脏腑功能亢进所产生的证候。实证多见于疾病初期，表现为形体壮实、声高气粗、精神烦躁、关节肿痛拒按、舌苔黄腻、脉洪大有力等。

(5) 痰湿　是指痰湿之邪留注关节所产生的证候，表现为关节肿胀、肢体沉重、身重困倦、胸脘痞闷、呕恶、食欲差、舌苔厚腻等。

(6) 瘀血　是指血行不畅、瘀血内阻所产生的证候，表现为肢体关节刺痛、痛处较固定、夜间更加明显；或肢体挛缩拘急、关节变形、屈伸不利、面色晦黯、皮肤粗糙、舌质紫黯等。

2. 论治

中医学认为，身体健康的关键在于一个“平”字。譬如一条道路，平平坦坦才属正常。如果某处凸起来了(多余)，或某处凹下去了(不足)，都属于异常(就身体而言则属于病态)。前者为有余属实，后者为不足属虚。治疗的目的，就是要使异常情况恢复到正常状态，前者属有余要用泻的方法(“实则泻之”——把多余的部分去掉——使用大黄、桃仁等攻破药物)，后者要用补的方法(“虚则补之”——把不足的部分填补起来——使用党参、黄芪等补益药物)，使之恢复到正常状态。又如人体最适宜的气温为26～28℃，气温过低则使人感觉寒冷，气温过高又使人感到酷热。前者属于寒要开暖气(“寒者热之”——使用附子、桂枝等温热药物)，后者属于热要开冷气(“热者寒之”——使用石膏、黄连等寒凉药物)。正如《黄帝内经》所说：“谨察阴阳所在而调之，以平为期。”反之，如果实证用补法，虚证用泻法，或寒证用寒凉药，热证用温热药，就好像是将道路凸起来的地方再加高、凹下去的地方再加深，或者大冷天开冷气、大热天开暖气一样，只能是反而使病情加重——这往往是对中医知识掌握不好的大夫使用中成药时容易犯的错误。

(二) 主张内外结合

内病外治是中医学的又一重要特色。所谓外治，是指在中医理论指导下，运用药物、手法或器械施于体表或从体外进行治疗的方法，以及医疗体育疗法。

中医外治法有以下特点：①直达病所：如药浴疗法，利用皮肤的吸收作用，使药物直接作用于病变关节，达到治疗目的。②改善症状：如推拿、按摩及药物封包治疗等方法，能够缓解疼痛，改善关节强直等症状。③改善整体功能：如八段锦、五禽戏等体育疗法，既可以延缓或减轻脊柱强直，又能够改善机体的整体状态，增强体质，改善工作和生活能力，提高患者战胜疾病的信心。

中医治疗AS的常用外治法有针灸、推拿、拔罐、药浴、物理治疗，以及八段锦、五禽戏、太极拳等。

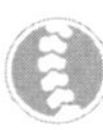

二、辨证论治

（一）寒湿痹阻证

症状：腰脊、关节冷痛，得热则舒，阴雨潮湿天气加重，恶寒怕冷，四肢不温。舌质淡，苔薄白腻，脉弦紧。

治法：散寒除湿，温经通络。

方药：蠲痹汤加减。

羌活 10～15 g，独活 10～15 g，桂枝 10～15 g，秦艽 10～15 g，海风藤 10～15 g，桑枝 10～15 g，当归 10～20 g，川芎 10～15 g，木香 5～10 g，乳香 5～10 g，炙甘草 5 g。寒甚痛重者，加制附片 10～15 g，制川乌、制草乌各 3 g，淫羊藿 9～15 g；舌苔厚腻，关节沉重伴肿胀者，加薏苡仁 30～40 g，炒白芥子 3～6 g；大便稀溏者加炒白术 9～12 g，补骨脂 9～15 g。

中成药：①寒痹停片，每次 3～4 片，每天 3 次。②祖师麻片，每次 3 片，每天 3 次。

（二）湿热阻络证

症状：腰髋疼痛，痛处伴有热感，或伴膝、踝关节灼热疼痛，口渴喜饮，小便短赤。舌质红，苔黄腻，脉滑数。

治法：清热除湿，通痹止痛。

方药：四妙散合宣痹汤加减。

苍术 10～15 g，黄柏 10～15 g，牛膝 10～15 g，薏苡仁 30～40 g，防己 10～15 g，杏仁 10～15 g，滑石 10～15 g，连翘 9～12 g，山栀 9～12 g，法半夏 9～12 g，晚蚕砂 9～12 g，赤小豆 10～15 g。关节疼痛剧烈者，加片姜黄 6～9 g，海桐皮 9～12 g；关节红肿热痛兼有积液，活动明显受限者，加茯苓 15～30 g，猪苓 15～30 g，泽兰 10～15 g，葶苈子 15～30 g；低热无汗或微汗出而热不解、五心烦热者，加青蒿 10～15 g，炙鳖甲 20～30 g，知母 10～15 g。

中成药：①四妙丸，每次 6 g，每天 2 次。②湿热痹片，每次 5 片，每天 3 次。

（三）瘀血阻络证

症状：腰背疼痛剧烈，固定不移，夜间疼痛加重，或有关节屈曲变形，活动受限，面色黧黑。舌质黯或有瘀点、瘀斑，苔薄白或薄黄，脉弦涩。

治法：活血祛瘀，通络止痛。

方药：身痛逐瘀汤加减。

当归 15～20 g，川芎 10～15 g，桃仁 9～15 g，乳香 5～10 g，没药 5～10 g，香附 9～12 g，牛膝 10～15 g，地龙 10～15 g，甘草 5～10 g。伴膝、踝关节红肿灼痛，口干苦者，加石膏 30～50 g，知母 10～15 g；脊柱、腰骶、髋部刺痛难忍者，加土鳖虫 5～10 g，全蝎 3～6 g，蜈蚣 2～3 条；关节拘急挛缩，屈伸不利者，加僵蚕 5～10 g，蕲蛇 5～10 g，炙穿山甲 5～15 g。

中成药：风湿马钱片，常用量每次 2～3 片，极量每次 4 片，每天 2 次。

（四）肾督阳虚证

症状：腰骶、脊背、髋部、颈部酸冷作痛，痛势隐隐，背冷恶寒，得温痛减，遇寒加重，或伴腿膝酸软乏力、畏寒肢冷，或大便稀溏、小便清长。舌质淡，苔薄白，脉沉弦或细迟。

治法：温肾壮督，通络止痛。

方药：阳和汤合右归丸加减。

熟地黄 20～30 g，麻黄 3～5 g，鹿角胶 10～15 g，炒白芥子 6～9 g，肉桂 3～5 g，炮姜炭 5～10 g，制附片 10～15 g，山药 10～15 g，山茱萸 10～15 g，菟丝子 10～15 g，枸杞子 10～15 g，当归 9～12 g，杜仲 15～20 g。若上肢关节痛甚者，加羌活 10～15 g，片姜黄 9～12 g；若下肢关节痛甚者，加千年健 10～15 g，苍术 9～12 g，牛膝 9～12 g。

中成药：①益肾蠲痹丸，每次 8～12 g，每天 3 次。②独活寄生丸（蜜丸），每次 1 丸，每天 2 次。

（五）肝肾阴虚证

症状：腰骶、脊背酸痛，转侧受限，或有四肢酸软乏力、肌肉萎缩，伴头晕耳鸣，双目干涩，口燥咽干，烦热盗汗，手足心热。舌质红，苔少或薄黄，脉弦细数。

治法：滋补肝肾，蠲痹通络。

方药：知柏地黄汤加减。

知母 10～15 g，黄柏 10～15 g，熟地黄 15～30 g，山药 15～20 g，山茱萸 10～15 g，牡丹皮 9～12 g，牛膝 10～15 g，菟丝子 10～15 g，桑寄生 10～15 g，龟甲 10～15 g。若腰背僵痛明显者，加桑寄生、续断、杜仲各 15～20 g；颈项僵痛者，加葛根 15～30 g。

中成药：①知柏地黄丸：大蜜丸，每次 1 丸，每天 2 次；浓缩丸，每次 8 丸，每天 3 次。②左归丸：水蜜丸每次 9 g，大蜜丸每次 1 丸，每天 2 次。

三、中医外治法

（一）针灸疗法

针灸疗法是以中医经络学说为理论基础的一种治疗方法，由针刺疗法和灸法组成。针刺疗法是将针具从特定的腧穴刺入人体，再通过提、插、捻、转等手法激发经气、疏通经络以治疗疾病的方法。灸法又称“艾灸”，指以艾绒为主要材料，或掺入少量辛温香燥的药末，点燃后直接或间接熏灼体表穴位，以温通经络气血，达到治病和保健目的的方法。无明显热象的患者可使用灸法。针灸治疗本病的取穴方法：①局部取穴：背腰部腧穴（尤其是夹脊穴）使用频数最多。②循经取穴：取穴主要集中在足太阳膀胱经和督脉，二经的循行都与背腰部及脊柱联系紧密，根据“经脉所过，主治所及”的原理，可以用来治疗背腰部及脊柱疾病。③特定穴位取穴：其中背俞穴的使用频次最高。此外，合理运用交会穴可达到从一经、一穴治疗多经病患的效果。

（二）推拿疗法

推拿疗法是指医者运用双手施加不同的力量、技巧和功力，作用于患者身体上某些特定的部位，以促使病情康复的一种方法。推拿治疗本病主要有以下作用：舒筋活血，疏通经络，改善肌肉及脊柱的营养供给，缓解肌肉痉挛，增进脊柱活动度。本病早、中期以脊背、腰骶、髋膝疼痛，腰背僵紧不适为主，可采用㨰法或揉法，按摩两侧竖脊肌、骶髂关节处、臀部及下肢后侧，使肌肉充分放松，继以一指禅推法或点按法按摩腰背部阿是穴（酸痛

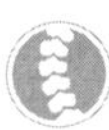

最明显处)，或点按命门、肾俞、环跳、承扶、委中、承山等穴，再在腰背部、臀部、下肢后侧行摩法或擦法，并可轻轻用力做关节的被动活动，活动度以患者可耐受为限，最后以拍法、击法疏理经气为结束。晚期患者主要表现为脊柱僵直、畸形，此时推拿治疗主要以放松肌肉、畅行气血为主，仍以㨰法、揉法开始，放松肌肉，继在命门、肾俞一线横向行摩法或擦法，起到温补作用，最后以拍法疏理经气结束。本病晚期多继发骨质疏松，手法宜轻柔和缓，忌用暴力挤压、扳动已经强直的关节。

(三) 拔罐疗法

拔罐疗法是以罐作为工具，利用燃火、抽气等方法使罐内产生负压，使之紧紧吸附于体表，造成局部皮肤充血或瘀血，以达到通经活络、行气活血、消肿止痛、祛风散寒等作用。本病的治疗可采用以下方法：①留罐法：将罐吸附在体表后，保留 5～10 min，待局部皮肤充血、瘀血后取罐。②走罐法：拔罐前在皮肤上或罐口涂以适量润滑剂，如按摩乳或刮痧油等，将罐吸住后，手握罐底，上下左右来回推动，直至皮肤潮红、充血，甚至瘀血时，将罐取下。③闪罐法：将罐子吸住后，立即拔下，反复吸拔多次，至皮肤潮红、充血或瘀血为度。④刺络拔罐法：局部皮肤消毒后，先用梅花针或三棱针在局部叩刺或点刺出血，再拔罐使罐内出血 3～5 ml。脊背部肌肉较丰厚，面积大而平坦，适合实施走罐法，可自腰骶部至肩颈部沿督脉、膀胱经走行方向分别做走罐治疗，每次 5～10 min，待皮肤潮红后，再选取几个穴位如肩井、命门、肾俞等留罐，并配以疼痛最明显的阿是穴。外周关节受累者，可行关节周围拔罐治疗。

(四) 体育疗法

体育疗法在 AS 的治疗中有着重要作用：可以维持患者脊柱的正常生理弯曲和活动度，防止或延缓脊柱畸形；保持良好的胸廓活动度，保护呼吸功能。此外，我国传统体育疗法还能起到调身、调神、调气的功效，可以增强体质，改善情绪，提高战胜疾病的信心。以下几种体育疗法适合本病患者练习。

1. 八段锦

八段锦是我国古代传统健身方法之一，至今已流传 800 余年。功法歌诀如下：双手托天理三焦，左右开弓似射雕，调理脾胃须单举，五劳七伤往后瞧，摇头摆尾去心火，双手攀足固肾腰，攒拳怒目增气力，背后七颠百病消。中医认为本病的主要病机为肾虚督空、经络痹阻，正虚邪实，致病情缠绵难愈。而八段锦有壮腰固肾、舒筋柔体、疏通经络、畅通气血之功效，是一种行之有效的体育疗法。

2. 五禽戏

五禽戏最早被记载于南北朝陶弘景的《养性延命录》中，相传是东汉名医华佗仿照“虎、鹿、熊、猿、鸟”5 种动物的形态动作而创的一套健身术。每戏两动，共 10 个动作，分别仿效虎之威猛、鹿之安舒、熊之沉稳、猿之灵巧、鸟之轻捷，力求蕴涵“五禽”的神韵。五禽戏是以脊柱为中心带动全身关节肌肉活动的运动，脊柱的活动又以腰椎的前屈、侧屈，后伸及环旋等各方向的运动为主，且在每个动作末要求维持一段时间，使腰背部肌肉在不同方向得到牵拉放松，从而增强腰背部肌肉的柔韧性，改善脊柱的活动度。

3. 太极拳

太极拳是17世纪中叶由河南人陈王廷所创。其融陶冶性情和养生、技击为一体，以腹式呼吸结合意识引导，动作柔和舒缓，强调身心合一，是一种内外兼修、刚柔相济的运动方法。

4. 黄氏强脊操

黄氏强脊操是由深圳市南山区人民医院中医（风湿）科黄胜光教授根据AS的疾病特点所创立的保健治疗操。具体方法：身体直立，两足分开与肩同宽，而后双臂上举外展，身体尽量后仰，同时深吸气；继而弯腰双手向下，指尖尽量触地，同时深呼气。一仰一俯、一吸一呼为1次，建议每天早晚各做100次左右。强脊操能有效锻炼腰背肌肉力量，改善脊柱活动度；维持良好的胸廓扩张度，保护呼吸功能。此外，该操简单易学，数分钟即可学会；对场地的要求低，有数平方米的空间即可；花费的时间少，随时都可以练习。

（五）药浴疗法

药浴疗法是利用药物有效成分经皮肤透入所产生的治疗作用和水温的物理作用共同治疗疾病的方法，其治疗机制主要为：药浴的温热效应，能促进血液循环，降低神经末梢的兴奋性并松弛肌肉以镇痛。药物的有效成分作用于人体，可达到祛风除湿、抗炎止痛作用。此外，药浴疗法可避免服药引起的胃肠反应及肝脏首过效应，直接发挥药物的治疗效果。

推荐药浴组方及用法：鸡血藤、川芎、青风藤、羌活、海桐皮各400 g，丁香50 g，制成粗粉装入布袋。用60 L温水浸泡10 h，煮沸20 min后将药液倒入浴池内，另加水约60 L配成1∶1的浓度，待水温降至40℃时，全身入池浸泡，水温维持在37～40℃，并按摩病变部位。每日浸浴1次，每次30 min，10 d为1个疗程。

第三节　中医名家治疗经验举隅

一、朱良春

朱良春教授认为AS是因肾督亏损，风寒湿热之邪乘虚侵袭所致。邪留不去，痰浊瘀血逐渐形成，痹阻脉络。后期气血肾精亏损，督脉空虚，外邪深入经隧骨骱，而呈正虚邪实之证。针对本病肾督亏虚为本，痰湿瘀血痹阻为标的基本病机，朱良春提出“益肾壮督治其本，蠲痹通络治其标”的治疗大法，将本病分前期“肾痹型”和久病“骨痹型”两类论治。肾痹型又分湿热郁阻和肾督亏损两型，前者用蒲公英、白花蛇舌草、山药、金荞麦、鸡血藤、威灵仙、青蒿、银柴胡、乌梢蛇、炙蜂房、土鳖虫、徐长卿、广地龙、炙僵蚕、虎杖等，后者用穿山龙、生黄芪、鸡血藤、威灵仙、鹿角霜、制延胡索、淫羊藿、熟地、仙茅、乌梢蛇、肉苁蓉、补骨脂等。骨痹型则以益肾壮督、蠲痹通络为治法，药用穿山龙、青风藤、仙鹤草、葎草、威灵仙、鸡血藤、青蒿子、生地、熟地、乌梢蛇、炙蜂房、土鳖虫、广地龙、炙僵蚕、全当归等。善用

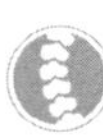

虫类药是朱良春教授治疗本病的另一特点，认为虫类药具有走窜搜剔之性，能够祛风止痉，活血通络，缓解疼痛、拘挛、麻木等症状。

二、路志正

路志正教授认为本病多以素体气血亏虚、肝肾不足为内因，风寒湿热之邪为外因，治疗上宜补肾强脊以治病之本，配合祛风、散寒、除湿、清热、活血、散瘀、消痰等法蠲痹通络而治病之标。临床上将本病分为以下 5 型论治：①肾虚督寒、经脉瘀滞证，选用阳和汤、右归丸、龟鹿二仙胶等温肾强脊、活血通络。②肝肾亏虚或肝脉郁滞、筋骨失养证，常选用独活寄生汤、柴胡疏肝散养肝益肾、柔筋壮骨。③太阳经气不利、风湿痹阻证，治以羌活胜湿汤、通气防风汤祛风除湿、疏经活络。④阳气不固、气血不足证，选用防己黄芪汤、玉屏风散、桂枝加附子汤、黄芪桂枝五物汤等温阳益气、养血宣痹。⑤脾胃虚弱、气血不足、营卫不和证，治以六君子汤、小建中汤、桂枝汤等健脾和胃、调和营卫。强调标本同治，虚实兼顾，补而不滞，润燥并施，全程不忘顾护脾胃。

三、焦树德

焦树德教授将本病命名为《黄帝内经》中的“大偻”，认为肾虚督寒是本病的基本病机，治疗应以补肾祛寒、强督助阳为主，辅以化湿疏风、养肝荣筋、活瘀通络。若出现邪气从阳化热之证者，则需暂予补肾清热法，待标热得清后，仍转为补肾强督祛寒之法以收功。创立补肾强督治尪汤(熟地、淫羊藿、金狗脊、制附片、鹿角胶、川断、骨碎补、羌活、独活、桂枝、赤芍、白芍、知母、土鳖虫、防风、麻黄、干姜、怀牛膝、炙山甲、炙草乌)作为治疗的基本方，腰痛明显加杜仲、桑寄生，重用狗脊、续断，并随药嚼服 2 枚炙胡桃肉；项背痛甚加葛根，重用羌活；寒邪偏盛、肢节重痛重用附片、草乌，并予七厘散随汤剂冲服；关节拘挛、脊背发僵加姜黄、僵蚕、薏苡仁、苍耳子；腰脊僵硬加急性子；脾虚失运、脘胀食少，去熟地，加陈皮、焦神曲、焦麦芽；伴低热或服药后咽痛、口干、便干者，去干姜，加生地、黄柏、秦艽、地骨皮；骨质严重受损，关节僵硬，脊柱弯曲变形者，加寻骨风、透骨草、自然铜，以替代虎骨健骨搜风；病程缠绵不愈、痰浊阻滞者，加白芥子、苍耳子；髋关节活动受限、两腿屈伸不利者，加伸筋草、威灵仙、薏苡仁、泽兰。

四、谢海洲

谢海洲教授提出“治痹三要四宜”的学术思想。治痹“三要”：①扶正培本。对痹病单用通络祛风之剂，并无明显效果，其失误于忽视扶正。无论痹证初起或日久，均需治以扶正培本药物。②健脾祛湿。痹证之所以长期不愈，是由于湿邪难去。除湿之法有发汗、利小便、宣肺、健脾、温肾等，而健脾为治湿之本。③利咽解毒。咽部红肿是痹证病情不稳定的重要原因，应在治痹之剂中加入金银花、玄参、麦冬、桔梗，甚则加入山豆根、板蓝根、牛蒡子、射干、锦灯笼等利咽解毒之品。治痹“四宜”：①寒痹宜温肾。寒痹之作，根本在于肾阳不足，命门火衰，治疗以温肾为要，可选用乌头汤或麻黄附子细辛汤，配伍鹿角胶、补骨脂、巴戟天、仙灵脾、胡芦巴、狗脊等。②热痹宜养阴。治疗热痹宜清热，用白虎加桂枝汤、苍术白虎汤等，更要加入养阴清热之品，如生地、白芍、玄参、麦冬等。③寒热错杂宜通。寒痛者，阳气未至也；热肿者，阳气郁积不行也。皆因阳气运行障碍所致，所以在治疗上以通为要。可选用桂枝、桑枝、路路通、丝瓜络、老鹳草、徐长卿等通行血脉，血气和则障碍除，寒热错杂症状解。④久病入络宜活血搜剔。病久则入络，在治疗时除散风祛湿通络外，尚需加入血分药，其中又以全蝎、蜈蚣、地龙、穿山甲、蕲蛇、水蛭等虫类药效果为好。

五、阎小萍

阎小萍教授继承了焦树德教授的学术思想及经验，将本病归纳为活动期、缓解稳定期的二期三证型。活动期：①肾虚督寒证。治以补肾强督祛寒汤（狗脊、熟地、制附片、鹿角霜、骨碎补、杜仲、桂枝、白芍、知母、独活、羌活、续断、防风、威灵仙、川牛膝、炙山甲）加减；②肾虚湿热证。治以补肾强督清化汤（狗脊、苍术、炒黄柏、牛膝、薏苡仁、忍冬藤、桑枝、络石藤、白蔻仁、藿香、防风、防己、萆薢、泽泻、桑寄生、炙山甲）加减。缓解稳定期：病情明显减轻且较稳定者，可将取效明显的最后一诊方药 4～5 剂共研细末，温开水送服，每服 6 g，每日 3 次，以巩固疗效，并提出在本病的治疗中应灵活运用补肾壮骨、活血通络、调和营卫、循经辨证、顾护脾胃、调肝养肝等辨治法则。

第四节　常用中成药

1. 尪痹颗粒（片）

药物组成：生地黄、熟地黄、续断、附子（制）、独活、骨碎补、桂枝、淫羊藿、防风、威灵仙、皂角刺、羊骨、白芍、狗脊（制）、知母、伸筋草、红花等。

功效：补肝肾，强筋骨，祛风湿，通经络。

适应证候：AS 病程较长，体质虚弱，行走无力，脊柱僵硬畸形，关节疼痛，屈伸不利，或有腰酸畏冷者可选用。

2. 益肾蠲痹丸

药物组成：生地黄、熟地黄、当归、淫羊藿、全蝎、蜈蚣、蜂房、骨碎补、地龙、乌梢蛇、延胡索、鸡血藤、土鳖虫、鹿衔草、肉苁蓉、老鹤草、徐长卿、苍耳子、寻骨风、虎杖、甘草等。

功效：温补肾阳，益肾壮督，搜风剔邪，蠲痹通络。

适应证候：AS 病程较久，精神不振，腰酸乏力，脊柱僵硬或畸形、关节肿大、疼痛，屈伸不利，肤黯肌瘦者可选用。

3. 正清风痛宁片

药物组成：青风藤。

功效：祛风除湿，活血通络，消肿止痛。

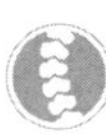

适应证候:AS风寒湿痹型,症见腰骶及脊背疼痛、僵硬,关节肿痛、屈伸不利,肌肉酸痛,或有恶寒怕冷、腰部冷痛者可选用。

4. 雷公藤多苷片

药物组成:雷公藤多苷。

功效:祛风解毒,除湿消肿,舒筋通络。本品为中药雷公藤的有效成分提取物,有抗炎及免疫调节作用。

适应证候:AS关节酸痛僵硬,活动不利,或关节红肿疼痛,或见烦热、口苦者。

5. 昆明山海棠片

药物组成:昆明山海棠。

功效:祛风除湿,舒筋活络,清热解毒。

适应证候:同雷公藤多苷片。

6. 四妙丸

药物组成:黄柏(盐炒)、苍术、薏苡仁、牛膝等。

功效:清热利湿。

适应证候:适用于本病湿热下注型,症见关节肿胀,触之灼热,筋骨疼痛,或见烦热,口苦,小便黄赤者。

7. 风湿马钱片

药物组成:马钱子(制)、僵蚕(炒)、乳香(炒)、没药(炒)、全蝎、牛膝、苍术、麻黄、甘草等。

功效:祛风,除湿,活血,镇痛。

适应证候:适用于AS腰背疼痛剧烈,固定不移,夜间尤甚,晨起肢体僵硬明显,或有关节屈曲变形,舌质紫黯或有瘀斑、瘀点者。

8. 湿热痹片(胶囊、颗粒、冲剂)

药物组成:苍术、忍冬藤、地龙、连翘、黄柏、薏苡仁、防风、川牛膝、粉萆薢、桑枝、防己、威灵仙等。

功效:祛风除湿,清热消肿,通络定痛。

适应证候:适宜于AS湿热痹阻型,症见腰脊疼痛,痛处伴有热感,关节肿胀、灼热,烦热,口苦,胸脘痞闷,小便黄赤者。

9. 寒湿痹片(颗粒)

药物组成:附子(制)、制川乌、黄芪、桂枝、麻黄、白术(炒)、当归、白芍、威灵仙、木瓜、细辛、甘草(制)等。

功效:祛寒除湿,温通经络。

适应证候:适用于AS寒湿痹阻型,症见腰骶、脊背酸楚冷痛,痛连颈项,僵硬沉重,阴雨潮湿天加重,得温痛减,恶寒怕冷,四肢不温者。

10. 独活寄生丸

药物组成:独活、桑寄生、熟地黄、牛膝、细辛、秦艽、茯苓、肉桂、防风、川芎、党参、甘草、当归(酒制)、白芍、杜仲(盐水制)等。

功效:养血舒筋,祛风除湿。

适应证候:适用于AS病程日久,肝肾两虚,气血不足,症见腰脊酸软,喜揉喜按,遇劳更甚,腿膝无力,畏寒喜温,心悸气短者。

11. 健步壮骨丸

药物组成:木瓜、枸杞子、牛膝、豹骨、补骨脂、人参、续断、黄芪、白芍、龟甲、熟地黄、独活、秦艽、黄柏、当归、菟丝子等。

功效:补益肝肾,祛风散寒,除湿通络。

适应证候:适用于AS病程日久,肝肾不足,寒湿痹阻,症见腰骶、脊背酸楚疼痛,阴雨天加重,转侧不利,腰膝酸软,体倦乏力者。

12. 知柏地黄丸

药物组成:知母、黄柏、熟地黄、山茱萸、牡丹皮、山药、茯苓、泽泻等。

功效:滋阴降火。

适应证候:适用于AS肝肾阴亏,虚火内扰,症见腰骶、脊背酸痛,四肢酸软、双目涩痛,形体消瘦,咽干口渴,盗汗耳鸣,手足心热者。

(黄胜光　杨　朔)

参考文献

[1] 灵枢经[M]. 北京:人民卫生出版社,2005.
[2] 黄帝内经・素问[M]. 北京:人民卫生出版社,2005.
[3] 余青,钟兰,王钰珏. 针灸治疗强直性脊柱炎取穴规律现代文献研究[J]. 江苏中医药,2013,45(7):61-63.
[4] 李寒玉. 指导性功能锻炼对强直性脊柱炎患者康复的影响[J]. 中医药临床杂志,2016,28(12):1780-1782.
[5] 宁兴明,伍亮,王廷,等. 五禽戏配合核心肌力训练治疗非特异性腰痛的临床研究[J]. 中医正骨,2015,27(11):25-28.
[6] 王会儒,虞定海,陆敏华,等. 太极拳干预风湿免疫疾病研究现状[J]. 中国运动医学杂志,2013,32(5):466-474.
[7] 谢宝官,饶光立. 中药浴对强直性脊柱炎患者甲襞微循环的影响[J]. 微循环学杂志,1994,4(3):41-42.
[8] 邱志济,朱建平,马璇卿. 朱良春治疗强直性脊柱炎用药特色选析[J]. 辽宁中医杂志,2001,28(11):656-657.
[9] 潘峰. 国医大师朱良春应用奇经八脉理论治疗强直性脊柱炎学术思想研究[D]. 南京:南京中医药大学,2017:8-10.
[10] 韩曼,姜泉,路志正. 路志正治疗强直性脊柱炎经验[J]. 中医杂志,2016,57(19):1634-1636.
[11] 章天寿. 路志正治疗强直性脊柱炎经验[J]. 中医杂志,2002,43(7):503.
[12] 阎小萍. 焦树德治疗强直性脊柱炎的经验[J]. 中医杂志,1994,35(7):407-408.

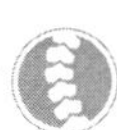

[13] 项红. 焦树德治疗强直性脊柱炎的临床经验[J]. 北京中医，2004，23(3)：142－143.
[14] 王承德. 谢海洲老师治疗风湿病的经验[J]. 中国中医风湿病学杂志，2008，11(3－4)：18－21.
[15] 王昊. 阎小萍教授风湿病学术思想及治疗强直性脊柱炎学术经验与临床研究[D]. 北京：中国中医科学院，2012：60－64.

第十二章 强直性脊柱炎与运动

强直性脊柱炎(AS)的主要病因是炎症性关节疾病,包括肌腱端炎、骨骼肌附着点炎症、韧带和关节腔炎症,多数患者主要累及中轴关节,如颈椎、腰椎,其次还有臀部和肩部。AS患者都遭受着疼痛和僵硬感的折磨,最突出的症状表现为病变部位的疼痛、僵硬感和全身性的疲劳感。发病初期患者若不进行积极治疗,往往导致新骨形成,最终形成脊椎强直,或脊椎融合。AS好发人群为年轻人,因此该病会影响患者一生的生活质量。

AS的治疗目标:①缓解症状和体征:消除或减轻症状,如背痛、关节痛、晨僵和疲劳;②预防和矫正畸形:减缓脊柱和关节破坏进程,对脊柱或髋、膝等大关节强直或严重畸形者通过手术矫正;③改善功能:最大限度地恢复患者身体和心理功能,如脊柱活动度、社会活动能力及工作能力。

AS的治疗方法分为药物及非药物两大类。近年来,随着肿瘤坏死因子-α抑制剂的问世,药物治疗取得了飞跃性发展,联合运动锻炼治疗,患者的身体功能得到了很大的改善。本章主要介绍近年来在运动锻炼治疗方面的研究和发展。

第一节 运动锻炼的有效性

运动锻炼是对慢性疾病,尤其是骨骼疾病、神经系统、心血管和呼吸系统疾病的有效治疗手段之一。

脊柱活动受限是早期诊断AS的一项重要指标,其主要症状表现为脊柱活动度下降,继而不良姿势影响了脊柱的生物力学结构变化。国际脊椎关节炎评估协会要求AS运动锻炼的核心应包括:机体功能、疼痛、僵硬感、患者全身评估和脊柱的活动度(指地距、枕墙距和胸廓扩张度),以上指标的改善是评估运动锻炼有效性的主要指标。

研究证实AS的非药物治疗,主要指各类运动锻炼,在AS病程的每个阶段,尤其在早-中期，改善和减轻背痛、晨僵和疲劳症状的作用较为显著，对关节肌肉挛缩引起的强直和畸形也有一定的改善作用。

近年来，随着新药的诞生，生物制剂的使用，对AS疾病活动度的改善效果明显；同时，运动锻炼对AS患者改善病情，提高生活质量也有着重要意义。因此，运动锻炼在AS的整个病程中起着不可或缺的作用。应对患者进行积极宣教，让患者有规律地坚持锻炼，一方面尽量保持脊柱的柔韧性，避免身体出现不良姿势；另一方面增强肌肉力量，减轻疼痛和僵硬感。

第二节　运动锻炼的类型

运动锻炼治疗的总体目的是为维持或改善脊柱及周围关节的活动度，增强躯干、大腿、腹部及背部的肌肉力量。同时，适当的体育锻炼，可保持健康体型。研究表明，无论是物理运动治疗、AS专项运动训练，还是适当的体育运动和娱乐性运动，均能取得一定疗效，但目前尚无标准化普遍适用的运动锻炼治疗方案。

一、传统物理运动

针对不同AS患者，制订物理运动锻炼方案时应考虑患者的个体差异。如果此前能了解相关的生理特点及生物力学原理，制订出来的物理运动方案将更有价值。虽然制订最佳的物理运动锻炼方案需要更深入的知识，但目前并没有一套临床标准来评判患者最有可能适合哪一种物理运动锻炼治疗方案。研究指出，观察患者的疼痛及功能状况比以往所用的脊柱活动度等指标更能反映物理运动疗法的效果。

目前的研究证据表明，非住院患者的物理运动锻炼治疗效果差异较大，最好的方法是住院接受每周一次的集体物理运动锻炼治疗。在西欧，大部分的患者选择住院接受治疗，但在世界其他地区，情况未必如此。目前，一般的集体物理治疗包含1 h运动锻炼、1 h体育锻炼及1 h水疗。相比于单纯的物理运动锻炼或水疗，可以起到更好的辅助治疗效果，且这种效果能维持好几个月的时间。

目前主流的物理运动治疗方式有多种，主要分为物理治疗师指导下的个体化运动、物理治疗师指导下的集体运动和个人在家自律运动。

（一）个体化运动治疗

若患者能在专人指导下进行物理运动锻炼治疗，无论是在物理运动中心治疗或是有物理治疗师上门帮助治疗，物理治疗师都可以有针对性地指导患者如何做动作，如何在特定体位下休息，患者还能了解自己适合从事何种体育运动（如羽毛球、排球、游泳、乡村滑雪等）以及应该避免何种体育运动（如骑马等），物理治疗师能指导患者正确的治疗方式，以便患者日后在家自主运动。

（二）集体运动治疗

研究调查发现，患者很难独自靠自觉每天坚持康复锻炼。专人指导下集体运动治疗，能让患者相互分享经历，增强患者的能动性，并鼓励彼此进行物理运动锻炼。同时，物理治疗师能监督患者，确保其规范完成整个物理运动锻炼过程，确保训练达到一定强度。住院患者，特别是新诊断或是疾病刚刚加重的患者，建议在专科诊室内进行 2～4 周的物理运动锻炼治疗。

（三）个人在家自律物理运动治疗

当患者无人指导，自行在家进行运动锻炼治疗时，患者多会根据之前已知的物理运动锻炼流程进行，但患者可能会加入一些自创的动作，日复一日，这些自创动作可能成为患者个人习惯的一部分。

（四）结论

研究得出如下结论，专人指导下的个体化物理运动锻炼治疗优于未经指导的患者自行物理运动锻炼治疗；专人指导下患者集体进行物理运动锻炼治疗优于患者自行物理运动锻炼治疗；住院患者物理运动锻炼治疗优于自行在家中的物理运动锻炼。个性化运动锻炼方案最有针对性，效果最好，但治疗费用也相对较高。

总之，物理运动锻炼在 AS 的整体非药物治疗中居于核心地位。AS 患者应把物理运动锻炼当成自己每天生活的一部分，规律进行。按照病情进展及受累程度不同，患者可选择适合自己的物理运动锻炼策略。无论选择何种物理运动锻炼策略，确保疗效的关键在于患者自身的坚持以及能够适时接受专业人士的指导，及时调整和改善自己的物理运动锻炼方法。

目前在物理运动疗法研究方面存在的问题是，如何将各类物理运动应用在不同的 AS 患者身上，以更好地改善患者的功能，进而让患者过上愉悦的生活。虽然目前研究过多种不同的物理运动治疗方式，但何种物理运动方式最有效，以及是否存在简便廉价和大众化的物理运动策略，仍待进一步研究。

二、AS 专项运动训练

传统的 AS 物理运动治疗主要目标集中在改善和维持解剖学功能和姿势，以中轴关节和外周关节灵活性锻炼为主；主要锻炼方式是拉伸肌肉长度，恢复其最初生理状态，使软组织伸展，改善因肌肉挛缩所致关节僵硬，保持关节的功能和活动性为目的，在对肌肉力量的锻炼、特殊肌群组织的锻炼和循环呼吸系统锻炼等方面尚缺乏关注。然而，成人 AS 治疗目标，除改善关节活动性和功能外，如能增加肌力，改善循环呼吸功能，改善平衡、步态、灵活度等，则训练效果将更为全面。

AS 的专项运动训练主要包括：改善 AS 的中轴关节的活动度、外周关节灵活性、增加相应肌群肌力、改善胸廓扩张度、纠正不良姿势、改善平衡力为主的专项训练。国外有研究证实，病程低于 15 年的 AS 患者，娱乐性运动锻炼可改善疼痛和僵硬感，但对各项功能无明显改善。病程 15 年以上的患者进行背部专项运动锻炼，对疼痛和功能均有所改善。

 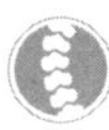

研究建议，患者每天应至少锻炼 30 min，每周至少锻炼 5 d，患者需锻炼背部活动而不是自创的动作，这样才能长期有效地改善功能。

在 AS 运动锻炼系统评价和荟萃分析研究中，研究者纳入了符合研究标准的 11 项自我对照的随机对照试验（RCT）研究，其中 9 项都符合高质量的研究标准，6 个都已列入物理疗法证据数据库。该荟萃研究认为，进行 AS 专项运动训练后，患者的疼痛、解剖学功能、中轴关节的灵活性和其他自我测评数据都有轻—中度改善作用。还有研究认为，AS 专项训练对颈椎活动度、指地距、胸廓扩张度、疼痛和疾病活动度指标改善无明显统计学差异，而在腰椎的活动度和生理功能方面有一定的统计学差异。产生不同结果的原因是，不同研究组中患者疾病严重程度、锻炼频率、锻炼强度、锻炼时间、锻炼方式、试验方法学、试验质量存在一定的差异。

最近研究者重点强调运动锻炼的有效性，符合指南标准的运动锻炼频次和时间可以达到生理上改善的目的。但在大部分研究当中并没有详细陈述运动锻炼的具体内容、测量的指标和患者的依从性，在多数试验中也没有运动锻炼强度的详细资料。正是这些因素导致了 AS 专项运动锻炼的有效性较差。脊柱活动度是 AS 运动锻炼治疗的主要目标，维持外周关节的活动性是其最基本的要求。每个患者的疾病活动性、严重程度和受累关节的临床表现不同，因此，AS 专项运动训练没有固定的运动训练模式，每个患者根据自身情况不同，制订个体化的专项运动锻炼模式。同时兼顾 AS 其他方面的运动锻炼需求，如伸展运动、肌力的锻炼和循环呼吸功能的锻炼和平衡功能锻炼。

三、体育运动

大量证据表明体育运动对健康非常重要。大多数国家都有健康成人体育运动指南。目前指南建议每周 150～300 min 中等强度的运动，或 75～150 min 高强度的运动，再配合每周 2 次的肌力锻炼即可。

小规模的 RCT 研究表明，游泳、打太极拳和练瑜伽对疾病康复是有利的。这些活动对 AS 患者脊柱灵活性、肌力和关节功能改善都是有利的，AS 患者自我评价和其他相关参数都有轻-中度改善。但有一项超过 1 500 例 AS 患者参加的调查报告认为，体育运动对脊柱的活动度没有明显改善。

并不是每一项体育运动都适合所有 AS 患者。建议患者从事对身体没有冲击力的体育运动，不建议进行对身体冲击力大的体育运动。物理治疗师或运动教练应对每个患者单独检查后提出个体化方案，然后指导患者如何进行体育运动、如何休息，推荐患者做适合他们的运动，如羽毛球、排球、游泳等；同时建议患者避免做冲击力强烈的体育运动，如骑马和足球等。

总之，没有足够的证据认为体育运动对 AS 患者一定有益，但并不能说明 AS 患者坚持体育运动不会获益。有规律的体育运动对普通人群都是有好处的，因此，有规律的体育运动同样也适用于 AS 患者。早期 AS 患者进行体育运动要比病程久的晚期患者获益更多。针对老年人群，体育运动应重点考虑安全性。

四、水疗

(一) 水疗方法及机制

从古时候起，人们就用水疗来治疗包括 AS 在内的多种风湿类疾病。一般说来，水疗就是让患者沐浴于热水中。目前，水疗可有多种形式，如矿物温泉、热水浴、水中按摩及锻炼、温泥浴等。

虽然水疗历史悠久，但目前人们对水疗的治疗机制依旧缺乏了解。一般认为，水疗产生的总体效果是各种特异性与非特异性效果的综合。特异性效果是指直接对患者机体产生的效果。患者受到水的浮力后，关节负重减轻，可以达到缓解疼痛的效果。同时，热水能使患者肌肉放松，患者在水中可通过肌肉按摩、改变体位及活动关节来减轻疼痛。此外，水疗还能对患者产生其他方面的积极作用。

水疗、热泥浴、矿物浴及其他热疗方式能让患者的免疫及内分泌系统产生多方面的变化，但其效果可能与治疗量相关。有研究证实，全身热疗具有消炎止痛和免疫抑制作用，还能促进淋巴回流。据研究，关节炎患者在进行热泥浴时，机体抗炎及抗氧化能力增强。而在用 80～100℃的干热空气进行桑拿时，人体内 β-内啡肽的分泌量明显增加，这可能是桑拿具有镇痛效果的原因。

水疗会对人体免疫系统产生作用，可能是因为热水、温泉或矿泥中放射性氡-222 的含量较高，氡-222 在衰变时产生的 α 粒子流会对细胞功能产生全方位的影响。有研究指出，α 粒子对机体具有保护作用，其效果类似于自然杀伤细胞(NK 细胞)、抗氧化物及脱氧核糖核酸修复酶作用效果的综合。有研究表明，AS 患者在接受氡-222 照射后 C 反应蛋白(CRP)水平下降。

在水疗中，患者往往会更易接受按摩治疗。有文献指出，按摩能增加局部血流量、扩大关节活动度，还能通过激活“疼痛阀门”机制减轻疼痛。患者在按摩后，其体内分泌的 5-羟色胺、多巴胺水平均有所上升。

此外，水疗的非特异性作用包括环境的改变、患者心情愉悦、非竞争性的气氛、与病友交流的快乐以及远离工作压力等。在水疗的同时，还可对患者进行健康教育、饮食生活指导等。

因为不同学者的研究方法差异较大，所以很难就水疗对 AS 的疗效作出明确的结论。有学者对水疗的效果进行评估后发现，水疗的治疗效果只能在短期内维持，不具有长期疗效。在一项随机对照试验中，将水疗与常规的药物治疗及物理治疗进行对比，发现在治疗刚结束时，参与水疗的患者巴氏 AS 功能指数(BASFI)评分较其他组有较大的提升，疼痛及僵硬程度亦有减少。可是到治疗后 40 周时，各治疗组间已无显著差异，但与空白对照组相比，水疗组患者各方面情况仍有明显好转。

(二) 水疗的成本-效益分析

Van Tuberben 等人进行的 RCT 研究中，对水疗的成本-效益状况进行了评估，在接受常规治疗方法的同时，患者若进行一次为期 3 周的水疗，其额外的花费在 1 269～2 477

 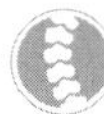

欧元(1999 年数据),但是患者在接受水疗后的 BASFI 评分及 EQ－5D 评分均较没有进行水疗的患者有了显著提高。后续进行的其他类似研究也发现,水疗花费与常规治疗花费的比例基本不变,水疗的疗效也仍较明显。

综合上述对水疗疗效的各项分析研究,所有参加水疗的患者在疗程结束后均可获得大致相当的治疗效果。患者大多每年进行 1 次水疗,水疗疗程 2～4 周,作者认为现在虽然没有实质证据能够证明,但为期 3 周的水疗效果通常被认为是最佳的。

水疗效果与治疗量及疗程的关系,至今没有明确结论。但据上文多项随机对照试验结果推测,在水疗结束后,其疗效还能持续数周至数月。但更明确的结论还有待进一步的研究后方可阐明。

总之,对 AS 患者来说,综合治疗的疗效会比单纯的药物及物理运动治疗效果更明显。水疗产生的疗效约可持续至治疗后 40 周,但是,水疗会大幅增加患者的开支,具体开支因治疗方式、场所及患者所在的国家和地区而定。虽然目前的研究有若干证据可证明水疗对治疗 AS 有积极作用,但更明确的疗效还有待进一步研究。在水疗的疗程与疗效方面,更明确的关系尚待日后进一步研究加以明确。此外,还需要进行更进一步的成本-效益分析。

第三节　强直性脊柱炎患者运动注意事项

一、安全性

足球、武术、骑马和长跑对 AS 患者来讲是有一定风险和危害的,这会加重脊柱损害和炎症。同样,过分挑战平衡力的运动,会导致摔跤,这样的运动也应该避免。最近有学者提出假设,机械性压力也可能会是一些疾病的病因。那些病程处于活动性、病情严重和病程久的患者,建议避免一些冲击力强的运动。针对老年人群,尤其应当关注运动的安全性。

二、运动量

运动锻炼还要谈到一个对运动量的评价,运动量的主要要素包括频率、强度、时间、类型和持续性等。每个锻炼的运动量都应该考虑到这几个参数。然而,因种族、疾病、生理、心理、年龄和环境等因素的不同,每个人对运动量的反应也各不相同。因此,临床推荐采用个性化的运动锻炼模式。长期推荐持续性的轻微强度模式,而短期则推荐高强度的锻炼。运动要求灵活性、姿势和伸展运动达到最佳的水平。多大锻炼量对 AS 成人患者的疼痛、灵活性、疾病活动和功能最为有效,也是研究者需要进一步探究的问题。不同国家关于运动量 RCT 研究的建议是有限的。通常对运动锻炼的频率研究较多。在 11 项荟萃分析研究中,有 5 项研究都按照每日运动锻炼进行,有 1 项研究中则是每周进行 1 次,锻炼的其他参数提及较少,而且没有包含运动锻炼的连续性。这些都是导致结论产生差异的原因。

三、持续性

20 世纪 90 年代，Barlow 和 Barefoot 对持续性运动进行调查研究。互助模式对短期的持续性是有帮助的。有一个级别不高的 RCT 研究认为，长期坚持是运动锻炼最基本的要求。目前缺乏对 AS 运动专门的研究，仅有一个系统评价研究认为，坚持运动锻炼对骨骼肌肉疼痛有作用，证据类别属于中等。依从性强，坚持长期规律运动锻炼很重要，鼓励患者积极长期进行自我运动管理。

Antos 等人对运动锻炼（包含体育锻炼、AS 的专项运动及水疗等）的强度、频度与疗效（延缓疾病进展及改善患者运动功能）的关系进行了评估。发现中等强度的运动锻炼能够改善患者的功能，患者的疾病进展也较缓慢；而高强度的康复锻炼虽能改善患者的功能，但不能减缓疾病的进展。因此，研究人员认为运动锻炼不应一味追求高强度，持之以恒才是最重要的。

四、环境

运动锻炼的环境包括院内、院外、体育馆、院外水疗和其他休闲运动场所，如 SPA、温泉、矿物浴等运动锻炼场所。然而，很多国家没有这些休闲娱乐中心。因此，不可能广泛采纳这种运动模式，但水疗和温泉水疗的运动锻炼值得推荐。11 项荟萃分析中，有 763 例患者参与，结果认为，干预比不干预有效，包括在疼痛、僵硬感和脊柱活动度、功能等方面，患者的症状都得到了改善。院内水疗配合团队治疗比单纯的团队治疗更有效。在家中有监督计划的运动锻炼比没有监督的效果好，有间断的群体物理运动治疗要好过家庭运动锻炼。

但也有研究认为目前很难证实不同环境对运动锻炼的影响。尽管不同锻炼环境在全面评估中有重要的作用，但不同环境对锻炼是否有益是无法衡量的。临床经验认为热水浴的运动对长期或严重性疾病都有意义，但无法区分热水和被动的 SPA 治疗是哪一方面在发挥作用。目前此方面的证据仍不充分，因此，个人锻炼、局部有效性和运动量比起环境来讲更有意义。然而，如果利用好，互助组和热水锻炼模式能带来更多益处。因此，应该首先考虑患者在锻炼中对环境的喜好，从而提高依从性，使锻炼在治疗中发挥最大的作用。

五、评估与监管

到目前为止，研究证实在 TNF 治疗下配合运动锻炼对 AS 治疗有效。TNF 联合运动锻炼治疗比单纯 TNF 治疗和单纯运动锻炼更为有效。这些研究中所采用的评估指标包括自我功能评估测评、疾病活动度和客观指标巴氏 AS 功能指数（BASFI）。

在运动锻炼时应该有精确的客观和主观成分的评估指标，尤其是在运动锻炼的初期留下基线指标，如对中轴关节的有效活动范围测量，对胸廓扩张度、肌力、平衡力和呼吸循环功能等指标的测定。

 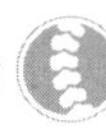

对 AS 运动锻炼进行长期科学的监测，主要目的可以评价运动锻炼的有效性；另外，通过活动性的改善和自我信息的反馈，能让患者更有坚持运动锻炼的动力，对运动锻炼抱有积极的态度。对症状的改善、功能的恢复和灵活性都要进行评估和监测，至少要一年进行一次。

六、总结

尽管运动锻炼已经列入 AS 的治疗建议中，但各个证据的来源等级都有可能混杂其中，实际性的临床指导尚存在欠缺。目前，所有的研究证据均侧重于脊柱灵活性的运动锻炼，研究者对肌力、平衡和呼吸循环系统方面的运动锻炼研究的关注度仍不够。同样，对运动锻炼的依从性和锻炼频次、强度、持续时间和环境条件方面的研究也较少。

目前，临床医生最为关心的问题是，全身使用抗炎药物或有肌腱端炎时进行局部治疗，再配合运动锻炼是否会提高疗效。当然，对于所有的健康成人，合并有慢性疾病时，运动锻炼是可以有效提高机体抗炎作用的，但运动锻炼和一些疾病病因之间的相互作用是十分复杂的。运动锻炼对炎症性关节炎来讲，既有促炎作用也有抗炎作用，主要取决于锻炼的方式、强度和条件。同时，运动锻炼的评估、监管、安全性、疾病管理、锻炼的强度、持久性和锻炼所需的环境也是临床医生和患者共同关注的焦点。

每个人都受不同因素的影响，不可能有固定的运动锻炼模式。不同患者应该根据个人条件不同而采用不同的运动锻炼模式，并长期坚持。比较现实的且可以达成的是每周至少 5 d 进行持续锻炼。锻炼的频率、强度、持续时间和类型应该遵循个人的自身条件进行。灵活性、伸展度和姿势锻炼是最重要的考虑因素，并应该根据国家体育锻炼指南进行相应的调整。要考虑到疾病的不同时期、活动性和进展情况，选择合适的运动方式，设计一个最佳的个体化运动锻炼方案。建议由专门的运动教练对 AS 患者进行专业的指导。当有一致的运动锻炼模式后，对 AS 患者制订相应的运动锻炼方案，同时，运动锻炼还对其他慢性骨骼疾病，如骨质疏松症和骨关节炎有一定的作用。AS 的运动锻炼在临床实施过程中应该考虑到专业化和经验性。

（赵春梅）

参考文献

[1] SHARAN D, RAJKUMAR J S. Physiotherapy for ankylosing spondylitis: systematic review and a proposed rehabilitation protocol [J]. Curr Rheumatol Rev, 2017,13(2):121-125.

[2] TYRRELL J S, REDSHAW C H. Physical Activity in Ankylosing Spondylitis: evaluation and analysis of an eHealth tool [J]. J Innov Health Inform, 2016,23(2):169.

[3] AYDIN T, TAŞPINAR Ö, SARIYILDIZ M A, et al. Evaluation of the effectiveness of home based or hospital based calisthenic exercises in patients with ankylosing spondylitis [J]. J Back Musculoskelet Rehabil, 2016,29(4):723-730.

[4] SVEAAS S H, BERG I J, FONGEN C, et al. High-intensity cardiorespiratory and strength exercises reduced emotional distress and fatigue in patients with axial spondyloarthritis: a randomized controlled pilot study [J]. Scand J Rheumatol, 2018;47(2):117 - 121.

[5] DUNDAR U, SOLAK O, TOKTAS H, et al. Effect of aquatic exercise on ankylosing spondylitis: a randomized controlled trial [J]. Rheumatol Int, 2014,34(11):1505 - 1511.

[6] REIMOLD A M, CHANDRAN V. Nonpharmacologic therapies in spondyloarthritis [J]. Best Pract Res Clin Rheumatol, 2014,28(5):779 - 792.

[7] KOTSIS K, VOULGARI P V, DROSOS A A, et al. Health-related quality of life in patients with ankylosing spondylitis: a comprehensive review [J]. Expert Rev Pharmacoecon Outcomes Res, 2014,14(6):857 - 872.

[8] GUNAY S M, KESER I, BICER Z T. The effects of balance and postural stability exercises on spa based rehabilitation programme in patients with ankylosing spondylitis [J]. J Back Musculoskelet Rehabil, 2018,31(2):337 - 346.

[9] STOCKDALE J, SELFE J, RODDAM H. An exploration of the impact of anti-TNFα medication on exercise behaviour in patients with ankylosing spondylitis [J]. Musculoskeletal Care, 2014,12(3):150 - 159.

[10] FONGEN C, SVEAAS S H, DAGFINRUD H. Barriers and facilitators for being physically active in patients with ankylosing spondylitis: a cross-sectional comparative study [J]. Musculoskeletal Care, 2015,13(2):76 - 83.

[11] MATTUKAT K, RENNERT D, BRANDES I, et al. Short- and long-term effects of intensive training and motivational programme for continued physical activity in patients with inflammatory rheumatic diseases [J]. Eur J Phys Rehabil Med, 2014,50(4):395 - 409.

[12] VAN GENDEREN S, BOONEN A, VAN DER HEIJDE D, et al. Accelerometer quantification of physical activity and activity patterns in patients with ankylosing spondylitis and population controls [J]. J Rheumatol, 2015,42(12):2369 - 2375.

[13] O'DWYER T, O'SHEA F, WILSON F. Decreased physical activity and cardiorespiratory fitness in adults with ankylosing spondylitis: a cross-sectional controlled study [J]. Rheumatol Int, 2015,35(11):1863 - 1872.

[14] NIEDERMANN K, NAST I, CIUREA A, et al. Barriers and facilitators of vigorous cardiorespiratory training in axial Spondyloarthritis: Surveys among patients, physiotherapists, rheumatologists [J]. Arthritis Care Res (Hoboken), 2019,71(6):839 - 851.

[15] POWELL A P, ENGLISH J. Exercise for athletes with inflammatory arthritis [J]. Curr Sports Med Rep, 2018,17(9):302 - 307.

[16] RUBÉN FERNÁNDEZ GARCÍAA R, SÁNCHEZ SÁNCHEZB LDE C, LÓPEZ RODRÍGUEZA MDEL M, et al. Effects of an exercise and relaxation aquatic program in patients with spondyloarthritis: A randomized trial [J]. Med Clin (Barc), 2015,145(9):380 - 384.

[17] DURMUSX D, ALAYLI G, UZUN O, et al. Effects of two exercise interventions on pulmonary functions in the patients with ankylosing spondylitis [J]. Joint Bone Spine, 2009,76(6):150 - 155.

[18] VAN TUBERGEN A, HIDDING A. Spa and exercise treatment in ankylosing spondylitis: fact or fancy? Best Pract Res Clin Rheumatol, 2002,16(4):653 - 666.

[19] Fransen M. When is physiotherapy appropriate [J]? Best Pract Res Clin Rheumatol, 2006,18(4):477 - 489.

第十三章
强直性脊柱炎与饮食治疗

在临床工作中，许多患者非常关心应该怎么注意自己的饮食，这主要有以下两个方面的原因：一方面是希望通过自己的努力及参与，通过增加特定的饮食物质或避免某些饮食以便更好地控制病情；另一方面是不愿意忍受服用药物可能带来的不良反应，或者承受服用药物带来的经济负担，从而幻想通过饮食来控制病情。我国自古就有“药食同源”的说法，指的是一些食物在一定条件下可以被用作药物。《淮南子·修务训》称：“神农尝百草之滋味，水泉之甘苦，令民知所避就。当此之时，一日而遇七十毒。”可见从神农时代开始，药就与食不分。在唐朝时期的《黄帝内经太素》中也有反映“药食同源”思想的记载。因此，除药物治疗外，饮食方面也是强直性脊柱炎(AS)患者及亲属最为关注的内容之一。不过目前国内的临床医师极少关注并指导 AS 患者的饮食。如何合理饮食，多见于 AS 患者间的交流。本章内容将对有关 AS 与饮食及饮食治疗方面的研究做一总结。

第一节　饮食营养和健康

民以食为天，人的生存离不开饮食。人类饮食的最初最主要的目的就是获得营养，维持生命。因此，谈饮食营养首先就要谈一下饮食中的营养成分。

营养的原义指的是“谋求养生”，是人体摄取、消化、吸收及利用食物中的营养物质以满足人体生理需要的生理过程。合理营养指的是通过合理的饮食搭配，向机体提供足够的能量和各种营养成分，以满足人体正常的生理需要，维持人体的健康。合理营养的意义在于促进生长和发育，增强智力，增强机体免疫功能，防治疾病，从而达到健康的目的。营养成分是指食物中可给人体提供能量、构成机体成分和修复组织损伤以及生理调节所需要的物质。目前，已知有数十种人体必需的营养成分，其中人体最主要的营养成分有蛋白质、脂类、糖类(碳水化合物)、维生素、矿物质、水和膳食纤维等。蛋白质是由多种氨基酸构成的复杂化合物，是构成人体细胞的基本物质，是机体生长及修补受损组织的主要原料。它是机体需求量最大的营养成分。它的主要来源是肉类、蛋、奶和某些植物。脂类是机体的主要储能物质，被称为生命活动的备用能源。同时，在人体内的脂肪具有减小机体内器官的摩擦作用和器官抗震作用。它的主要来源是动植物油脂和乳制品等。碳水化合物提供人类生命正常生长、活动所需的能量。它主要来源于大米、小麦、玉米等。维生素的种类繁多，主要是调节机体的新陈代谢、预防疾病、维持身体健康。维生素有些是能从外界吸收的，如维生素 A；有些只能在体内合成，如维生素 D。机体对维生素需求量很小，但是不能缺少。它的主要来源是水果、蔬菜、种子食物、动物肝脏等。矿物质也是种类繁多，对机体也很重要。它参与构成组织和调节酶活性因子，具有调节细胞代谢、激素分泌、酸碱平衡等作用。水占机体重量的 60%～70%。它主要为机体新陈代谢提供液体环境，溶解各种物质，保障各项机体代谢正常进行。

营养与健康息息相关。合理的营养使人精力充沛，体格健壮，免疫力和对疾病的抵抗力增强，工作效率提高。合理的饮食是保证我们健康的基础，如果饮食不当或营养不良，可能会引起相应的疾病。例如，缺乏维生素 B_1 可能会引起脚气病，缺乏维生素 C 可引起坏血病，缺乏微量元素锌可引起生长发育迟缓。值得注意的是，不但营养缺乏会致病，如果营养过剩，不仅会引起肥胖，还会导致心血管疾病、脑血管疾病以及糖尿病等。更为严重的是，不合理的饮食还会增加癌症发生的概率。大量的实验调查和动物试验表明，许多消化道癌症的发生与饮食有密切的关系。因此，饮食卫生是提高生命质量及健康的有力保证。

国内有研究者调查了 AS 的饮食情况，研究根据巴氏 AS 病情活动指数(BathDAI)将 AS 患者分为病情活动组(BathDAI>4 分)和病情无活动组(BathDAI≤4 分)，研究病情活动与饮食习惯的关系。根据 HLA－B27 的表达将患者分为 HLA－B27 阳性组和 HLA－B27 阴性组，研究饮食和 HLA－B27 的交互作用对 AS 发病的影响。结果发现，AS 患者和健康对照人群之间在饮食口味倾向、主食结构、平均每天高胆固醇食物、每天豆类制品、是否吸烟、饮酒频率等饮食习惯方面的差异均有统计学意义。多因素分析发现嗜辣口味、每天适量豆制品摄入、适量饮酒是 AS 发病的保护因素，每天吸烟是 AS 发病的独立危险因素。AS 病情活动与饮食习惯无关，但 HLA－B27 阳性的患者在饮食口味倾向、豆制品的摄入、吸烟、饮酒等方面与健康对照人群差异有统计学意义。研究最后认为饮食结构不同可能是 AS 发病的重要环境因素之一，HLA－B27 与饮食习惯对 AS 发病的影响可能存在交互作用。

第二节　现代医学对强直性脊柱炎与饮食方面的研究

在现代医学里，有关食物与关节炎方面的研究可以追溯到 20 世纪 20 年代，那时很多这方面的研究主要关注的都是食物过敏与关节炎的关系。当时发现某些食物可以引起过

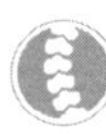

敏或者不耐受，关节炎患者在吃了这些食物后可以引起病情加重，停止吃这些食物一段时间后病情可以减轻，再吃后病情又会加重。常见的可能会引起食物过敏或不耐受的食物包括奶、虾、柑橘类水果、瘦肉、巧克力、含酒精饮料及各类香料等。在发现炎症在疾病发病中的作用之前，禁食与运动、药物及病情教育等一起，曾被用于关节炎的治疗，并被发现有助于临床症状及实验室指标的改善。当时的禁食治疗其实并不是完全不许吃不许喝，而是在临床严密监测的条件下，允许患者喝些草药茶、蔬菜汤和足量的水，但是不允许吃食物，持续时间为 1 周至 10 天。地中海饮食的特征是多吃水果、蔬菜、谷类、豆类、奶及鱼，而不是肉，已经在心脏病患者中被发现有助于减轻炎症程度，甚至可以减少癌症的发生率。Sköldstam 等在类风湿关节炎患者中也发现，地中海饮食有助于改善类风湿关节炎患者的躯体功能及生活质量。后来陆续也有一些研究证实，对于某些处于病程早期的类风湿关节炎患者，禁食后再开始食用不含谷蛋白的素食或地中海饮食，再逐渐慢慢恢复不含过敏食物的正常日常饮食，有助于患者病情的控制。有研究发现，14 例 AS 患者通过 7～10 d 的上述短暂禁食后，超过半数患者的疼痛、晨僵、关节肿胀得到改善。澳大利亚的一项研究表明，94％的 AS 患者曾经或正在进行膳食的补充与替代。Huber 等报道了 1 例非甾体抗炎药(NSAID)和曲马多无法控制的骶髂关节部位疼痛的 AS 患者，经素食治疗后，疼痛和晨僵明显减轻，随访 3 个月后不仅停用了曲马多，而且 NSAID 用量也明显减少。至于这些饮食改变为什么会有以上的效果，有学者推测可能与饮食改变影响了患者体内的肠道菌群有关，但是这个推测并没有被完全证实。

直到近些年来，有关 AS 与饮食方面的研究才有了一些科学的基础。众所周知，肿瘤坏死因子 α(TNF－α)在 AS 的发病中具有重要的作用，并且被用来研发出了新的有效治疗药物，即 TNF－α 抑制剂。现在许多研究已经证实，某些抗炎饮食可以影响到体内 TNF－α 等炎症相关细胞因子的水平，从而可能有助于 AS 患者的治疗。抗炎饮食作为重要的辅助手段，已在类风湿关节炎、骨关节炎和儿童特发型关节炎中取得了一定疗效。抗炎饮食通过降低这些患者血清中 TNF－α、IL－1、IL－6 的水平，可以使关节的炎症表现和疼痛减轻，使疾病活动度下降，可以防止病情复发或延缓复发，并可以减少 NSAID 的用量。抗炎饮食对关节炎的治疗作用在关节炎动物模型中也得到了证实。对佐剂诱导的关节炎大鼠模型，给予亚油酸或亚麻酸治疗后，大鼠脚垫水肿的减轻程度与吲哚美辛治疗组相似。对胶原诱导的关节炎小鼠模型，饮食中补充磷虾油后，其关节炎评分、后爪肿胀程度较对照组明显下降和减轻，关节病理也提示炎性细胞浸润、滑膜层增生程度低于模型组。Knott 等的研究表明，ω－3 多不饱和脂肪酸可以减轻骨关节炎模型豚鼠的病情，并可使大多数疾病标志物如基质金属蛋白酶－2 等水平下降。饮食无法改变 AS 患者的基因和发病机制，但作为重要的辅助手段，抗炎饮食可帮助减轻 AS 患者的炎症，并延缓疾病的复发。有文献研究发现，肠道菌群中的肺炎克雷伯菌可能是 AS 的触发因素。因此，通过减少肠道菌群中肺炎克雷伯菌生长所依赖的淀粉的摄入量，对减少肠道菌群的数量和 AS 患者的治疗应该大有益处。面包、土豆、蛋糕、面食摄入减少的“低淀粉饮食法”可能有助于减轻 AS 患者的炎症表现和症状。Sundstrom 等做了一个随机对照研究，研究将 24 例 AS

患者随机分为2组，一组给予低剂量ω-3多不饱和脂肪酸，另一组则给予高剂量ω-3多不饱和脂肪酸，结果显示高剂量组患者疾病活动度明显下降，而低剂量组患者的疾病活动度未见明显变化。奶和奶制品中可能包含有细菌片段，因此有可能引起过敏或激活免疫系统从而诱发AS的发生。一项研究显示，在食用了去除牛奶、奶酪、酸奶、奶油和黄油等食品的饮食维持6周后，25例脊柱关节病患者中有13例患者的症状得到了明显改善，这13例患者中有8例停用了NSAID。随访2年后，仍有6例坚持不食奶制品，且未予其他相关治疗。关于茶、咖啡、辣椒等日常食品对AS影响的研究目前尚未见报道。对AS患者及家属关于饮食方面的问询，除宣传有助于AS疾病治疗的抗炎饮食外，还可与营养科合作制订一份富含抗炎饮食的食谱供患者参考，使AS的综合治疗更加全面、完善。

有研究表明，AS患者血清维生素A和维生素A结合蛋白水平显著低于健康对照组。一项研究显示，25-羟维生素D缺乏的AS患者不仅有更高的红细胞沉降率、C反应蛋白和病情活动度，而且功能状态和生活质量也较差。因此，适当的补充活性维生素D及维生素A，对AS或有裨益，但仍需进一步研究提供依据。AS患者戒烟、戒酒，不仅有助于AS疾病的治疗，而且还有助于患者获得家属对疾病治疗的进一步支持。

由于被发现具有抗氧化及免疫调节作用，因此一些能吃的补品，如鱼油、维生素C和维生素E、某些矿物质（如硒）及某些植物（如橄榄油），受到了越来越多的重视，已经被尝试用作传统治疗药物的补充。但由于有关这方面的研究多数质量不高，因此尚未证实以上保健品对关节炎具有确切的治疗作用。目前已有随机对照研究提示补充n-3脂肪酸有助于控制类风湿关节炎及其他关节炎的病情活动。有些患者误以为马铃薯和柑橘类水果属于“酸性”物质，食入后会加重关节炎的病情。但实际上，以上食物富含具有抗氧化效果的维生素C、番茄红素及β-隐黄素等成分，是应该被鼓励食用的。

总之，现代医学中有关AS与饮食关系方面的直接研究相对来说非常少见，而且还存在大量问题，一是膳食与AS间的关系所涉及的内容太多，目前的研究只处于起步阶段，只有很少的成分经过测试；二是研究手段仍基于药理类型的方法（一种分子/一个目标），而不是更全面的类型方法（多成分/多目标）；三是缺乏严谨的人群对照研究，除一些纵向流行病学研究不饱和脂肪酸外，膳食对AS的影响效力还有待评估；特别是针对人群干预研究更是凤毛麟角。另外，多数临床医生缺乏系统的营养专业方面的培训，因此西医的医生对于特定饮食是否有益于AS的病情控制，多数持怀疑甚至否定的态度。

第三节　中医对强直性脊柱炎与饮食关系的认识

强直性脊柱炎是西方现代医学中的病名，中医中没有AS这一疾病名称。但是，根据发病的症状特点，中医将其归为痹病范畴，并根据其不同的临床特点及病情变化，各代医家提出了不同的病名。因其脊柱强直或驼背畸形以及关节肿胀、畸形、屈伸不利等，因而有“鹤膝风”“龟背”“鼓槌”“腰痛”“足跟痛”“脊强”“历节风”等病名。根据其发病部位在骨

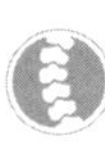

髓，在脏为肾，故又称之为“骨痹”“肾痹”。全国名老中医焦树德教授根据 AS 的发病特点将其命名为“大偻”。“大偻”之病名首见于《黄帝内经》，与西医学上 AS 的临床症状非常相似，目前已得到中医界的普遍认同，已被纳入国家中医药管理局“十一五”重点专科风湿病临床验证方案中，并在全国风湿病专科中推广使用。本病的病机可概括为肝肾亏虚，风、寒、湿、热等邪气侵入，深入骨髓、脊柱，久而久之渐生痰瘀，与外邪胶结不解而成。综上所述，虽然历代医家对 AS 的中医病名认识不同，但是不可否认，早在汉朝之前我们的祖先已经对 AS 有了一定的认识，并且提出了其病因病机和治疗预后。

AS 在临床上虽为常见病，但由于其证候多样，因此历代医家对其辨证分型各持己见，在很长时间内没有达成共识。另外，AS 的辨证分型的依据多依据患者的主诉、症状及舌脉，不够规范、统一。《中药新药临床研究指导原则》中关于 AS 的中医分型诊断标准分为两种类型，①肾虚瘀阻证：腰骶、颈、背、腰疼痛，或酸痛，或刺痛，疼痛夜甚，俯仰不利，晨僵，肢冷畏寒，四肢关节痛，舌暗苔薄，脉滑沉细；②湿热瘀阻证：腰骶、颈、背、腰疼痛，疼痛夜甚或刺痛，俯仰不利，晨僵，四肢关节肿热疼痛，肢体沉重，口干口渴，或有发热，舌黯红，苔黄或厚腻，脉滑数。

中医中有关饮食与疾病方面的论述可以说是源远流长了，有关饮食宜忌、饮食养生及食疗药膳方面的论述也非常之多。《黄帝内经》中记载“凡欲诊病者，必问饮食居处”，并提出“药以祛之，食以随之”的治疗原则。书中还将多种食物赋予了“温、热、寒、凉”四性及“酸、苦、辛、甘、咸”五味，分别对应治疗五脏之不同疾病，总结出“毒药祛邪，五谷为养，五果为助，五畜为益，五菜为充，气味和而食之，以补精益气”的膳食配置原则。此外，中医还在藏象学说及阴阳五行学说的指导下，研究药膳对各个脏器疾病的治疗及保健作用。例如，有人患眼疾，如果是肝部的病变，可以给予保肝明目的药膳。在药膳学中，阴阳五行指导着“四季五补”的原则。一年四季分春、夏、长夏、秋与冬，五脏配五行，即：春，五脏属肝，配木；夏，五脏属心，配火；长夏，五脏属脾，配土；秋，五脏属肺，配金；冬，五脏属水，配肾。因而对药膳的配膳滋补方法为春宜补肝、夏宜补心、长夏宜补脾、秋宜补肺、冬宜补肾。另外，药膳还要根据人的年龄、体质、地域、时节及生活习惯的不同而具体变化。例如，对于老年人要慎用热燥品性的食物；采用性质温热的食物时，要避开炎热的夏天；同是温里回阳的药膳，在北方严寒地区，药量宜大，而在南方炎热地区，药量宜小。在制订药膳时，还要注意粗细搭配、干稀搭配及荤素搭配。服用药膳时，还要注意科学忌口。民间说法中有很多“发物”，多指的是泥鳅、虾、蟹、牛肉、羊肉、香椿等高蛋白或高营养的食物。但患病就要忌食一切发物的观点是没有科学依据的，相反，某些发物还有利于增强体质及免疫力，促进生理功能的恢复和提高。

具体到 AS，由于其发病机制在中医中为肝肾亏虚、邪气侵入骨髓、脊柱所致，因此在一些古书中有专门针对此病机制订的食疗论述。例如，辣椒、葱、姜、蒜等辛热食品，可用之在冬季辅助抗风湿、祛寒邪。豆类可辅助治疗以湿重为主的风湿骨痛。栗子可补肾强筋健骨，尤其利于 AS 的治疗。另外，乌梅、桑葚及樱桃，亦被记载有助于对风湿疼痛的治疗。

总的来说，有关 AS 与饮食方面的质量较高的病例对照研究十分少见，目前尚缺乏值得信赖的研究结果，因此国内外也没有相关的达成共识的饮食指南可以推荐。但是，目前却有非常多的有关疾病与饮食方面的书籍，也有非常多的网站在介绍这方面的知识。因此，患者一定要谨慎对待相关知识，切忌偏听偏信，建议最好去咨询有资质的营养方面的专业人士。鉴于目前对 AS 无更多治疗选择的情况下，期待更多、更好、更细化的饮食治疗对 AS 病情控制方面的研究，这也可以为 AS 的治疗开拓新思路和新途径。

（李　博）

参考文献

[1] ADAM O. Ankylosing Spondylitis and convenient nutrition [J]. Wien Med Wochenschr, 2008,158(9-10):294-297.

[2] GARRETT S L, KENNEDY L G, CALIN A. Patients' perceptions of disease modulation by diet in inflammatory (rheumatoid arthritis/ankylosing spondylitis) and degenerative joint disease [J]. Br J Rheumatol, 1993,32:24.

[3] RAYMAN M, CALLAGHAN A. Nutrition and arthritis [M]. Oxford: Blackwell Publishing, 2006.

[4] DARLINGTON L G, RAMSEY N W, MANSFIELD J R. Placebo-controlled, blind study of dietary manipulation therapy in rheumatoid arthritis [J]. Lancet, 1986,327(8475):236-238.

[5] DARLINGTON L G, RAMSEY N W. Review of dietary therapy for rheumatoid arthritis [J]. Comprehensive Therapy, 1994,20(9):490-494.

[6] EBRINGER A, WILSON C. The use of a low starch diet in the treatment of patients suffering from ankylosing spondylitis [J]. Clin Rheumatol, 1996,15(Suppl 1):62-66.

[7] MÜLLER H, DE TOLEDO F W, RESCH K L. Fasting followed by vegetarian diet in patients with rheumatoid arthritis: a systematic review [J]. Clin Rheumatol, 2001,30(1):1-10.

[8] PATTISON D J, LUNT M, WELCH A, et al. Diet and disability in early inflammatory polyarthritis [J]. Rheumatology, 2007,46(Suppl 1):i122.

[9] APPELBOOM T, DUREZ P. Effect of milk product deprivation on spondyloarthropathy [J]. Ann Rheum Dis, 1994,53(7):481-482.

[10] KNOTT L, AVERY N C, HOLLANDER A P, et al. Regulation of osteoarthritis by omega-3 (n-3) polyunsaturated fatty acids in a naturally occurring model of disease [J]. Osteoarthritis Cartilage, 2011,19(9):1150-1157.

[11] CHATFIELD S M, DHARMAGE S C, BOERS A, et al. Complementary and alternative medicines in ankylosing spondylitis: a cross-sectional study [J]. Clin Rheumatol, 2009,28(2):213-217.

[12] CALDER P C. Omega-3 fatty acids and inflammatory processes [J]. Nutrients, 2010,2(3):355-374

[13] SUNDSTRÖM B, STÅLNACKE K, HAGFORS L, et al. Supplementation of omega-3 fatty acids in patients with ankylosing spondylitis [J]. Scand J Rheumatol, 2006,35(5):359-362.

[14] MYLLYKANGAS-LUOSUJARVI R, AHO K, LEHTINEN K, et al. Increased incidence of alcohol-related deaths from accidents and violence in subjects with ankylosing spondylitis [J]. Br J

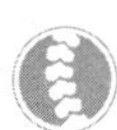

Rheumatol, 1998,37(6):688－690.
[15] DURMUS B, ALTAY Z, BAYSAL O, et al. Does vitamin D affect disease severity in patients with ankylosing spondylitis [J]? Chin Med J (Engl), 2012,125(14):2511－2515.
[16] DEMIRBILEK H, AYDOGDU D, OZTJN A. Vitamin D—deficient rickets mimicking ankylosing spondylitis in an adolescent girl [J]. Turk J Pediatr, 2012,54(2):177－179.
[17] 阎小萍.强直性脊柱炎[M].北京:中国医药科技出版社,2004:96.
[18] 林昌松,刘晓玲,关彤.陈纪藩治疗强直性脊柱炎经验[J].中医杂志,2001,42(8):459－460.
[19] 姜泉.中医分期治疗强直性脊柱炎的临床研究[J].中医正骨,2001,13(12):31－32.

第十四章
强直性脊柱炎患者的护理

强直性脊柱炎(AS)是一种慢性的以侵犯中轴关节为主,并伴有外周关节和系统受累的炎症性免疫病,主要以骶髂关节和脊柱慢性炎症为主,发病晚期可能发生脊柱强直、畸形从而导致严重的功能受损。AS好发于中青年男性,和人类白细胞抗原-B27(HLA-B27)强相关,因此有明显的家族聚集性。目前本病尚无有效的根治方法,随着患病时间的推移,若不予以及时的临床治疗和妥当的护理,可最终引起组织器官功能的废用。因此,及时、准确的综合护理对缓解患者病情,控制症状的继续发展,预防残疾和畸形具有重要意义。

第一节　疼痛护理与心理护理

一、疼痛护理

汪玉平报告应用简化McGill疼痛调查量表分别于确诊后当日及次日对93例首次根据纽约修正标准确诊的AS患者,根据近1周腰背部疼痛情况,标记和填写疼痛调查量表,同时进行其他疼痛情况调查:①除调查腰背部以外,还调查颈椎、胸椎等其他脊柱节段和髋、膝、肩等外周关节的疼痛情况;②调查疼痛发生于夜间、运动后、休息等时段的情况;③对睡眠的影响。结果排在前3位的感觉性词(胀痛、触痛和刺痛)基本上仍属于慢性疼痛范畴,AS的疼痛严重程度基本上为轻度至中度范围。AS的疼痛除了主要表现在腰背部之外,还可因为脊柱其他节段的受累而表现在身体的其他部位,疼痛时间也可因昼夜、运动或休息而发生改变。合并有颈、胸椎节段疼痛的比例为5.48%,髋、膝外周关节疼痛的比例为27.96%。

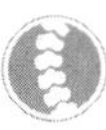

(一) AS 患者实施疼痛护理的管理效果

美国丹佛大学的 Fink 认为，对急慢性疼痛不恰当的管理能显著降低患者的自我感觉而产生消极作用，而使用有效的评估工具管理疼痛可以简化疼痛管理过程，而有关 AS 疼痛性质、程度、部位和时间等情况同样对选择镇痛因子、应用剂量、治疗时间等有所提示，同时对功能性练习的运动量、时机选择也有帮助。

(二) 疼痛管理方法

疼痛管理方法采用“简易疼痛评估尺”，根据 0～10 数字评分量表进行疼痛评估。患者入院时开始使用疼痛评估记录单，具体项目包括评估日期、时间、部位、疼痛评分、持续时间、处理措施，不良反应和护士签名。在患者入院 8 h 内完成首次评估，此后每天进行疼痛评估。给予镇痛处理后(包括药物和非药物治疗)评估 1 次，然后每 4 h 对患者进行 1 次评估。直至疼痛评估<3 分，并记录。对患者进行全面的评估后。与主管医师一起采用美国国家 AS 协会(National AS society, NASS)推荐的疼痛管理技巧实施疼痛干预，包括 3 个方面，即放松技巧(轻松呼吸、肌肉放松)、分散注意力及聚焦疼痛。当疼痛评分≤5 分时，实施权限范围内的干预措施，同时根据病情向医师报告；当疼痛评分≥6 分时，应通知医师，遵医嘱实施非药物或药物干预措施。疼痛干预的具体措施应因人而异。为患者进行疼痛干预后应注意观察患者的依从性，评价措施实施后的效果。如患者是否已转变了自己的观念与行为，是否达到了患者期待的镇痛效果等。效果评价的核心内容是患者的疼痛控制情况，即是否达到疼痛控制的目标。包括疼痛评分<3 分、24 h 疼痛频率≤3 次，消除患者对疼痛的恐惧及焦虑情绪，使患者能尽早进行功能锻炼。如果措施无法实施或无效果，未达到疼痛控制目标，要分析原因，重新制订新的护理措施并记录。

二、心理护理

现代医学认为心理治疗与药物治疗同等重要。研究发现，AS 患者长期存在顽固性腰痛、腰背僵硬等症状，随着病情发展，还会导致脊柱强直或者畸形。患者常对治疗及预后表现得极为无助与恐惧，多数患者担心自身形象、能否婚育、生物制剂价格等问题，从而产生不良情绪。患者主要存在以下几种心理特点：

(1) 悲观失望：大多数患者因年龄较轻，由于刚开始没有正确认识疾病的发展和变化，以及对疾病的重视程度不够，即使花费了很多钱财也无法治愈，甚至病情恶化。这使得患者对此病的治疗抱失望态度，对人生和生活产生悲观、失望的情绪。

(2) 焦虑：大多患者不了解慢性病，好急功近利，时刻关注病情的变化，若短时间内没有出现任何好转的迹象，就误认为所有 AS 患者都注定要变成畸形，这很容易导致患者出现焦虑情绪，出现烦躁不安、失眠、易怒等。

(3) 敏感：大多数患者确诊此病后将过多的注意力放在疾病上，对自身身体状况过于敏感，身体只要出现一些细小的变化他们都会感受到，而且对别人的言语特别在意，同时对治疗也抱有怀疑态度。根据患者的心理特点，医护人员要有耐心与同情心，向患者讲解疾病的相关知识及注意事项，告知患者病情控制稳定可以正常结婚生育，并介绍成功病例，解除其顾虑，增强其信心，使其保持乐观心态，配合治疗。通过心理护理，向患者解释疼痛的原因，并给予科学的解释、指导和支持，促使患者正确认识本病的性质及规律，进而唤起患者的积极情绪，正确发挥心理防卫机制的作用，增强机体的抗病能力，分散患者对疼痛的注意力，从而使患者精神放松，提高对疼痛的耐受性。

第二节　功能锻炼

AS 患者常常为了避免或减轻关节疼痛，使病变关节长期处于完全或基本不活动的状态，从而导致肌肉萎缩和关节挛缩，使本来不严重且有可能完全恢复的关节或肢体处于活动度丧失的残疾或残废状态。功能锻炼有助于预防畸形及减轻功能障碍。在药物治疗的同时配合正确有效、适度的机体功能锻炼，能最大限度地保持关节的活动功能，取得更加满意的疗效。

医护人员应告知患者工作中应注意避免久处潮冷、多风的环境，避免搬运重物等。注意生活规律及饮食卫生，戒烟酒，少食生冷、辛辣食物，提高抗病能力，预防上呼吸道、胃肠道、泌尿系统等感染，以免加重病情。鼓励患者坚持长期功能锻炼，目的是取得和维持脊柱的最好位置，增强椎旁肌肉力量和增加肺活量。休息期间应使用硬背椅，严格避免使用软的躺椅或斜面后仰椅，睡眠中应使用硬板床，并采取低枕仰卧位，腰椎生理弧度消失或强直者平卧时背部垫一小枕，防止脊柱后凸畸形形成。不宜侧卧及长久站立，不坐矮凳，避免弯腰过久。看书、读报时，视线应与书报保持平行高度，避免颈椎过久后仰或前倾。坐、站立及行走时应保持挺胸收腹，练习背靠墙站立，以保持良好姿势。

指导患者适当锻炼的主要原则需涵盖以下几点。①循序渐进：护理人员需要对患者每一个锻炼动作进行细致讲解，并为患者介绍每一个锻炼动作的操作要点以及为什么需做该类运动。②量力而行：在对患者予以全面功能锻炼治疗的过程中，容易造成患者关节受到伤害，对运动范围已经受到限制的关节，应该在专业理疗师的正确指导下进行相应的锻炼；同时，疼痛是影响患者锻炼效果的主要因素，一些患者由于害怕疼痛而不愿意进行康复锻炼，更多的是由于害怕锻炼时疼痛会造成病情加重而不能坚持。因此，制订功能锻炼方案前，需对关节状态及疼痛程度进行评估，关节状态评估使用巴氏强直性脊柱炎功能指数量表(Bath ankylosing spondylitis functional index, BASFI)来进行关节功能的状态评估。该量表主要包括 10 个问题，每个问题记为 1 分，0 分为轻松做到，10 分则为完全做不到。疼痛程度评估是使用视觉模拟评分法(visual analogue seale, VAS)来对患者疼痛程度进行评估，0 分代表患者无疼痛感，10 分则代表疼痛感最为严重。疼痛程度评分≥5 分时，需要暂停患者的功能性锻炼，患者只能在床上进行适当锻炼。在患者感受到中度以上疼痛时，需要使用药物治疗或者是物理治疗的方法缓解患者的疼痛感。③锻炼方案的制订需要与患者进行交流，在患者进行锻炼的过程中，需要根据患者的自身感受进行相应的调整，以最大限度地激发患者的锻炼积极性和主动性。

 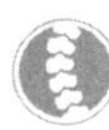

疼痛程度评分≥5 分时，患者需卧床休息，运动只能在床上进行，以防止意外的发生。床上运动法：①直腿抬高锻炼：主要锻炼股四头肌。患者平卧于床上，双腿交替抬高、放下，反复进行，抬腿时应尽量使下肢与身体成直角；②侧卧位梨状肌舒缩锻炼：患者侧卧于床上，上面的腿抬高，抬腿时应尽量使两腿之间的角度为直角，两腿交替进行。此方法可使下肢的外展肌群和臀部得到锻炼；③仰卧位拱桥式背伸肌锻炼(包括三点式、五点式)：患者仰卧于床上，双脚掌、双肘部、后枕部着床，小腿与床垂直用力，使身体其他部分离床拱起像拱桥一样。此方法可使脊柱两侧腰背肌得到锻炼，可保护脊柱在受力时不挤压椎间盘；④飞燕点水式背伸肌锻炼：患者俯卧位，使腹部着床，四肢、头部抬起像飞燕一样。锻炼目的同拱桥式。

疼痛程度评分<5 分时，可酌情增加运动强度，如低强度有氧运动(如散步、俯卧撑、打太极拳、游泳等)。其中游泳对 AS 最有益处，它既包括肢体的运动又包括扩胸运动，还有利于维持脊柱正常的生理曲度。而跑步可能加重症状，不宜提倡。运动疗法应注意运动量、时间、方式的合理性，必要时在医师的指导下进行。如运动后新增加的疼痛持续 2 h 以上，或运动致疲劳难以恢复，则说明运动过度，应适当调整运动量、运动类型或暂行休息。此外，可结合患者病情增加针对性运动。

此外，可以根据患者的实际情况制订个体化的针对性运动。

颈椎活动度降低：①两脚分立，与肩同宽，双手大拇指向下推按颈部肌群 2 min，然后向上点按风池穴 10 min；②抬头望天，望天时后仰到极限，还原，低头看地，看地时下颌尽力贴近胸部，还原，抬头时呼气，低头时吸气；③头颈向上向前探，向后向下伸，连续动作 10 次；④左右旋转，头向左或向右缓慢地旋转，看肩背到最大限度(用力不可过猛)，连续 10 次；⑤左右侧屈：头部向左右缓慢侧屈，身体与肩膀保持不动，左右重复 10 次；⑥结束动作：头颈、双臂自由活动数次，做深呼吸结束。

腰骶疼痛：①两足开立，与肩同宽，双手叉腰，拇指向前，四指在后按住腰部两侧肾俞穴，腰部做环形摆动，左右重复 10 次；②患者仰卧位，用双脚后跟和头颈部做支点，腰部用力向上挺，同时吸气，恢复仰卧，同时呼气，重复 10 次；③患者俯卧位，双下肢伸直，双手向后，使头部、两侧上肢和下肢同时做背伸动作，重复 10 次。

驼背畸形：可训练背靠墙站立，护理人员膝盖顶住患者膝盖，双手压住患者肩部，每次 3 min，可重复 10～20 次。

维持胸廓活动度：每天进行深呼吸练习，每次重复 20 次左右，每天 2～3 次，扩胸运动使胸廓展开，每天 2 次，每次重复 10～20 次。保持脊柱正确姿势和灵活性，每天头、背、臀、足跟均贴墙，挺直站立 30 min 以上，增加脊柱小关节的活动如颈、腰各个方向的运动转动，以维持脊柱生理曲度，防止脊柱强直。

总之，功能锻炼能够使 AS 患者的关节僵硬程度以及疼痛感得到有效缓解，极大程度提升患者的依从性，为患者脊柱及关节恢复正常功能，维持正常的日常活动及工作能力带来动力和支持。

第三节　强直性脊柱炎特殊情况下的护理

一、骶髂关节注射给药治疗的护理

AS是一种基因位点突变所致的慢性骨关节疾病，以侵及骶髂关节为主，随病情发展逐渐自下而上累及整个脊柱，最后导致脊柱弯曲僵直失去功能，口服药物治疗相当困难，相当一部分患者单纯应用非甾体抗炎药(NSAID)难以控制症状，长期服药也会带来严重的胃肠道不良反应，常规慢作用药物治疗起效慢并需要长期服药，患者依从性低，免疫抑制剂因费用昂贵难以推广及维持治疗。早在1992年，美国风湿病专家Maugars就已应用骶髂关节注射技术治疗AS，我国张晓等在2000年已应用此技术治疗AS取得了可靠的疗效，可迅速有效控制疼痛并改善关节活动度，疗效维持也较长，减少了全身用药的不良反应，目前我国骶髂关节注射给药已在众多风湿免疫专科推广应用。

进行骶髂关节注射给药治疗在手术前后需要进行以下工作：①选择合适的患者，越是急性期症状越重改善越明显，最好是未进行正规治疗的患者。②要求患者一定在住院期间进行，因治疗过程中可能出现变态反应，表现为胸闷、憋气、心慌、手颤、精神高度紧张，常发生在注射后，经吸氧、抗过敏治疗后好转。③向患者介绍治疗经过，使其了解整个操作过程及可能的并发症，征得患者的同意后方可进行。④教会患者进行持续俯卧锻炼、均匀呼吸，每次持续30 min以上。⑤教育指导患者正确服药。本治疗是一项急性期治疗方法，长远的疗效巩固还需要坚持服小剂量柳氮磺吡啶加以巩固。⑥分别于治疗前和治疗后3 d、1周、2周、4周、3个月仔细查体，记录患者自我评估指数、局部压痛、指地距、Schober's征、脊柱侧弯活动度、红细胞沉降率、C反应蛋白等。

二、妊娠期间及围生期的护理

AS患者的妊娠属于高危妊娠的范畴，有研究认为80%的AS患者在孕期病情会出现变化，但国内外仅有少量病例报道妊娠对AS的影响。

(一) 妊娠期护理

1. 高危妊娠一体化管理

AS患者的妊娠属于高危妊娠的范畴，应由风湿免疫科和产科医护人员共同管理，妊娠早期进行产前检查，每4周1次。自妊娠20周起每2周检查1次，妊娠32周起每周检查1次，在孕期由专门负责高危妊娠管理的护士给予跟踪护理，及时安排产前检查并给予详尽的护理指导，与住院部紧密联系，并安排产妇在需要时入院。

2. 监测AS病情动态变化

在孕期根据腰椎疼痛程度来评估AS是否活动相对困难，因为无法明确区分腰痛是因孕期腰部负荷增加所致的生理性疼痛，还是因AS活动所致。所以除重视孕妇腰痛主诉外，要定期监测红细胞沉降率、CRP 的变化。

3. 用药指导

AS 患者应进行孕前咨询，请风湿免疫科医师对患者的一般情况、AS 是否活动及所用药物安全性进行评估；通常治疗 AS 所使用的抗风湿药物会对胎儿产生不利影响，如柳氮磺吡啶会影响精子及卵母细胞质量，甲氨蝶呤及 NSAID 对胎儿有致畸作用，待病情稳定且上述药物停用 3 个月以上方可考虑妊娠。对孕期 AS 病情活动者遵医嘱使用泼尼松治疗，此药对胎儿没有不良影响。药物治疗要严格遵医嘱，不可擅自改变药物剂量和停药。医师要教会患者观察药物疗效和不良反应。对孕早期病情活动者，如药物治疗症状仍未好转，则建议其终止妊娠。

4. 心理护理

AS 是一种慢性进展性疾病，患者容易产生焦虑情绪，且此病与遗传因素有着一定的关系，患者往往担心胎儿健康，所以在整个孕期及分娩期均存在不同程度的紧张、恐惧心理。要告知患者 AS 是与遗传因素有关，但并非所有的 AS 患者的后代均会患病。所以，患者不必盲目增加心理负担，应积极主动地配合治疗，争取获得更好的预后。除了常规的孕妇授课使孕妇了解妊娠期常见症状和应对措施外，产科医护人员和风湿免疫科医师应联合加强产前健康教育，使孕妇学会孕期自我监测。

(二) 围生期护理

1. 胎儿监测

孕妇对宫内胎儿的安危是最关注的，加强胎儿监护是护理的重点之一。每 2 h 听胎心 1 次；胎心监护仪动态监测胎儿情况每周 2～3 次，及时发现胎儿宫内窘迫；同时加强自我监测，让孕妇计数胎动；每日吸氧 2 次，每次 30 min，密切注意宫缩情况，教会孕妇自我监测宫缩，如有宫缩及时汇报医师处理。

2. 分娩方式的选择

妊娠合并 AS 本身不是剖宫产指征，分娩方式主要取决于产科指征。文献报道中也指出分娩方式的选择并不影响 AS 的病情及妊娠结局。

3. 心理护理

护士向患者耐心解释，让其知道分娩方式的选择并不影响 AS 的病情及妊娠结局，分娩是正常、自然、健康的过程，患者具有完成分娩的能力；同时，告知患者医护人员会加强监测，选择病情控制最稳定的时期，采取最有利于母子安全的分娩方式，以降低其焦虑程度。介绍喂养知识，与患者多交谈，尽量满足其需要。

4. 预防产后出血

患者产后因腰痛及担心 AS 病情加重而恐惧下地活动，恶露不能及时排出，容易发生产后出血。胎儿娩出后遵医嘱使用缩宫素等宫缩剂。产后 3 h 内，每隔半小时按摩子宫 1 次，观察宫底高度，硬度，保留会阴垫准确测量阴道流血量，并观察颜色和性质；而后每 1 h 按摩子宫 1 次，以促进子宫收缩；同时监测生命体征，重视产妇主诉，积极预防产后出血。

5. 康复指导

如果 AS 病情稳定，分娩后鼓励患者下地活动，以促进恶露排出从而预防产后出血及感染，但活动要适量。若患者处于急性发作期应严格卧床休息。为防止驼背畸形，平卧时应尽量降低枕头高度或不用枕头，睡觉时尽量多平卧，走路时注意昂首挺胸，坐时姿态端正，哺乳时尤其应注意保持正确的站姿及坐姿。避免长久站立，不坐矮凳。以防发生脊柱前屈。妊娠合并 AS 患者产后 6～12 周内病情有可能加重，因此要指导患者除定期产科随诊外，一定要重视 AS 患者的病情变化，定期至风湿免疫科随诊。

6. 指导喂养方法及乳房护理

患者 AS 病情稳定无须服用药物时，可纯母乳喂养。如产后病情加重须药物治疗时，应暂停哺乳，并指导患者乳房保健，如何清洁乳房、热敷乳房、按摩乳房，指导人工挤奶或吸奶器排空乳汁，预防乳腺炎的发生。如不宜母乳喂养者，指导患者回奶。

第四节　使用生物制剂时的护理

AS 的生物制剂治疗主要选择肿瘤坏死因子抑制剂，现国内外常用的生物制剂分为两大类，一类是受体-抗体融合蛋白（如益赛普、依那西普），另一类是单克隆抗体（如阿达木单抗、英夫利西单抗）。现将国内常用的几种生物制剂护理注意事项介绍如下。

一、使用益赛普时的护理

益赛普作为一种生物制剂，是我国第一种人源化单克隆抗体药物，重组人Ⅱ型肿瘤坏死因子 α 受体抗体融合蛋白，能快速起效，在短时间内显著改善强直性脊柱患者的运动功能。

（一）用药前的准备

为避免诱发普通感染、结核、肿瘤等，用药前须完善相关检查，以保证用药安全；注意观察记录患者的体温和脉搏；行血、尿常规，肝肾功能检查，行结核抗体、乙肝五项、肿瘤标志物等实验室检查；行常规心电图、胸片检查，以排除患者是否有结核、肿瘤、感染及心功能不全，并仔细询问有无感染性疾病、肿瘤病史及家族史等；并告知患者用药期间如需注射疫苗要咨询医生。

（二）药物输注的护理

益赛普属于生物制剂，对大多数患者而言属于新药，有过敏风险，所以要选择高年资、有经验的护士进行操作。用药前对护理人员进行专业培训，掌握正确的配药和注射方法，用注射用水溶解该药时要沿瓶壁缓慢注入，避免直接倾注在药粉上，以平缓、水平画圆圈方式晃动药瓶，不可剧烈摇晃，以免影响药效。注射时选择双上臂外侧三角肌下缘交替进行，注射后用棉签按压 5 min，禁止揉搓，指导患者用药当日不要洗浴、抓挠注射部位。

（三）药物不良反应的观察

护士于注射后 1、6、12、24 h 观察注射部位有无红肿热痛、瘙痒及硬结，有无恶心、呕吐等胃肠道反应，有无发热及淋巴结肿大。如发生以上阳性反应，立即报告医师处理，情况严重者立即停药。为患者制订注射记录卡，记录注射时间、部位、用药后情况、操作护士姓名等内容，以便观察记录。

（四）出院及随访指导

益赛普的给药时间为前 3 个月每周 1 次或每周 2 次，足量后可酌情延长注射时间或减少注射剂量，治疗及复诊多在门诊进行，在首次评估时，为患者制订时间表，详细列出用药时间及疗程安排，交给患者备查。发放疾病手册、治疗日记等资料，要求患者认真记录治疗期间症状改善、有无伴随不适等情况，并于下次输注时带给护士查阅以了解相关信息。患者输注后 1～2 d 由专人采用电话、短信、电子邮件等方式负责随访，了解本次用药后效果、有无不良反应、出现不适的处置措施；在下次用药前 3～4 d 提醒患者完成必要检查项目，与医师确认结果后做好输注前相关准备。

二、使用英夫利西单抗时的护理

英夫利西单抗（infliximab，INF）是一种抗肿瘤坏死因子-α的嵌合型单克隆抗体，与体内各种形式的肿瘤坏死因子（TNF）均能结合，稳定性比较高，用药间隔时间长，能快速控制关节症状，有效阻止骨破坏，显著改善关节功能。如能够配合周密的随访期护理治疗、系统的循序渐进的功能锻炼、健康的生活方式、患者战胜疾病的信心等，对获得治疗 AS 中长期疗效可起到关键作用。

（一）用药前准备

1）护理人员须熟悉药物特性，如药物作用特点、疗效标准、安全性、剂量、疗程、联合用药、每次用药前的各项检查结果等，密切观察患者用药疗效，为医师及时调整治疗方案提供依据。

2）用药前常规行血常规、血生化、胸部 X 线摄片等检查。有研究表明，TNF-α抑制剂可能增加患者感染结核的概率，并且可能增加潜伏结核感染再激活的风险。使用 INF 治疗的患者，无论过去是否接种卡介苗，均需行结核菌素纯蛋白衍生物（PPD）试验，如 PPD 硬结直径≥5 mm 则为阳性，须进一步检查以排除活动性结核以及结核潜伏感染。如发生结核感染或结核病处于活动期，按抗结核方案治疗，暂不接受生物制剂治疗。每次配药前测量患者体温、脉搏、呼吸、血压，并再次确认患者近几日未发生感冒或其他部位感染方可配药。

3）向患者及家属详细告知 INF 治疗的用药方案、输注时间安排，并预约具体输注日期；告知取药时注意事项，须仔细核对药物外包装，观察药物有无因运输或保存原因导致损坏；必须使用同一批号药物，以防止发生变态反应。

4）配药时抽取灭菌注射用水沿瓶壁注入 100 mg INF 药瓶中，轻轻旋转药瓶使药物充分溶解，注意不得剧烈摇晃瓶体，以防药物产生大量泡沫造成药物浪费；从 250 ml 0.9%氯化钠溶液中抽出 10 ml 液体弃去，将已溶解的 INF 溶液轻缓注入，拔出针头前回抽少量空气使瓶内保持负压状态，防止因压力增加导致药液溢出造成浪费。

（二）药物输注的护理

药物输注在专用房间进行，专人操作，护士全程监护。

1）使用 0.9%氯化钠溶液 100 ml 排气及引导注射。

2）选择带恒速调节器的输液器（美国 BAXTER 公司生产），并连接直径为 0.3″的过滤器，防止因输液微粒导致输液反应发生。

3）选择双手背平直、弹性好的血管穿刺，防止药物外渗，穿刺成功后更换 INF 液体开始输注。

4）严格控制输注速度，开始宜慢，后逐渐加快，具体方法为：开始输注的前 15 min 内，10 ml/h；15～30 min，20 ml/h；30～45 min，40 ml/h；45～60 min，80 ml/h；60～90 min，150 ml/h；90～120 min，250 ml/h。

5）输注结束更换冲管液体前，减慢速度为 10 ml/h，将输液器针头小心拨至药瓶内最低处，将瓶内药液全部滴完，最大限度避免药物浪费，再次更换为 0.9%氯化钠溶液 100 ml 充分冲管后拔针，保证药物剂量准确。

6）拔针后观察患者 20 min，如无异常情况，可确定下次输注时间并交代注意事项。

（三）药物不良反应的观察

生物制剂是外来免疫球蛋白，患有自身免疫性疾病的患者对外来免疫球蛋白和受体的抗体反应可能会更加突出。INF 常见的不良反应为输液反应、感染、心力衰竭加重以及罕见的脱髓鞘病变。

1. 输液反应

INF 含 25%的鼠蛋白，因此对鼠蛋白成分过敏的患者须特别注意。输液反应是 INF 最常见的不良反应。一般症状较轻，主要表现为皮肤瘙痒、荨麻疹、面色潮红、头痛、发热、胸痛、低/高血压等，只需减慢滴速即可缓解；少数可发生变态反应，一旦发生则应立即停药并抢救。输注过程中严密观察患者面色，注意有无皮疹及瘙痒症状，重视患者主诉如胸闷、心悸等；发现异常及时通知医师，协助处理，并做好解释、安慰工作。对于既往发生过轻度不适者，遵医嘱在输注前给予抗过敏药物（如地塞米松或异丙嗪），以减少变态反应的发生。

2. 继发感染

INF 能抑制细胞因子及免疫细胞，可诱发感染或使原有感染加重。使用 INF 治疗最常见的不良反应是继发感染，主要包括结核杆菌感染、真菌感染、机会性感染和细菌感染。因此，输注前严格筛查是关键。注射前如患者发生口腔、牙龈炎症，或身体其他部位的感染，以及有发热、感冒不能接受治疗者，应针对性治疗至痊愈后方可重新输注 INF。

3. 肝功能异常

因 INF 药物经肝脏代谢，使用 INF 可导致肝功能异常。每次用药前常规检查血生化指标，了解患者食欲情况、有无恶心等消化道反应，及早发现异常并及时处理。

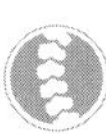

（四）出院及随访指导

由于 INF 的给药时间按周数排列，且多为门诊患者，用药间隔时间长，患者容易忘记规定的治疗时间。在首次评估时，为患者制订时间表，详细列出用药时间及疗程安排，交给患者备查。发放疾病手册、治疗日记等资料，要求患者认真记录治疗期间症状改善、有无伴随不适等情况，并于下次输注时带给护士查阅以了解相关信息。患者输注后 1～2 d 由专人采用电话、短信、电子邮件等方式负责随访，了解本次用药后效果、有无不良反应、出现不适的处置措施；在下次用药前 3～4 d 提醒患者完成必要检查项目，与医师确认结果后做好输注前相关准备。

三、使用依那西普的护理

依那西普（etanercept）是全人源抗体，亦属于 TNF－α 抑制剂，通过抑制 TNF－α 可以起到控制炎症、阻断病情进展的作用，具有良好的安全性和耐受性。

（一）用药前准备

在使用依那西普之前，必须做结核菌素试验（PPD 试验），检查乙肝两对半、血常规、血生化等相关指标，拍摄全胸片，排除妊娠和结核、乙肝、心力衰竭等禁忌证，了解有无发热、咳嗽等感染症状。由于依那西普在国内使用时间不长，价格相对比较贵，而且是生物制剂，在用药过程中可能会出现一些不良反应，须详细告知患者，取得患者的同意并签署同意书。

（二）药物输注的护理

1）未使用的药物应储备于 2～8℃冰箱内。由于药瓶中不含防腐剂，因此打开后应立即使用，不得继续储藏后使用。

2）如果药瓶内真空状态被破坏、出现不透明颗粒、变色或其他物质，不能使用。

3）使用配有 23 号或更小针头的注射器（防止药瓶胶盖的损坏、减少药物的渗漏）。

4）注意无菌操作，配药时剂量要准确。

5）用 2 ml 灭菌注射用水注入 25 mg 的依那西普粉针剂内，待完全溶解后立即使用。在配药过程中切忌用力摇荡。

6）注射部位的选择常规选择上臂外侧三角肌下缘。

（三）药物不良反应的观察

注射前和注射后 48 h 内均要注意观察注射部位的皮肤有无红肿、硬结、皮疹和瘙痒，如有发生，应及时通知医师处理，指导患者切勿搔抓，以免皮肤破溃导致感染。在用药期间严密监测患者的生命体征。本品的变态反应可在不同的时间内发生，多数出现在用药过程中或用药后的 2 h 内，因此应观察患者有无发热、寒战、皮疹、呼吸困难、喉头水肿、低血压等变态反应。若出现上述过敏症状应立即停药，及时给予抗过敏药物。

（四）出院指导与回访指导

患者在出院后 1～2 周内必须到风湿科门诊复诊，定期检查红细胞沉降率、CRP，必要时拍 X 线片、CT；指导患者要坚持治疗，并利用电话回访的方式了解患者的用药情况和病情变化并及时给予相关教育；告知患者在治疗期间避免到公共场所，保持室内空气流通，注意适量运动，充足睡眠，均衡饮食，增加钙的摄入；向患者强调预防感染的重要性和方法，告知患者自我检查颈部淋巴结的方法；向患者提供风湿免疫科咨询电话，如有异常及时联系。

四、使用阿达木单抗的护理

阿达木单抗为全球首个获批的抗 TNF－α 全人单抗，通过特异性结合人体内的 TNF－α，阻止 TNF－α 与其细胞表面受体结合，从而阻断了 TNF－α 的生物学活性，最终减轻炎症反应并减少破骨细胞激活，达到控制并缓解症状的目的。

（一）用药前准备

1）用药前应询问患者近期有无感染、过敏及疱疹发生，做好心理护理，减轻患者用药的心理恐惧。对有发热感染及疱疹发生的患者应通知医师，遵医嘱停用药物。注意询问患者是否患有肿瘤或有肿瘤家族史、结核病史和病毒性肝炎病史，如有则慎用。用药前应做好常规检查。

2）药物的保存与使用。由于生物制剂结构复杂，蛋白质极不稳定，容易被外界因素破坏，加热、保存时间延长及其他因素都可引起蛋白质结构改变。阿达木单抗的储存流通要求为避光条件下保存，不可冷冻。注射应选择上臂外侧三角肌下缘进行，每次在不同的部位注射，与前次注射部位至少相距 3 cm，禁止注射于皮肤柔嫩，有淤伤或发红、发硬的部位。

（二）不良反应的观察

阿达木单抗最常见的不良反应为注射部位反应和皮疹，大多数注射部位反应轻微，无须停药。其次是存在感染风险，曾观察到在使用包括阿达木单抗在内的 TNF－α 抑制剂治疗时出现结核病和侵入性机会性真菌感染的情况。对在接受阿达木单抗治疗时发生新的感染的患者，应密切监测，酌情停药，对于慢性或局部感染的活动性感染患者不应使用阿达木单抗进行治疗。此外，阿达木单抗还有发生神经功能障碍以及淋巴系统的某些恶性肿瘤的严重不良反应风险。

（三）出院及随访指导

活动期阿达木单抗的给药时间为每 2 周一次，病情控制后进入稳定期，可根据患者情况拉长注射时间。患者出院后前期每 2 周后均应返回门诊复诊，注射药物，在首次评估时，可以为患者制订时间表，介绍用药时间及疗程安排，发放患者宣教手册，指导功能锻炼，并指导完成治疗日记等资料，要求患者认真记录治疗期间症状改善、有无伴随不适等情况，并于下次输注时带给护士查阅以了解相关信息。患者输注后若有不良反应可随时同医院取得联系，下次用药前提醒患者完成必要的检查项目，与医师确认结果后做好输注前相关准备，定期复查乙肝、红细胞沉降率、CRP、免疫功能，做好拍摄胸片、骶髂关节 MRI 等检查。

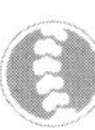

第五节　患者健康教育及出院随访

一、患者宣教

通过通俗易懂的语言向患者讲解AS的病因、发病机制、诱发因素、治疗方法(运动和药物治疗)和转归,提高AS患者对自身疾病的认识。根据受累关节的不同选择合适的运动方式、强度和时间,提高患者对疾病的认识,宣传治疗成功的病例,说明只要治疗护理得当,就可以控制病情发展,鼓励患者克服悲观情绪。树立信心,正确看待疾病。保持乐观的情绪与疾病抗争。积极配合药物治疗及持之以恒地进行功能锻炼,从而降低致残率,提高患者的生活质量。此外,亦需要重视家庭成员的宣教,患者的康复锻炼大多在家里完成,要让患者家属同时了解坚持康复锻炼的重要性,帮助患者克服依从性差的懈怠情绪,让患者及家属掌握康复锻炼的具体方法、强度、时间和注意事项,共同参与治疗方案的制订,家属可随时帮助和鼓励患者坚持康复锻炼,增强患者康复的信心。

二、出院指导及电话随访

患者出院时除发放运动疗法光盘外,可定期组织病友联谊会,让病友间相互交流出院后自我康复的心得,由现场医师、护士予以指导。通过电话随访督促患者坚持康复锻炼的依从性,电话随访中可以随时发现患者存在的问题,了解患者不依从的原因并进行有针对性的干预,及时给予恰当的指导和帮助,促进患者的康复。

三、随访期护理计划

对每一例住院患者均制订详细的护理计划,主要内容包括用药方案、随访期护理观察计划与观察指标、药物不良反应处理与记录、运动量表回收与发放、随访时间点安排与手机短信回馈、健康课堂时间安排、药物存储事项等。通过随访期护理计划的贯彻实施,实现对患者护理治疗的延续,并针对患者的病情,对期间护理方案作出调整,对不良反应及时处理。此外,周密的随访期护理治疗、系统的循序渐进的功能锻炼、健康的生活方式养成、引导患者树立战胜疾病的信心等,对后续患者的用药、功能锻炼等的开展与保障,对AS患者中长期康复可起到关键作用。

(余若男)

参考文献

[1] 魏永红.强直性脊柱炎的护理体会[J].实用临床医学,2010,11(6):108-109.

[2] 黄瑛. 西医联合医药熏蒸骶髂部治疗强直性脊柱炎的效果及护理[J]. 护理学杂志，2008，23(9)：46－47.
[3] MELZACK R. The short-form McGill pain questionnaire [J]. Pain，1987，30(2)：191－197.
[4] 汪玉平. 强直性脊柱炎患者疼痛调查分析[J]. 中国康复医学杂志，2002，17(2)：105.
[5] 张卉. 疼痛管理在强直性脊柱炎患者护理中的应用[J]. 中国护理研究杂志，2012，26(7)：1958.
[6] 唐美香. 强直性脊柱炎患者健康知识调查分析于护理[J]. 现代中西医结合杂志，2008，17(34)：5388.
[7] 岳月，高明俐. 功能锻炼在治疗强直性脊柱炎中的重要作用[J]. 中医药学刊，2006，24(3)：492.
[8] 马骁，阎小萍，王昊. 强直性脊柱炎的中医治疗进展[J]. 中日友好医院学报，2001，15(4)：244－246.
[9] 张晓，戴冽，陈少琼. CT 引导下骶髂关节注射药物治疗强直性脊柱炎[J]. 中华风湿病学杂志，2000，4(2)：94－96.
[10] 周倩，边旭明，刘俊涛，妊娠合并强直性脊柱炎 10 例临床分析[J]中华妇产科杂志，2012，47(1)：45－46.
[11] GROMNICA-IHLE E，OSTENSEN M. Pregnancy in patients with rheumatoid arthritis and inflammatory spondylarthropathies [J]. Z Rheumatol，2006，65(3)：209.
[12] 侯亚玲. 益赛普联合甲氨蝶呤治疗强直性脊柱炎的观察与护理[J]. 当代护士，2010，9(3)：118－120.
[13] 林慧，刘孟丽，付斌. 精密过滤输液器在中药静脉输液中的应用[J]. 护理学杂志，2006，21(21)：21.
[14] 鲍春德. 英夫利西单抗治疗类风湿关节炎、强直性脊柱炎与克罗恩病[J]. 中国新药与临床杂志，2008，27(3)：233－236.
[15] BRAUN J，VANDER HEIJDE D. Novel approaches in the treatment of ankylosing spondylitis and other spondyloarthritides [J]. Expert OpinInvesting Drugs，2003，12(7)：1097－1109.
[16] VAN DER LINDEN S，VALKENBURG H A，CATS A. Evaluation of diagnostic criteria for ankylosing spondylitis：a proposal for the New York criteria [J]. Arthritis Rheum，1984，27(4)：361－368.
[17] 蒋明，AVID Y U，林孝义，等. 中华风湿病学[M]. 北京：华夏出版社，2004.
[18] 师少军，陈东生. 生物制剂和生物仿制药的特殊性及其风险管理[J]. 药学服务及研究，2012，12(5)：327－328.

第十五章
强直性脊柱炎治疗指南简介

第一节　强直性脊柱炎诊断及治疗指南（2010年）

治疗方案及原则：AS尚无根治方法。但是患者如能及时诊断及合理治疗，可以达到控制症状并改善预后。应通过非药物、药物和手术等综合治疗，缓解疼痛和僵硬，控制或减轻炎症，保持良好的姿势，防止脊柱或关节变形，必要时矫正畸形关节，以达到改善和提高患者生活质量的目的。

一、非药物治疗

1）对患者及其家属进行疾病知识的教育是整个治疗计划中不可缺少的一部分，有助于患者主动参与治疗并与医师合作。长期计划还应包括对患者的社会心理和康复需要的关注。

2）劝导患者要合理和坚持进行体育锻炼，以取得和维持脊柱关节的最好位置，增强椎旁肌肉和增加肺活量，游泳是很好的有效辅助治疗方法之一。

3）站立时应尽量保持挺胸、收腹和双眼平视前方的姿势。坐位时也应保持胸部直立。应睡硬板床，多取仰卧位，避免促进屈曲畸形的体位。枕头要矮，一旦出现胸或颈椎受累应停用枕头。

4）对疼痛或炎性关节或软组织给予必要的物理治疗。

5）建议吸烟者戒烟，患者吸烟是功能预后不良的危险因素之一。

二、药物治疗

1）NSAID　可迅速改善患者腰背部疼痛和晨僵，减轻关节肿胀和疼痛及增加活动范围，对早期或晚期AS患者的症状治疗都是首选的药物。NSAID种类繁多。对AS的疗效大致相当。

2）生物制剂　TNF－α抑制剂包括：依那西普、英夫利西单抗和阿达木单抗，其治疗AS已经过多项随机双盲安慰剂对照试验评估，总有效率达50%～75%。应用方法参照《指南》，但英夫利西单抗的剂量通常比治疗RA用量大。

3）柳氮磺吡啶　柳氮磺吡啶可改善AS的关节疼痛、肿胀和发僵，并可降低血清IgA水平及其他实验室活动性指标，特别适用于改善AS患者的外周关节炎。但至今，本品对AS的中轴关节病变的治疗作用及改善疾病预后的作用均缺乏证据予以证实。

4）糖皮质激素　一般不主张口服或静脉全身应用糖皮质激素治疗AS。因其不良反应大，且不能阻止AS的病程。

5）其他药物　部分男性难治性AS患者应用沙利度胺后，临床症状、ESR及CRP均明显改善。

三、外科治疗

髋关节受累引起的关节间隙狭窄、强直和畸形是本病致残的主要原因。人工全髋关节置换术是最佳选择，置换术后绝大多数患者的关节疼痛可得到控制，部分患者的功能恢复正常或接近正常，置入关节的寿命90%可达10年以上。

第二节　ASAS/EULAR AS治疗指南（2010年）

2010年，ASAS/EULAR共同更新了AS的治疗指南，推荐意见如下：

一、治疗原则

1）AS是一种严重的异质性疾病，治疗须由风湿科医师及各相关学科专家共同协作完成。

2）对于AS患者的治疗，其首要目标是通过控制症状及炎症以达到疾病长期缓解，防止骨质破坏，保持患者的生理及社会功能，提高其生活质量。

3）理想的治疗方案应由风湿科医师与患者沟通后共同制订。

4）患者的治疗应遵循非药物治疗加药物治疗的原则。

二、治疗方案推荐

（一）非药物治疗

非药物治疗包括健康教育及功能锻炼，也有研究显示，物理治疗对AS的疼痛缓解及功能改善有效。

（二）药物治疗

1）NSAID　作为治疗的一线用药，该类药物对早期或晚期患者均有效，不论短期或长期使用，可减轻患者的疼痛及晨僵，疗效与剂量有关。有研究显示，使用NSAID对磁共振显示的脊柱炎无效，但持续治疗可预防新骨形成。

2）糖皮质激素　不主张口服或静脉全身应用糖皮质激素治疗，因其不良反应大，且不能阻止病程的进展。糖皮质激素主要用于局部治疗顽固性外周关节炎、肌腱端炎及并发的眼炎。

3）缓解疾病的抗风湿药物(DMARD)　ASAS/EULAR 推荐的 DMARD 包括柳氮磺吡啶及甲氨蝶呤，亦有来氟米特用于 AS 治疗的研究。

4）生物制剂　目前用于治疗的生物制剂主要为 TNF－α 抑制剂。此类药物主要包括依那西普、英夫利西单抗、阿达木单抗及戈利木单抗等。

（三）外科治疗

1）全髋关节置换术：不论年龄大小，对于难治性髋关节疼痛、关节间隙狭窄、强直和畸形，人工全髋关节置换术是最佳选择。

2）脊柱矫形手术：导致明显功能障碍的脊柱后突畸形患者在接受脊柱矫形手术后可使身体平衡、水平视野明显改善，并可减轻腹内压。

3）对于椎体骨折的患者，尤其是不稳定性骨折，应考虑手术治疗。

第三节　ASAS/EULAR 对 SpA 治疗推荐更新（2016 年）

2016 年 EULAR 大会上，发布了《SpA 治疗推荐 ASAS/EULAR 更新》，此次更新是在 2010 年的 AS 治疗更新及 TNF 抑制剂治疗更新基础上进行的，包括 5 条主要原则和 13 条推荐。

一、主要原则

1）中轴型脊柱关节炎是有各种不同临床表现的潜在的严重疾病，通常需要风湿病科医师考虑到各科的治疗方法才能更好地进行治疗。

2）治疗中轴型脊柱关节炎患者的首要目标是通过控制症状和炎症，最大限度改善患者健康相关的生活质量，阻止渐进性损伤，维持/正常化功能和社会参与。

3）对于中轴型脊柱关节炎患者的最佳治疗需要非药物和药物治疗方法的联合。

4）中轴型脊柱关节炎治疗必须以达到最好的临床缓解为目标，而治疗决策必须基于患者和风湿病科医师共同决定。

5）中轴型脊柱关节炎面临高昂的个人医疗和社会成本，这些都要考虑在对患者的治疗中。

二、推荐意见

1）中轴型脊柱关节炎患者治疗需要根据近期疾病症状和体征（中轴、周围、关节外临床表现）和患者特征（包括并发症与心理社会因素）而进行个体化的治疗。

2）对中轴型脊柱关节炎患者的疾病监测应包括患者报告结局、临床表现、实验室和影像学检查，以上都要使用适当的仪器且和临床表现是相关的。临床监测的频率是由以个人为基础的症状、严重程度和治疗方法来决定的。

3）治疗方法应遵循一个预定义的治疗目标。

4）患者需要针对中轴型脊柱关节炎进行教育并鼓励其定期锻炼身体以及戒烟；物理治疗也是需要被考虑的。

5）忍受疼痛和晨僵的患者使用 NSAID 作为首选药物治疗时，从正常剂量到最大剂量的使用需要考虑风险效益。对 NSAID 响应好的患者，症状消失后最好能继续使用一段时间药物。

6）当使用以上推荐的治疗方法失败、有禁忌和（或）耐受性差，仍然有残存的疼痛时，可以考虑使用镇痛药如对乙酰氨基酚和阿片类药物。

7）可以直接使用糖皮质激素注射局部骨骼肌肉炎症部位。中轴型患者不能长期使用全身的糖皮质激素治疗。

8）单纯性中轴型患者通常不应该使用传统合成抗风湿病药（csDMARD）治疗；柳氮磺吡啶可以用于外周关节炎患者的治疗。

9）除了传统治疗方法，改善病情抗风湿药（bDMARD）应该用于持续性高疾病活动度患者；目前的做法是首选 TNFi 治疗。

10）如果 TNFi 治疗失败，可以考虑转换到另外一种 TNFi 或 IL－17i 进行治疗。

11）如果患者病情维持缓解，bDMARD 可以酌情减量。

12）如果患者有顽固性疼痛或残疾和影像学上结构损伤（无关年龄），可以考虑全髋关节置换术。

13）如果在病程中出现显著的病情变化，应考虑并适当评价（包括影像学）除了炎症以外的其他原因（如脊柱骨折）。

第四节　ACR 关于 AS 和 nr－axSpA 治疗推荐（2019 年）

该指南在 2015 年 ACR 指南的基础上，将中轴型脊柱关节炎分为强直性脊柱炎和放射学阴性中轴型脊柱关节病（nonradiographic axial spondyloarthritis，nr－axSpA），增加了 26 个新的临床问题，包括药物治疗、达标治疗策略和影像学评估等内容。对于治疗则提出活动期和稳定期概念。对于活动期 AS 患者，强烈推荐持续使用非甾体抗炎药（NSAID）。若 NSAID 治疗后活动度仍然较高，首选推荐使用肿瘤坏死因子抑制剂（tumor necrosis factor inhibitor，TNFi）。其次推荐白介素－17 抑制剂（interleukin 17 inhibitor，IL－17i），主要包括司库奇尤单抗或依奇珠单抗等。对于合并炎症性肠病或复发性葡萄膜炎的 AS 患者，推荐使用单克隆抗体类 TNFi（如英夫利西单抗或阿达木单抗）。AS 的治疗方案大部分适用于 nr－axSpA 的治疗。

 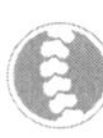

该指南主要提出了五方面具体建议：

一、活动期AS治疗建议

（一）活动期AS成年患者

1）强烈推荐使用NSAID治疗优于非NSAID治疗（PICO 2；低质量证据）。

2）在某些条件下推荐持续NSAID治疗优于按需NSAID治疗（PICO 1；中-低质量证据）。

3）未推荐任何一种NSAID作为首选（PICO 3；中-低质量证据）。

（二）NSAID治疗后仍处于活动期的AS成年患者

1）在某些条件下推荐使用慢作用抗风湿药（DMARDs）治疗，如柳氮磺吡啶（SSZ）或甲氨蝶呤（MTX），它们仅适用于活动性外周关节炎或存在使用TNFi治疗禁忌证的患者（新，PICO 7；非常低-中等质量证据）。

2）强烈推荐使用TNFi优于不使用TNFi治疗（PICO 6；高质量证据）。

3）不推荐任意一种TNFi药物作为首选（PICO 5；中等质量证据）。

4）推荐使用TNFi优于使用司库奇尤单抗或依奇珠单抗治疗（新，PICO 59；非常低质量证据）。

5）推荐使用TNFi优于使用托法替布治疗（新，PICO 60；非常低质量证据）。

6）强烈推荐使用司库奇尤单抗或依奇珠单抗优于不使用司库奇尤单抗或依奇珠单抗治疗（新，PICO 58；高质量证据）。

7）推荐使用司库奇尤单抗或依奇珠单抗优于使用托法替布治疗（新，PICO 61；非常低质量证据）。

（三）NSAID治疗后仍处于活动期且有TNFi禁忌证的AS成年患者

推荐使用司库奇尤单抗或依奇珠单抗优于使用柳氮磺吡啶、甲氨蝶呤或托法替布（新，PICO 8；低质量证据），但对于合并炎症性肠病的患者，使用托法替布优于IL-17抑制剂。对于合并充血性心力衰竭或脱髓鞘疾病患者，首选使用司库奇尤单抗或依奇珠单抗。对于合并结核感染、其他慢性感染或反复感染的患者，推荐柳氮磺吡啶优于司库奇尤单抗、依奇珠单抗和托法替布。不推荐使用利妥昔单抗、阿巴西普、乌司奴单抗等药物治疗。

（四）接受第一种TNFi治疗后仍然处于活动期的AS成年患者

1）在患者对TNFi无效的条件下，推荐使用司库奇尤单抗或依奇珠单抗优于使用另一种TNFi药物治疗（新，PICO 10；非常低质量证据）。

2）在某些条件下推荐使用另一种TNFi药物治疗优于使用非TNFi生物制剂治疗（新，PICO 10；非常低质量证据）。

3）在某些条件下不推荐使用第一种TNFi的生物仿制药治疗（新，PICO 62；非常低质量证据）。

4）在某些条件下推荐使用另一种TNFi药物治疗优于添加DMARDs治疗（PICO 9；

非常低质量证据)。

(五)接受TNFi治疗后处于活动期或稳定期的AS成年患者

不推荐联合使用低剂量甲氨蝶呤治疗(新,PICO 64;低质量证据)。

二、稳定期AS治疗建议

1)稳定期AS成年患者:根据情况,在某些条件下推荐按需使用NSAID治疗优于持续NSAID治疗(PICO 1;中-低质量证据)。

2)正在接受TNFi和DMARDs治疗的稳定期AS成年患者:根据情况,与持续使用两种药物相比,在某些条件下推荐单独使用TNFi维持治疗(PICO 12;非常低质量证据)。

3)正在接受生物制剂治疗的稳定期AS成年患者:根据情况,不推荐终止生物制剂的治疗(新,PICO 66;非常低-低质量证据)。

4)正在接受生物制剂治疗的稳定期AS成年患者:根据情况,不推荐生物制剂减量使用(新,PICO 65;非常低-低质量证据)。

5)正在接受首次TNFi治疗的稳定期AS成年患者:强烈推荐维持首次TNFi的治疗,优于使用此种TNFi的生物仿制药治疗(新,PICO 63;非常低质量证据)。

三、活动期和稳定期均适用的nr-axSpA治疗建议

目前nr-axSpA的治疗建议大部分根据AS的治疗证据进行推断,首选TNFi治疗,也推荐司库奇尤单抗或依奇珠单抗用于nr-axSpA患者的治疗,但不推荐使用托法替布。

四、伴有并发症的AS治疗建议

1)伴有复发性葡萄膜炎的AS成年患者,使用TNFi(如英夫利西单抗或阿达木单抗)优于其他生物制剂(PICO 29;低质量证据)。在某些条件下推荐使用英夫利西单抗或阿达木单抗进行治疗,其疗效优于依那西普,但不推荐使用司库奇尤单抗治疗全葡萄膜炎或后葡萄膜炎。

2)伴有炎症性肠病的AS成年患者:使用TNFi优于其他生物制剂(PICO 32;非常低质量证据)。相比于依那西普,使用英夫利西单抗或阿达木单抗引起炎症性肠病症状恶化的风险较低。英夫利西单抗、阿达木单抗、培塞利珠单抗适用于克罗恩病,戈利木单抗适用于溃疡性结肠炎,而依那西普均不适用。司库奇尤单抗或依奇珠单抗不利于控制新发或恶化的炎症性肠病。

五、疾病活动度的评估和影像学

1)对于AS成年患者,目前推荐的治疗策略为达标治疗,主要控制目标通过内科医生评估,ASDAS(ankylosing spondylitis disease activity score)<1.3(或2.1)为达标治疗(新,PICO 67;低质量证据)。

2)对于使用生物制剂的AS成年患者,推荐使用脊柱或骨盆MR评估活动度(新,

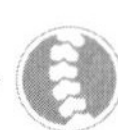

PICO 69；非常低质量证据）。

3）对于使用生物制剂的 nr－axSpA 成年患者，推荐使用骨盆 MR 评估活动度（新，PICO 82；非常低质量证据）。

4）对于稳定的 AS 成年患者，不推荐通过骨盆 MR 来判定疾病处于不活跃期（新，PICO 68；非常低质量证据）。

5）对于稳定的 nr－axSpA 成年患者，不推荐通过脊柱或骨盆 MR 来判定疾病处于不活跃期（新，PICO 81；非常低质量证据）。

6）对于正在治疗的活动期或稳定的 AS 成年患者，不推荐在特定间隔周期内重复进行脊柱影像学的评估（新，PICO 70；非常低质量证据）。

7）对于正在治疗的活动期或稳定的 nr－axSpA 成年患者，不推荐在特定间隔周期内重复进行脊柱影像学的评估（新，PICO 83；非常低质量证据）。

（罗俊佳）